Handbook Series

제 3판

Handbook of Practical Emergency Procedures

Third Edition

| 김 호 중 |

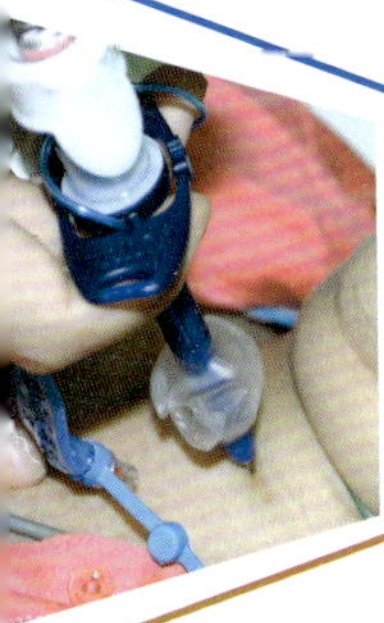

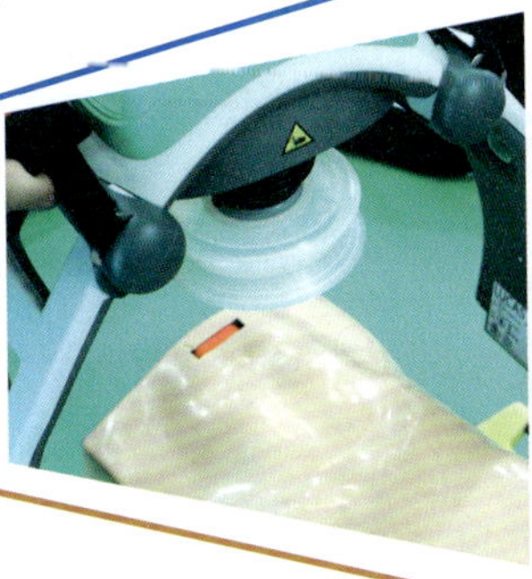

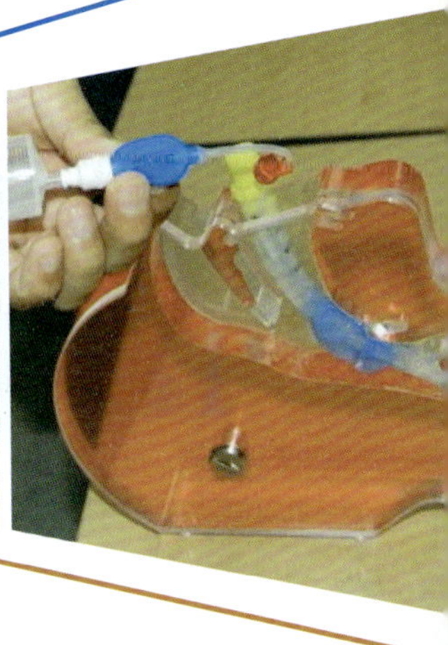

군자출판사

Handbook of
Practical Emergency Procedures 3rd.ed.

첫째판 1쇄 인쇄 | 2006년 1월 5일
첫째판 1쇄 발행 | 2006년 1월 10일
둘째판 1쇄 발행 | 2007년 4월 16일
셋째판 1쇄 발행 | 2012년 9월 28일

지 은 이 김호중
발 행 인 장주연
편집디자인 윤수진
표지디자인 김민경
발 행 처 군자출판사
등 록 제 4-139호(1991. 6. 24)
주 소 (110-717) 서울특별시 종로구 인의동 112-1 동원회관 BD 6층
Tel. (02) 762-9194/5 Fax. (02) 764-0209

ISBN 978-89-6278-607-1
정가 25,000원

저자약력

김 호 중

응급의학 전문의, 중환자의학 전문의
노인병학 인정의, 스포츠의학 인정의

조선대학교 의학과
연세대학교 의학대학원 석사학위, 박사학위

순천향대학교 부천병원 응급의학과 조교수
대한응급의학회 수련위원, 논문심사위원
대한심폐소생협회 홍보간사, 간행위원
AHA BLS Faculty
AHA ACLS Instructor
임상술기교육연구회 국제협력이사
KBS 위기탈출넘버원, 비타민, MBC 생방송 오늘 아침 등 다수 출연.

머리말

2012년도 벌써 절반이 지나가네요.

의료인들의 임상술기에 대한 관심도가 갈수록 높아지는 것 같습니다.

특히 출시되는 제품들을 병원이나 치료공간으로 수용되는 속도도 빨라지고 이를 익히고 적용시키는 노력 또한 신속하게 진행되고 있습니다.

많은 의료진들이 기존의 제품들에서 보다 업그레이드 된 특허나 아이디어를 실현시키는 비율도 높아지는 것 같습니다.

본 책이 이러한 관심도에 더욱 긍정적인 역할을 할 수 있길 기대합니다.

사랑하는 가족과 병원식구들 그리고 추억의 사진 속 주인공들에게 모두 감사의 말씀을 드립니다. 여러 사정 때문에 늦게 출간되는 문제로 고생하신 군자출판사 사장님과 강태우과장, 윤수진씨께도 감사를 드립니다.

2012년 9월

김호중

목차

목차

목차

chapter 05 심혈관계 처치법

chapter 06 호흡기계 처치법

목차

목차

CHAPTER 01

응급실 안내 및 장비

1 기본구조

병원별로 차이가 있으나 대부분 짧은 이동경로와 세부적 구역으로 설계되어 있다. 이는 다양한 응급환자를 효과적으로 진료할 수 있게 하기 위함이다.

예를 들어, 소생실, 외상처치실, 분류(triage)실, 외래 진료실, 격리실, 외과계진료구역, 중환구역, 소아진료실, 보호자대기실, 당직실, 전용화장실, 세척실, 창고 등으로 구성되어 있다.

도면 예

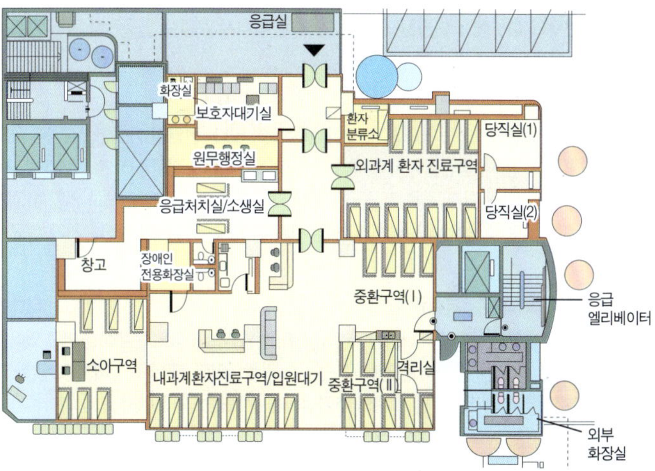

2 각 구역의 정의와 역할

예진(Triage)실

응급실에 내원한 환자를 일차적으로 진료하는 곳이다. 특히, 응급환자와 비응급환자, 외상과 비외상환자를 구분하는 역할이 가장 크며 이를 통해 진료시간과 진료 이동거리를 줄이는 효과적인 진료공간이다.

국내 의료 환경에서 큰병원으로 환자가 몰리는 상황을 효과적으로 해결할 수 있는 가장 현실적인 방법이다.

일반 관찰실

예진실 등에서 치료를 마치고 수액 및 응급약물을 투여 받은 환자가 일정시간 입원할 수 있는 공간이다. 경구약물만 처방받고 퇴원하는 환자를 제외한 실제 응급실 내원환자를 위한 공간이다.

외상 및 일반 처치실

병원별로 차이가 있을 수 있으나 대부분의 응급실의 환자 내원 중 외상환자는 30% 전 · 후를 차지한다. 이들 환자에 대한 전문시설이 이 공간이다. 또한 단순처치 및 중독환자 세척 등도 별도 공간이 없는 한 이 곳에서 거의 이뤄진다.

소생실

말그대로 collapse에 빠진 환자의 소생을 위한 공간이다. 응급실에서 가장 긴박하게 진행되는 업무가 이곳에서 이뤄진다고 할 수 있다. 따라서 응급실 입구에서 가장 가까운 곳에 위치한다는 것이 거의 공통적인 특징이다.

격리실

응급실에 내원한 환자 중 격리가 필요한 환자들이 많다. 전염이 가능한 질환자, 극도의 안정이 필요한 환자, 정신질환자 및 심혈관 질환자, 약물에 의한 난동자 그리고 그 외에 보호받아야 할 학대 환자 등을 위한 공간이다. 이곳은 자칫 독립공간으로 인한 사고가 발생할 수 있으므로 의료 인력의 배치 또는 감시카메라, 모니터 등의 장비설치가 필요한 곳이다.

중환자 관찰실(외과계, 내과계)

권역센터를 제외하고 국내 대학병원 급 응급센터는 입원실 부족의 문제점을 안고 있다.

이를 해결할 수 있는 방안이 응급실 내 중환자 관찰실이다. 또한 소생처치 및 급한 외상처치를 마친 환자의 다른 질환 유무와 추가검사를 진행하는 과정에서도 필요한 공간이다.

소아진료실

적게는 10% 미만에서 많게는 40%까지 응급실 내원환자 비중을 차지하는 것이 소아이다. 특히 성인 환자와 달리 부모의 걱정과 소아의 불안을 적절히 해소하면서 응급진료를 진행할 수 있는 공간으로 최근 성인과 완전히 구별된 장치(공간방음처리 등)를 통해 이러한 목적을 증대시키고 있다.

화장실

응급실 내원환자 전용으로 사용되어 질환으로 인한 급한 용변을 위해 반드시 필요하며 소변 등 검사를 위한 공간으로 사용된다.

보호자대기실

응급환자는 수시로 의료진과의 상의가 필요하다. 그러나 보호자가 응급실에 모두 들어와 같이 있을 경우 진료를 방해하고 혼잡을 야기할 수 있기 때문에 반드시 설치하도록 하고 있는 공간이다.

원무실

다양한 질환과 사고가 혼재 되어 있는 응급실은 환자등록, 보험 및 비용지불, 대불 등의 업무를 원활히 하는 것이 중요하기 때문에 응급실 전용 원무실이 반드시 배치되도록 하고 있다.

응급촬영실

일반 외래 환자와 입원환자가 이용하는 촬영실과는 별도로 응급진료만을 위한 촬영실을 갖도록 권고하고 있다. 물론 현실적으로는 병용해서 사용하는 경우가 많으나 응급실과 가장 근접한 곳에 배치하는 것이 대부분이다.

당직실

응급실은 일반적으로 응급의학과가 거의 배치되면서 전문의를 위한 방, 당직 전용 인턴과 전공의를 위한 방, 그리고 응급실 간호사를 위한 방이 의료진의 공간으로 마련되어 있다. 이들은 대부분 휴식공간으로서의 역할을 하고 있다. 또한 구조사가 아직 활발히 배치되고 있지 않으나 몇몇 병원에서 구조사를 위한 당직방이 따로 배치되어 있는 곳도 있다.

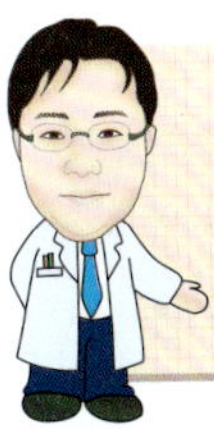

한국, 미국, 일본의 응급실

우리나라는 응급실의 구조를 미국의 예를 따라 만들어져 있으나 일본은 응급실에 소생실만을 두어 침대를 최대 5개 미만만으로 배치하고 응급처치 후 바로 옆에 위치한 중환자실로 옮겨 진료한다. 따라서 혼잡이 덜한 편이다. 물론 각 나라 별로 장단점은 분명히 존재한다.

3 주요 장비

1) 응급 장비

Emergency-CART

응급환자의 전문 소생술(Advanced Cordiac Life Support, ACLS)을 시행하기 위해 모든 장비를 하나로 집약해 놓은 것이다.

- 큰구성: 상단, 중간단, 하단, 부가장치(AED, 기록판)
- 세부구성: 산소통걸이(Oxygen Tank Holder), 제세동기판(Defibrillator Shelf), 수액걸이(IV Pole)

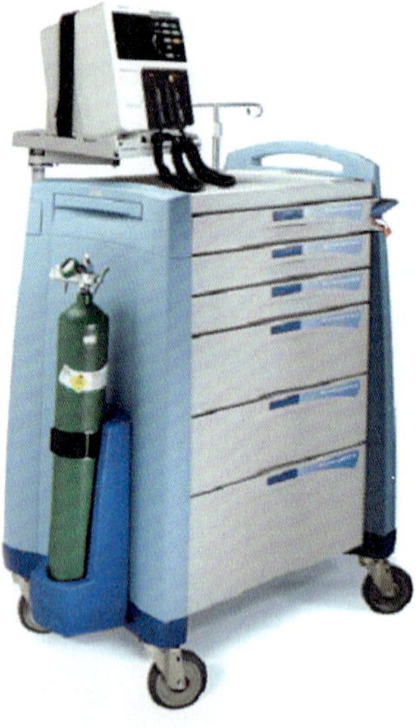

흉부압박용 받침판(Cardiac Board)
소형수납칸(Small Drawer Divider Kit)
기본 수납칸(Main Dividers)
변형수납칸(Divided Drawer Exchange Tray)
휴지통(Waste Container & Lid)
확장형 작업판(Extended Work Surface)
주사침 걸이(Sharps Collector)

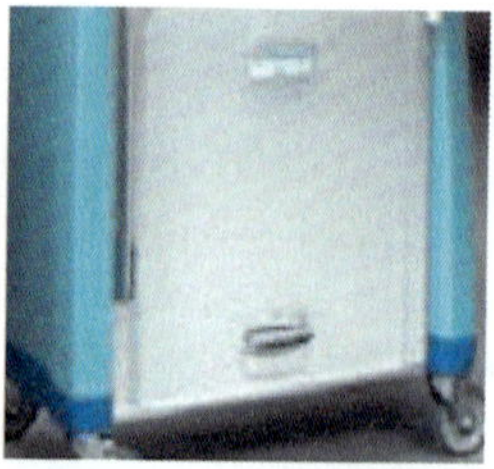

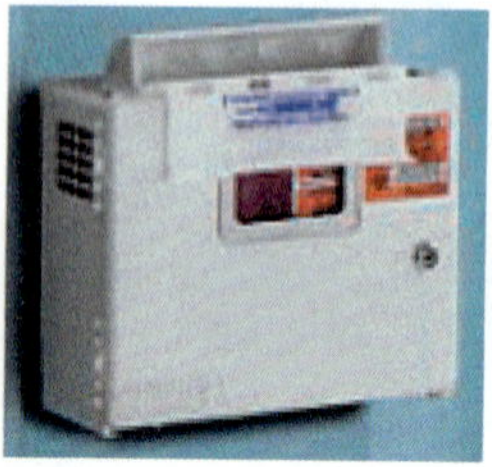

장갑 걸이(Glove Dispenser)
멀티형 외장소(External Power Strip)

각 구역별 배치도

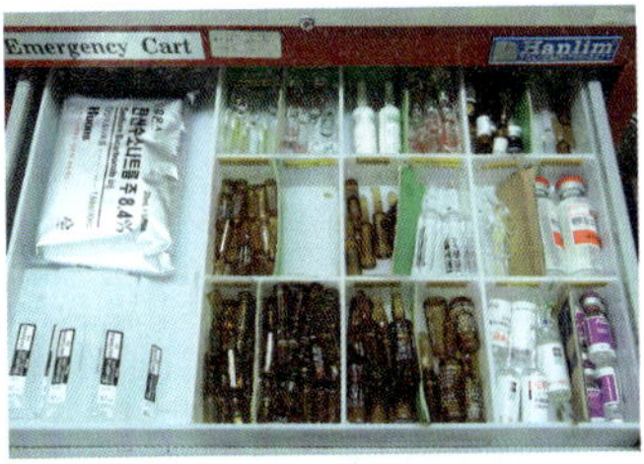

상단

주로 약품이 배치되어 있다.

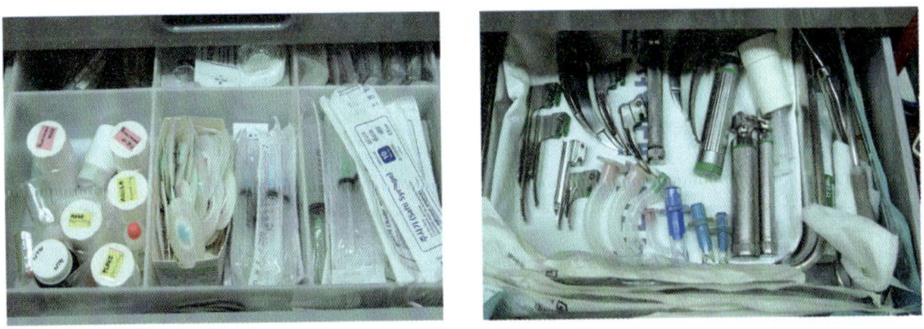

중간단

주사 및 기도확보를 위한 소형도구가 배치되어 있다.

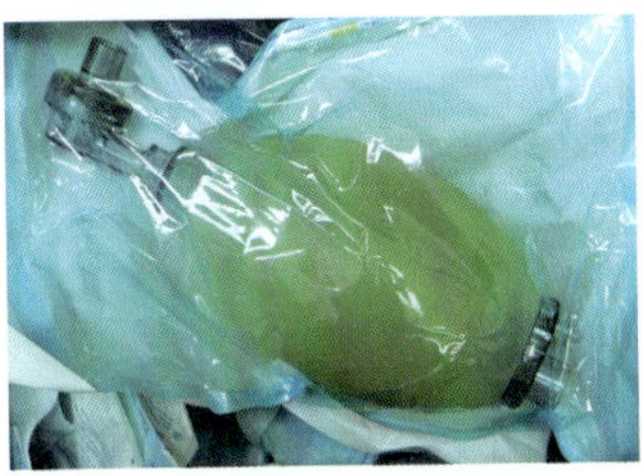

하단

주로 중 · 대형 도구가 배치되어 있다.

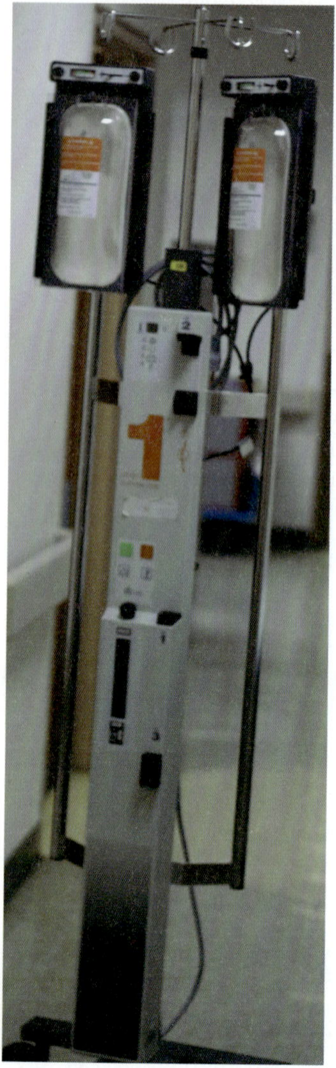

Rapid infusion device

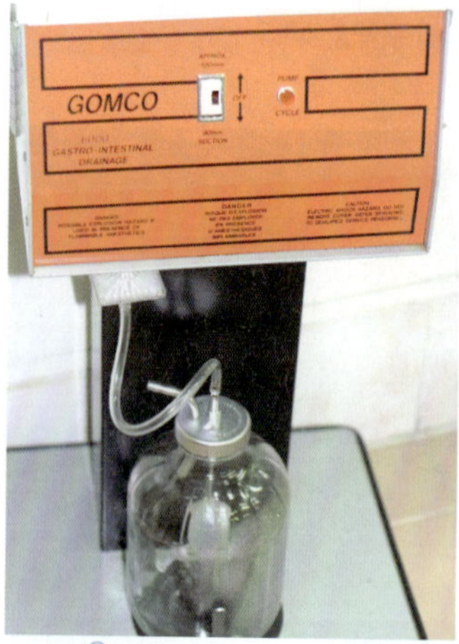

Gomco® suction

장마비나 폐쇄시 장내가스(Gas) 배출용으로 사용된다.

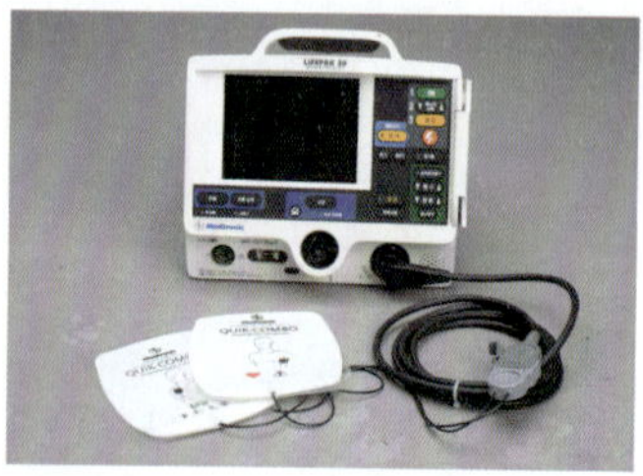

제세동기

Medtronic사

2) 산소공급장치

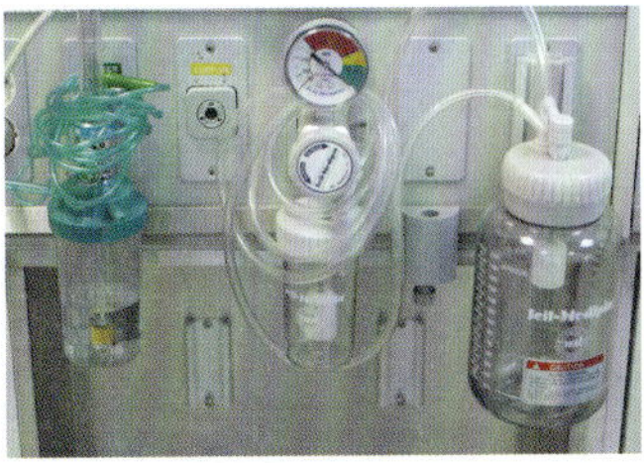

벽 고정 산소공급기와 흡인기
(Wall fixed oxygen, suction apparatus & suction bottle)

- 좌측: 산소공급기
- 중앙: 압력조절기
- 우측: 흡인기

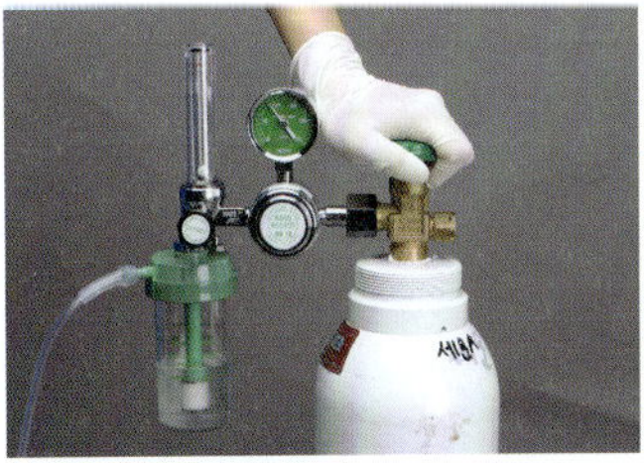

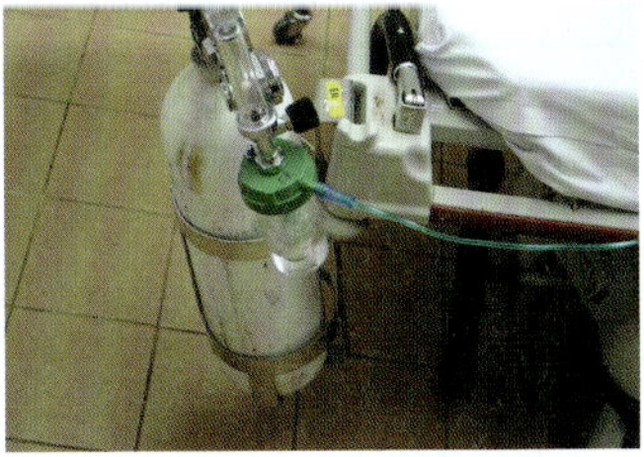

이동용 산소통(Portable oxygen tank)

산소탱크 위 밸브를 돌려 계측기 압력이 올라가는 것과 가습용기의 물방울 움직임 여부를 확인한다. 무게가 무겁기 때문에 이동시 주의하여야 한다.

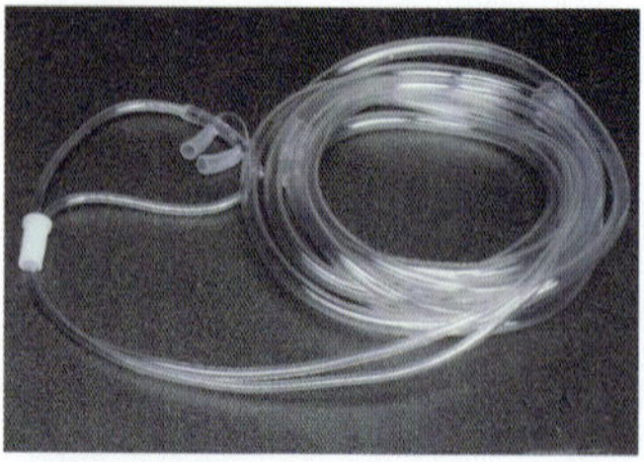

비관(Nasal cannula)

리터당 FiO_2 0.04로 증가한다.
6L 이상으로 투여시 FiO_2의 증가는 없다.

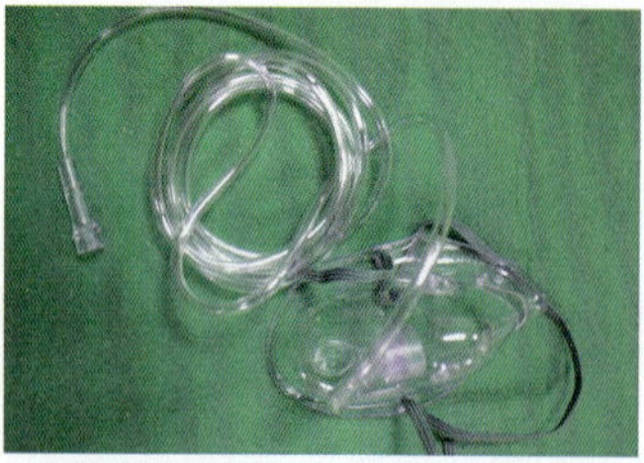

단순 안면 마스크(Oxygen mask)

5L 이상을 주어야 CO_2 retention을 피할 수 있다.

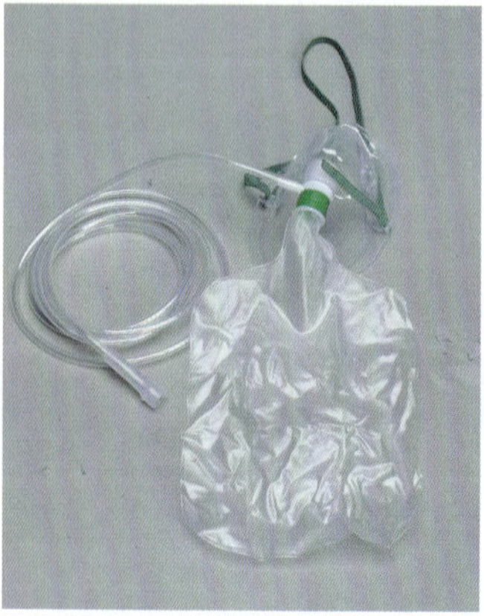

저장낭이 달린 안면 마스크
(Mask with oxygen reservior)

Partial rebreather-FiO_2 0.75까지 유지가능하다. Nonrebreather-FiO_2 1.0까지 유지 가능하다.

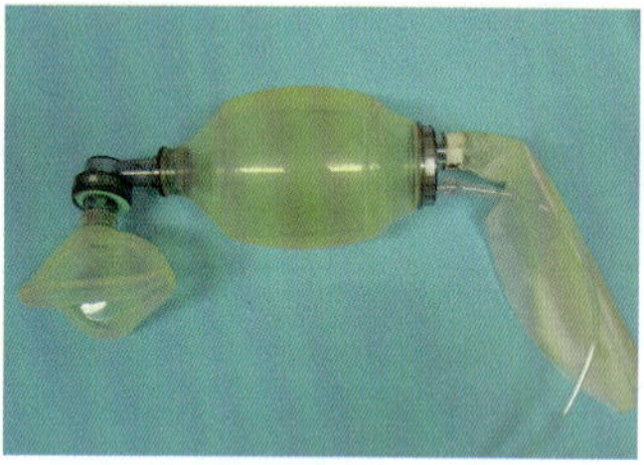

저장낭이 달린 백 마스크

6L 이상 산소를 공급할 때 가장 많이 사용하고 특히 응급환자의 기도확보 직전에 필수적인 장비이다.

Intubation장비(E-tube, stylet, laryngoscope, tongue bite, plaster)

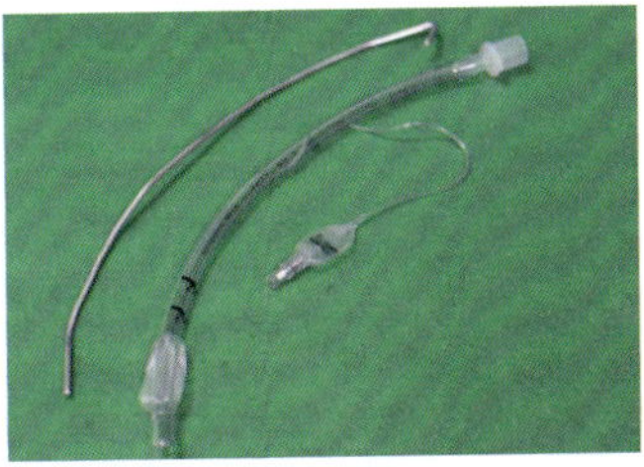

기관삽관튜브(E-tube)

Size별로 나뉘어 있다.

속침(Stylette)

속침의 끝이 tube 밖으로 나와서는 안 된다. 삽입시 기도 손상을 줄 수 있다.
특히 tube에서 제거가 잘 되는지 미리 확인하여야 한다.

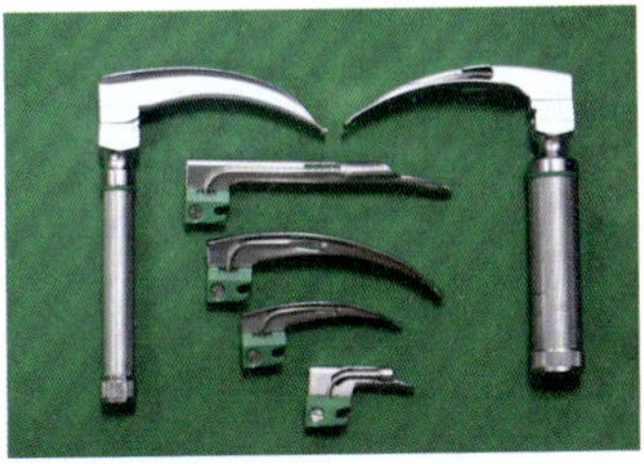

후두경(Laryngoscope)

곡선형, 직선형으로 크게 나눌 수 있다.
다음 page에서 사용법을 간단히 소개한다.

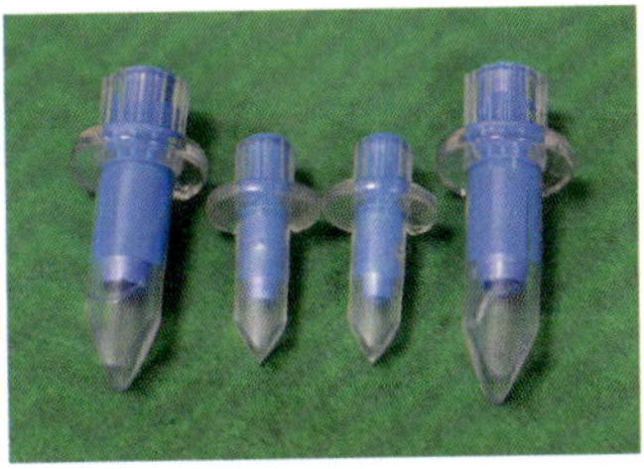

물림방지기(Tongue bite)

기관 삽입 후 tube와 같이 입안에 고정하여 환자의 물림에 의한 tube 손상을 방어한다.

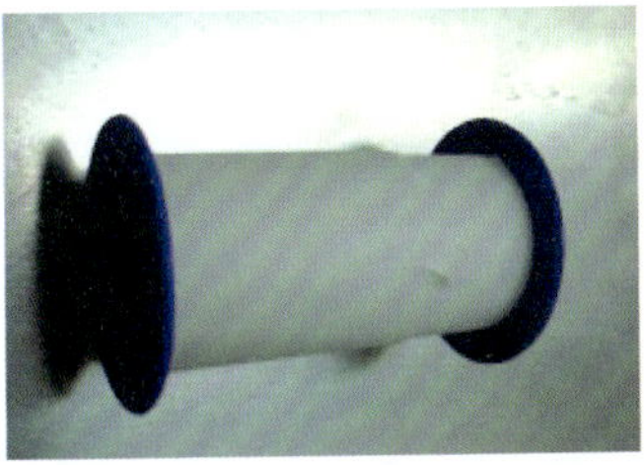

Plaster

tube와 물림방지기 등을 안면부에 고정시키는데 사용된다. 최근 상용화된 고정기가 출시되고 있으나 plaster가 가장 보편적으로 사용되고 있다.

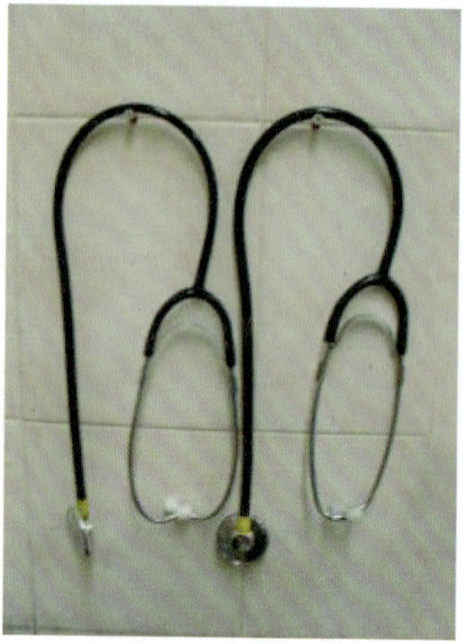

청진기

기도확보, 특히 기관 튜브 삽입 후 제대로 삽입되었는지를 알기위해 사용된다.

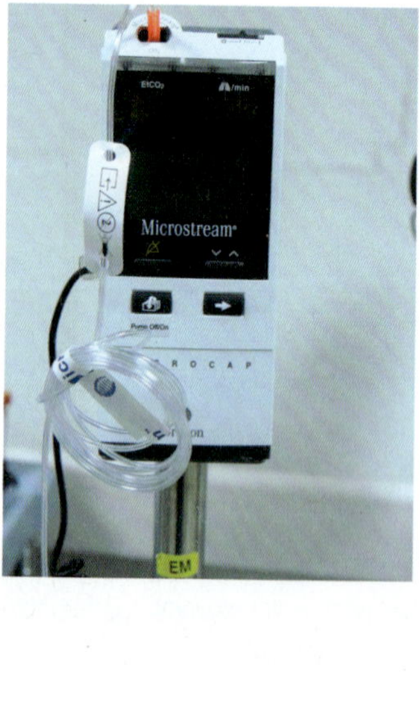

$ETCO_2$ 측정기

수치를 통해 기관 튜브의 기도 내 삽입여부를 확인할 수 있다.

후두경 사용법

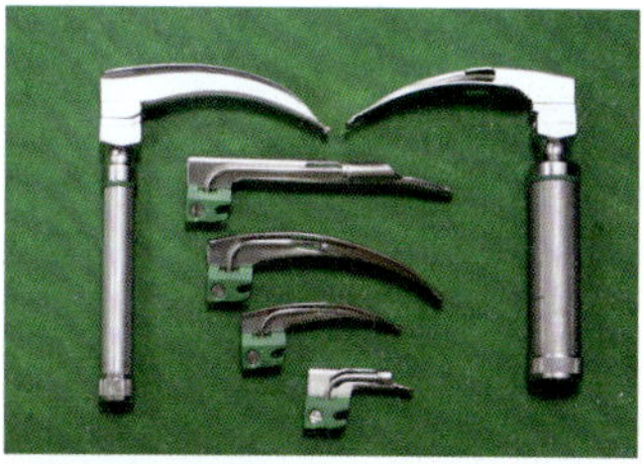

1. 환자의 상태와 연령에 따라 적당한 size 와 형태를 결정한다.

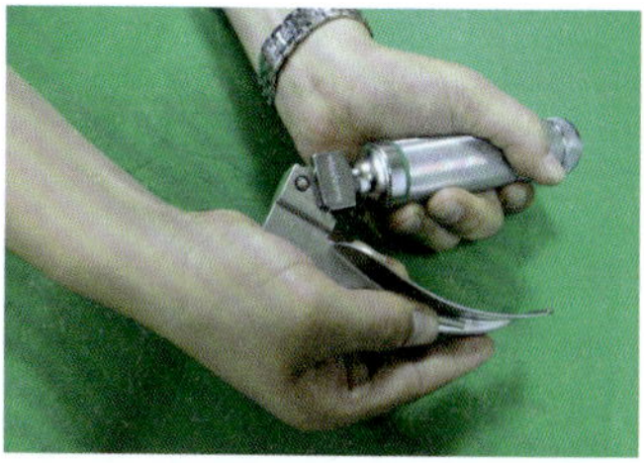

2. 몸체와 결합부를 삽입하여 연결한다.

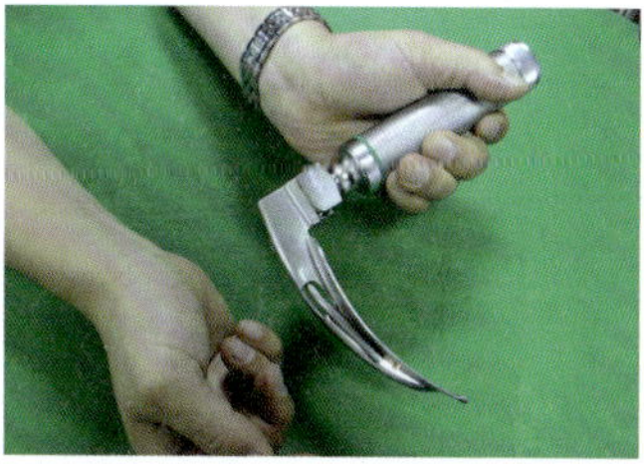

3. 몸체와 결합한 후 90° 꺾어서 불이 켜지는지 확인한다.

분무관, 분무기

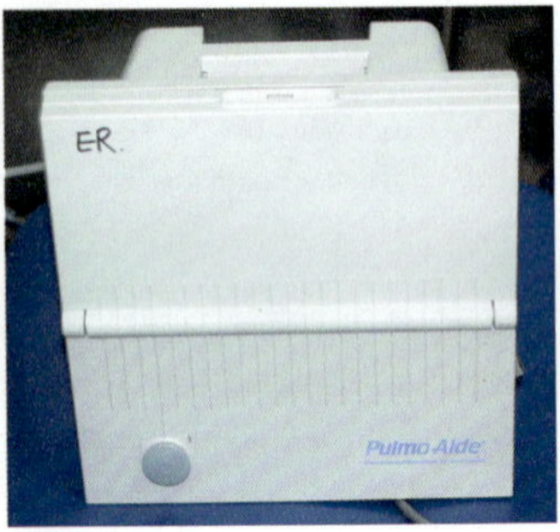

분무기(Nebulizer)
분무용기 또는 용액을 내측에 삽입하여 사용한다.

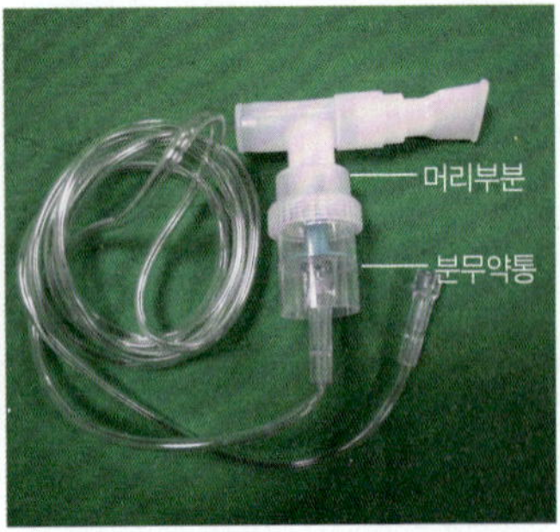

분무(Nebulize)관
Ventoline 등을 분무할 때 사용한다.

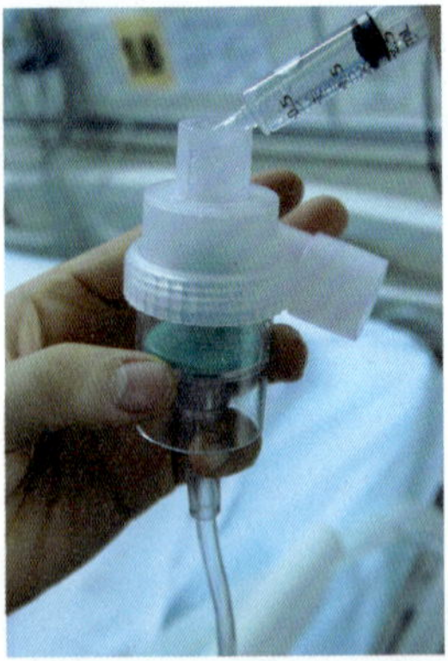

분무액 삽입법
분무액 통안에 주사기를 이용하여 일정량의 분무액을 넣고 다시 머리부분을 돌려서 잠근다.

3) 수술 장비

일반봉합장비

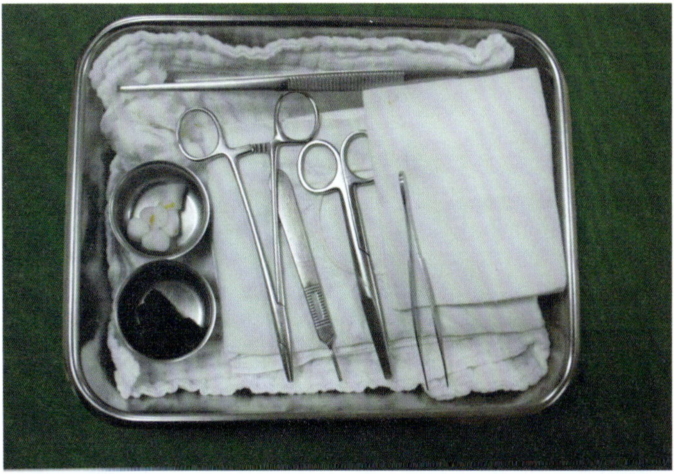

1. Iodine Cup · · · · · · · · · · · · · 2
2. Knife Handle #3 · · · · · · · · · 1
3. Adson teeth forceps · · · · · 1
4. Needle Holder · · · · · · · · · · 1
5. Scissors · · · · · · · · · · · · · · 1
6. Sponge or Long forceps · · 1
7. Hole Towel · · · · · · · · · · · · 1

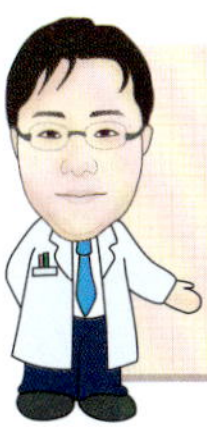

병원별로 시술의 중증도가 차이가 있으므로 사용되는 장비도 다를 수 있다. 그러나 주요 응급질환별로 사용되는 장비는 비슷하다는 전제하에 몇가지 중요한 것들만 소개하였다.

흉관삽입장비

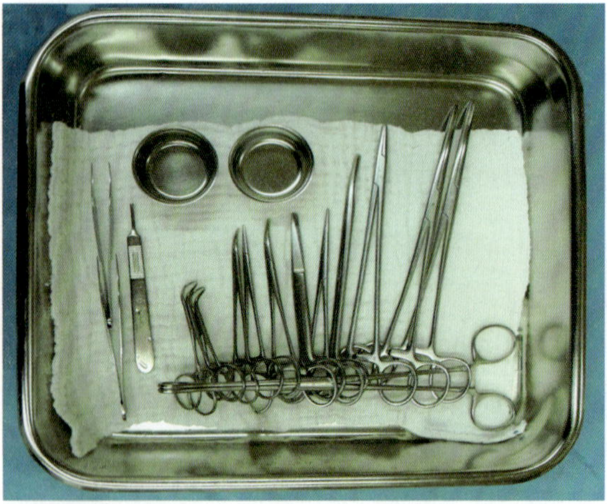

1. Iodine Cup ············ 2
2. Knife Handle #3 ········ 1
3. Adson teeth forceps ···· 1
4. Smooth forceps ········ 1
5. Needle Holder ········· 1
6. Metzem Baum Scissors · 1
7. Scissors ············· 1
8. Hemostat(St, Cu) 각 1 ··· 2
9. Mosquito (St, Cu) 각 1 ··· 2
10. Long Kelly ··········· 2
11. Towel Clamp ········· 2
12. Sponge or Long forceps 1
13. Towel ·············· 4
14. Suture Ndl #5 ········ 1
15. Silk #5 ············· 3
16. Blade #10(별도) ······ 1

기도관삽입장비

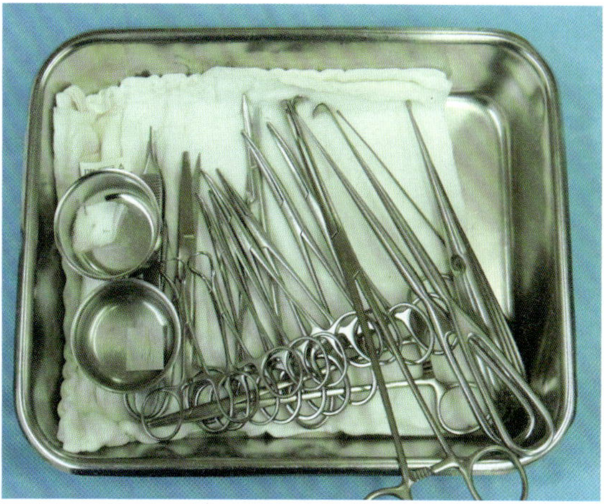

1. Iodine Cup ············ 2
2. Knife Handle #3 ········ 2
3. Needle Holder ·········· 1
4. Adson teeth forceps ····· 1
5. Adson Smooth forceps ·· 1
6. Hemostat (St, Cu) 각 1 ·· 2
7. Mosquito (St, Cu) 각 2 ·· 4
8. Towel Clamp ·········· 2
9. Retractor ············· 2
10. Probe ·············· 1
11. Iris Scissors ·········· 1
12. Metzem Baum ········ 1
13. Scissors ············· 1
14. Allice forceps ········· 2
15. Sponge Forceps ······· 1
16. Suture Ndl #3 ········ 1
17. Silk #3 ·············· 2
18. Blade (#10, #11)각 1 ··· 2
19. 중공 ················ 1

중심정맥삽입 장비

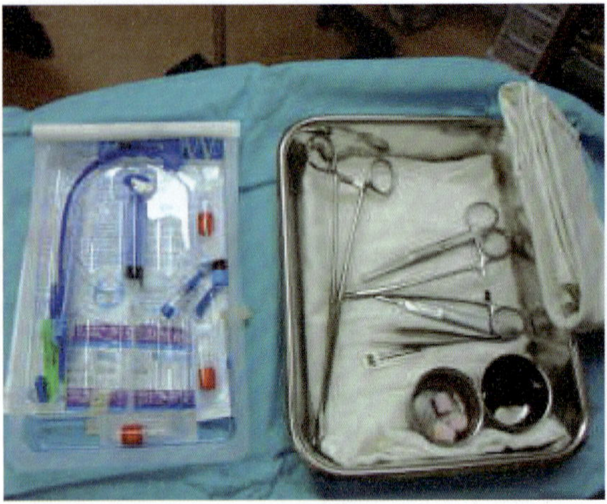

중심정맥 삽입기본 장비

카테터
가이드 철심
주사기, 가이드 Needle
고정핀

일반봉합장비

1. Iodine Cup ·················· 2
2. Knife Handle #3 ·············· 1
3. Adson teeth forceps ··········· 1
4. Needle Holder ················ 1
5. Scissors ······················ 1
6. Sponge or Long Forceps ······ 1
7. Hole Towel ··················· 1

국소 마취용 주사기

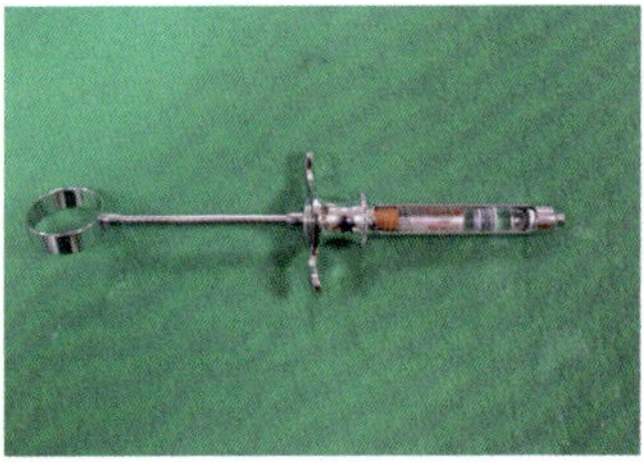

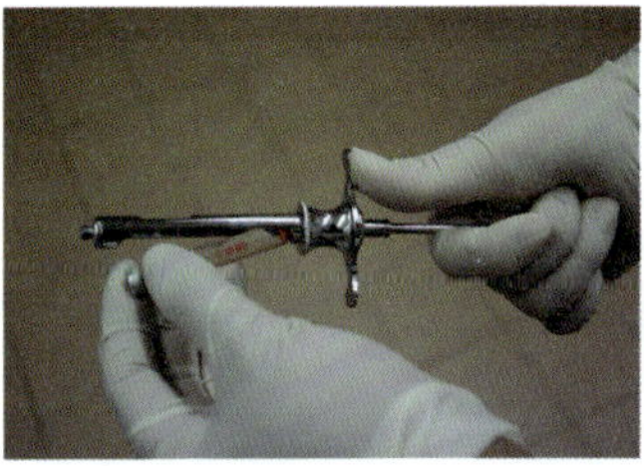

1. 손잡이를 뒤로 잡아당기고 마취용기를 후면부터 삽입한다.

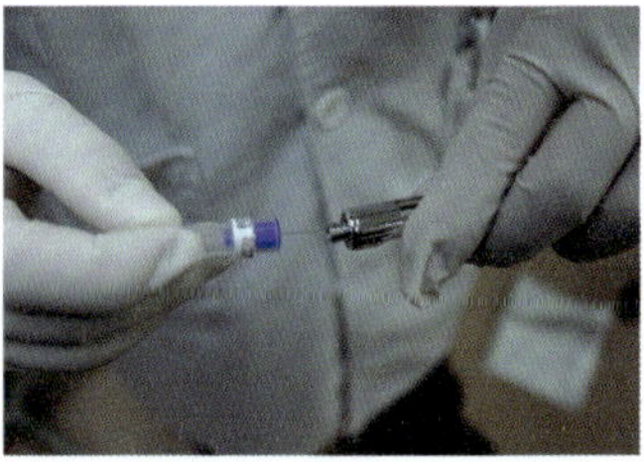

2. 주사침은 나사돌리듯 잠그며 고정하고 캡(cap)을 떼어낸다.

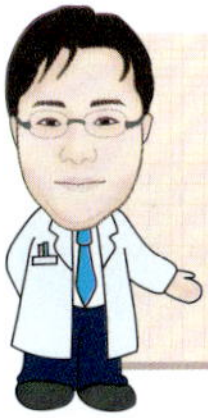

수술시 시행하는 마취장비는 국소용 주사기 뿐아니라 일반 주사기를 통해 lidocaine을 담아 사용하기도 한다.

Holder 류

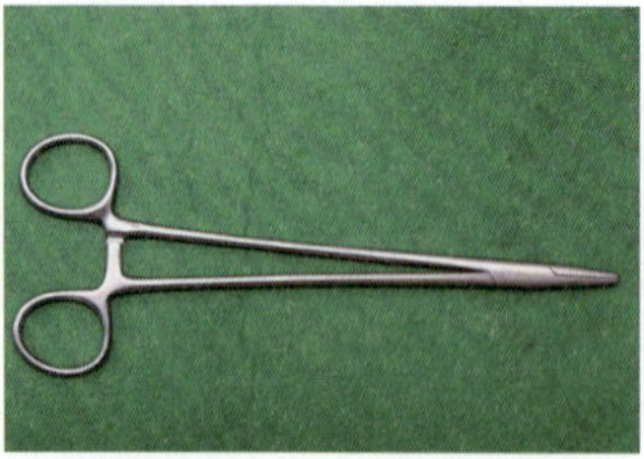

Needle holder

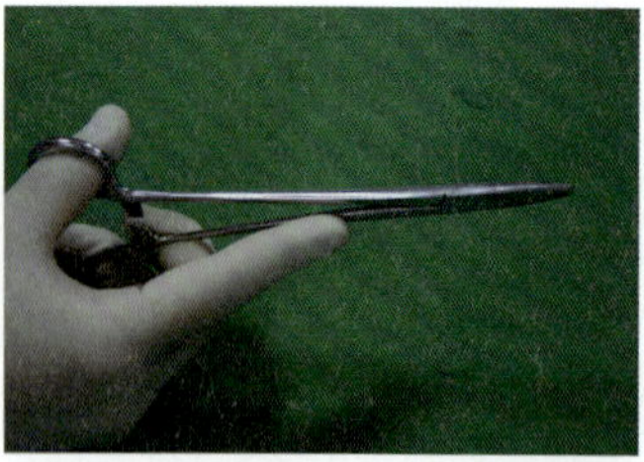

잡는법

엄지와 중지를 각 홈에 넣고 검지가 받침대 역할을 한다.

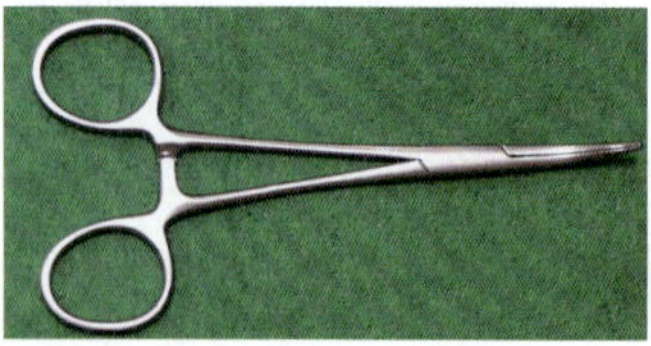

Kelly

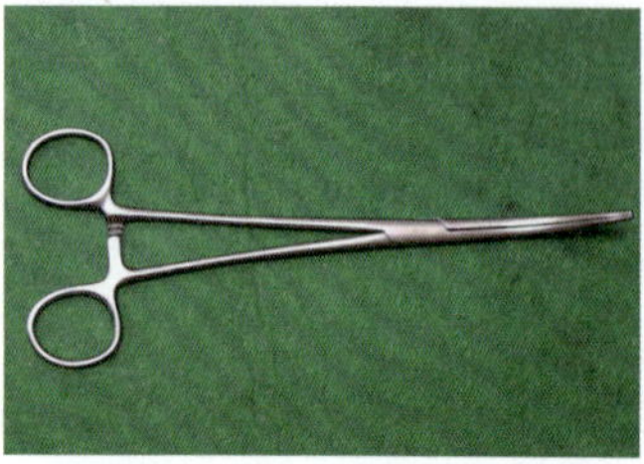

Long kelly

Knife 류

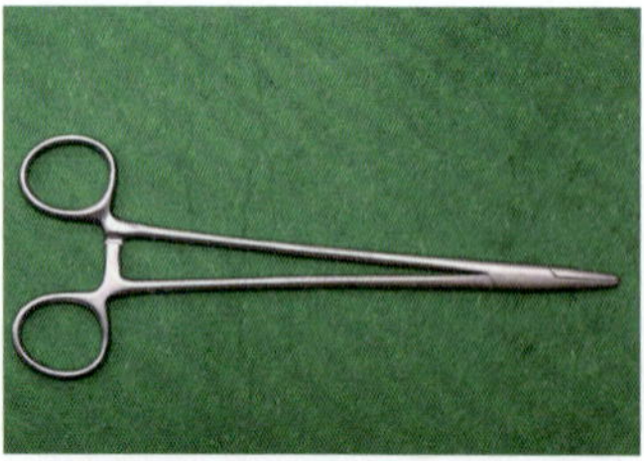

Knife handle 잡는법

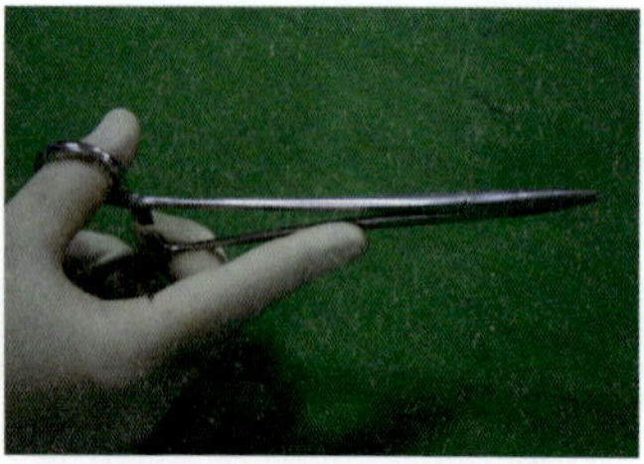

BLADE 끼우기

앞부분을 홈에 끼우며 밀어 넣는다.

Forcep 류

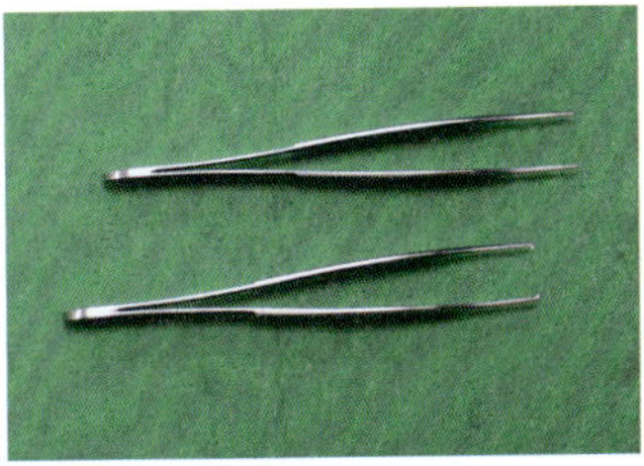

Forcep-smooth(무구), teeth(유구)

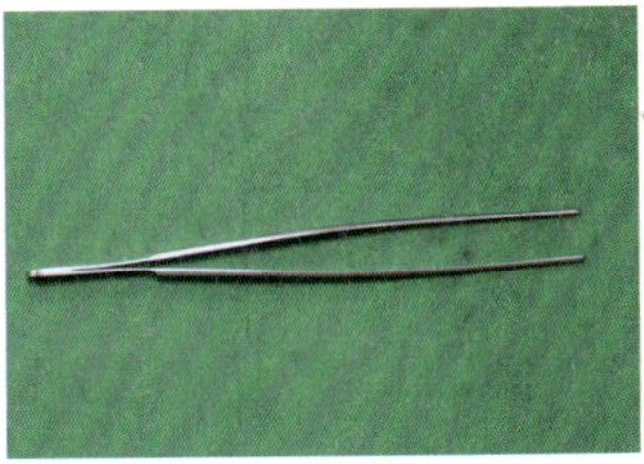

Long forcep

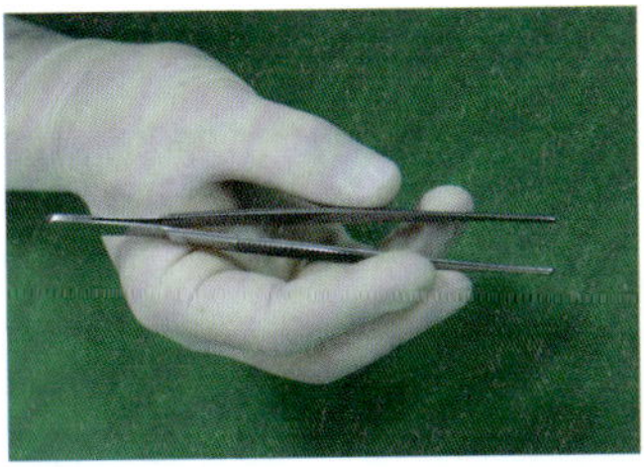

잡는 법

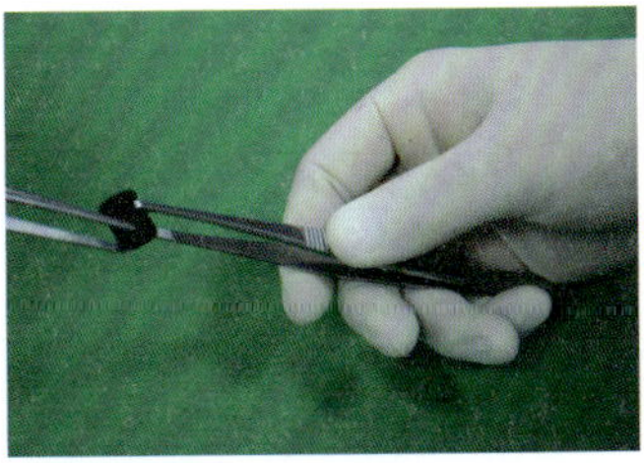

전달 법

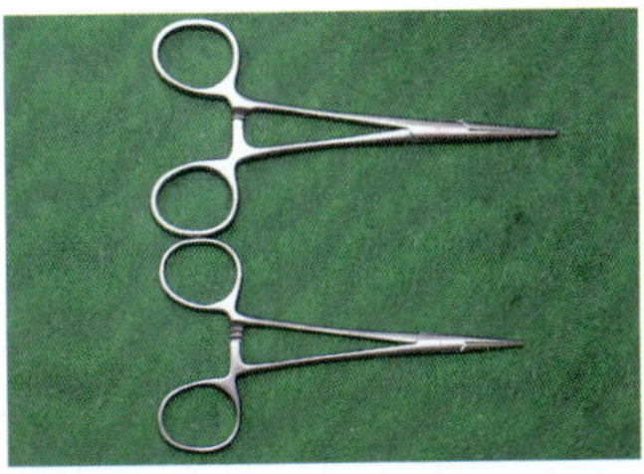

Hemostat

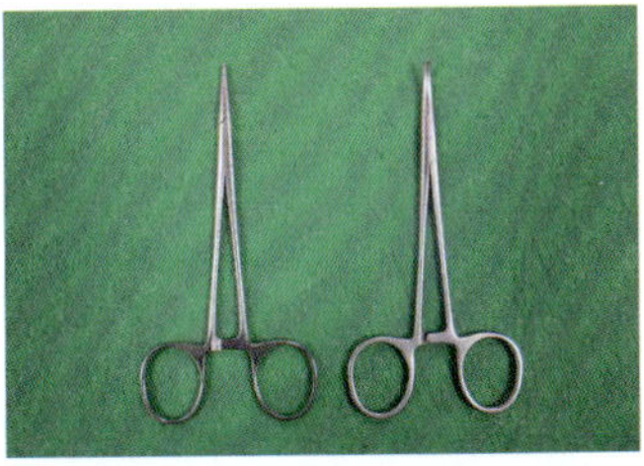

Mosquito(직선형, 곡선형)

Scissor 류

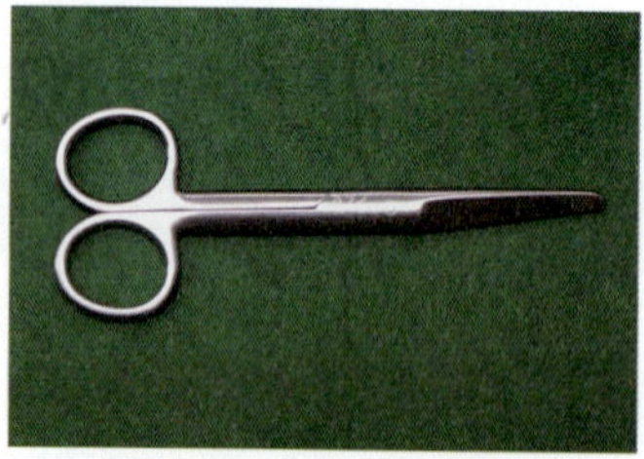

Scissor

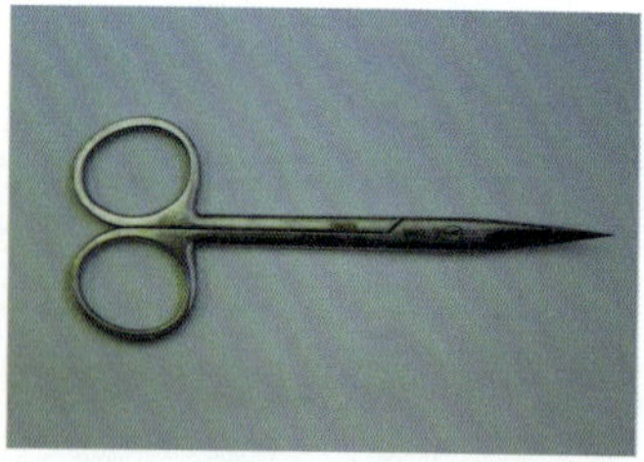

Iris scissor

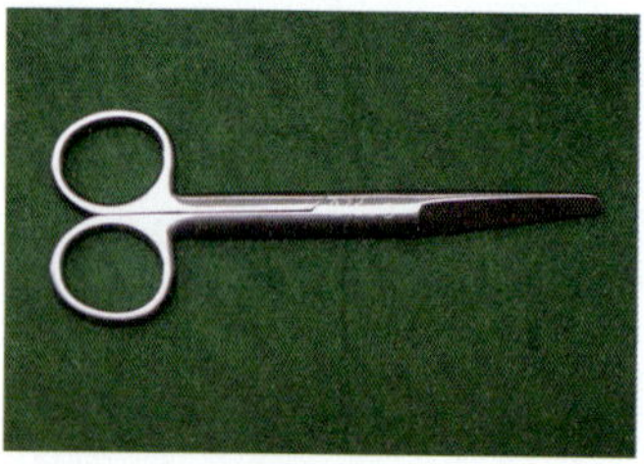

Metzembaum scissor

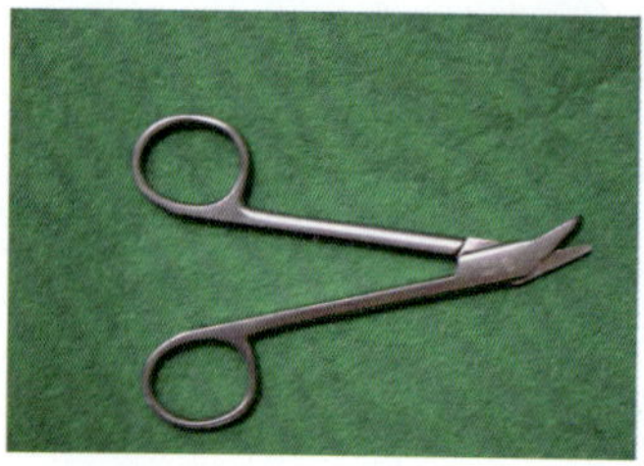

Wire scissor

Bowel 류

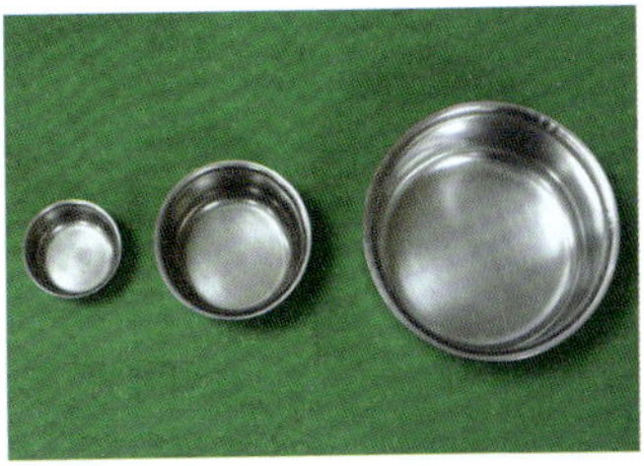

Bowel

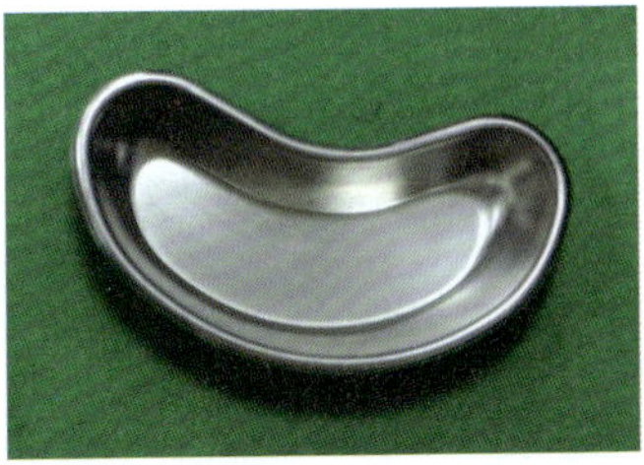

Puspen

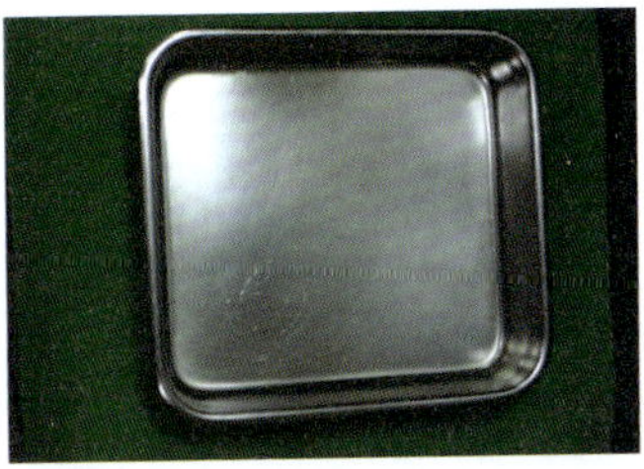

Tray

기타

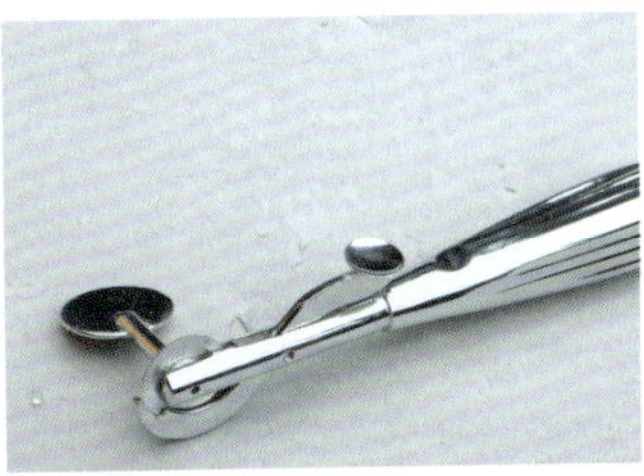

금속절단기

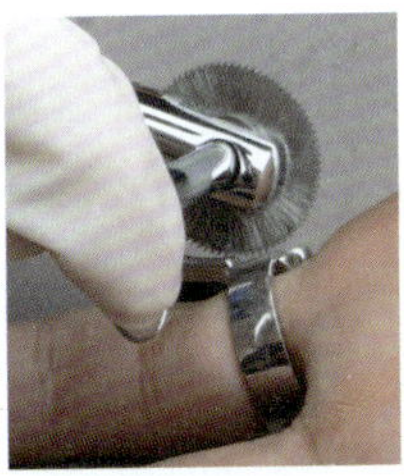

예) 반지절단

4) 척추 보호

Scoup

다발성 외상 등 사고 현장에서 환자의 이동을 최소화 하면서 이송할 수 있는 장비이다.

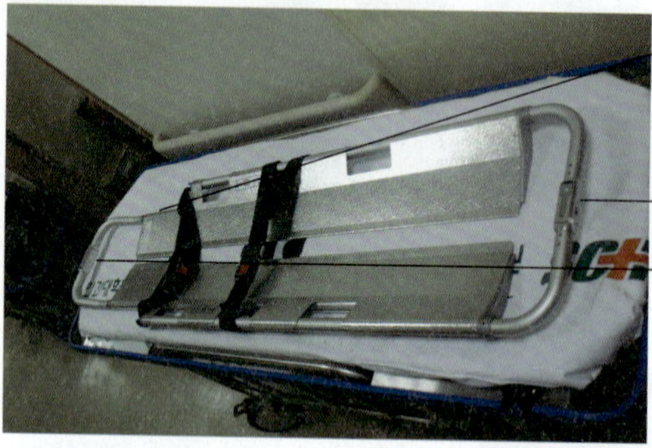

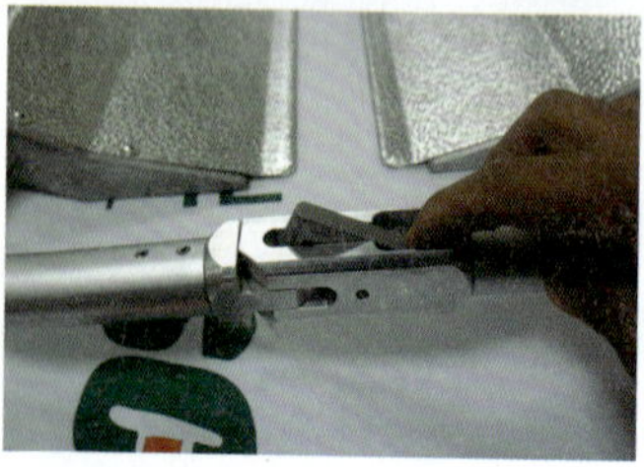

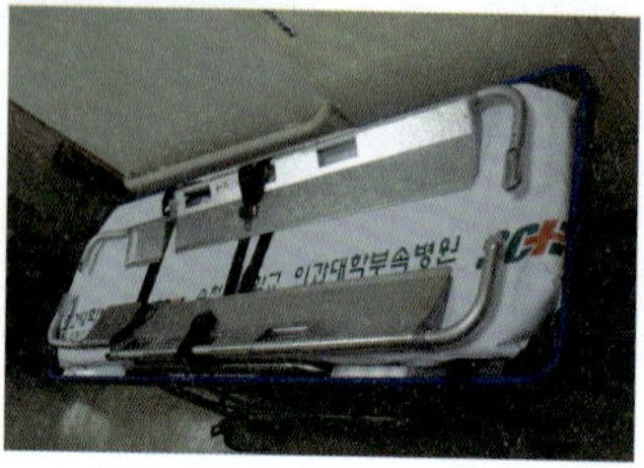

Scoup 벌리기

머리와 다리 쪽의 누름 버튼을 눌러 양 옆으로 잡아당긴다.

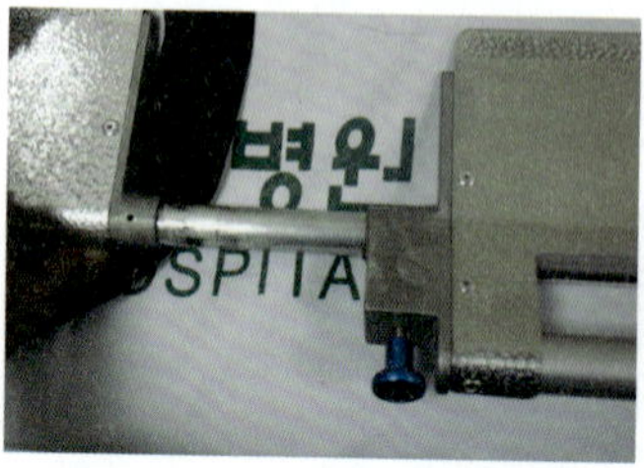

Scoup 늘리기

머리와 몸통 부위 사이에 위치한 누름 장치를 잡아 당기면서 동시에 머리 부위를 잡아 당기면 늘릴 수 있다.

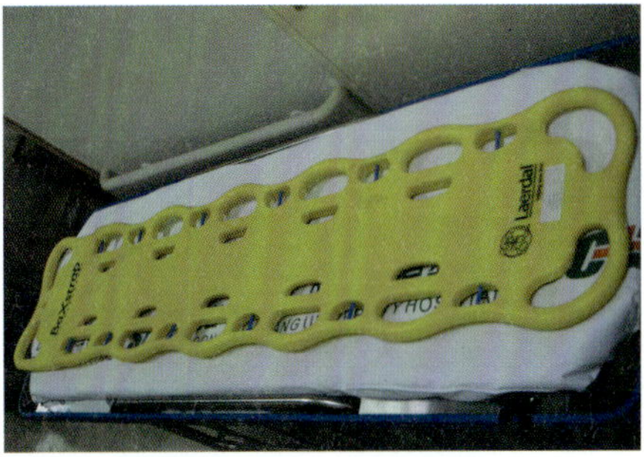

Back Board
흉요추 손상 환자의 이송에 많이 사용된다.

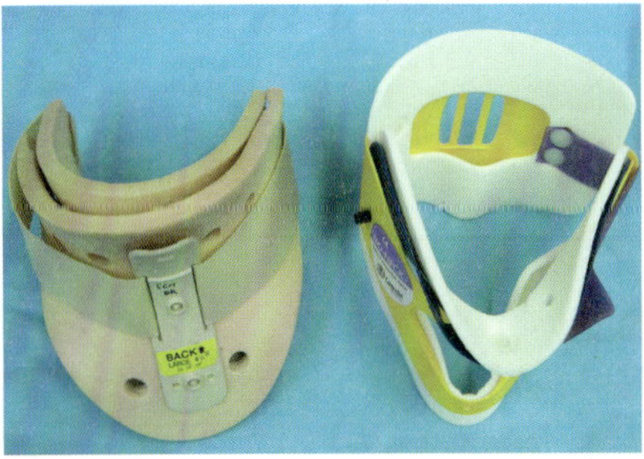

Neck collar
경추보호를 위한 장비이다. 후면을 장착시킨 후 전면부를 고정한다(p. 251 참조).

5) 수액공급장치

Rapid infusion 장치

Level I

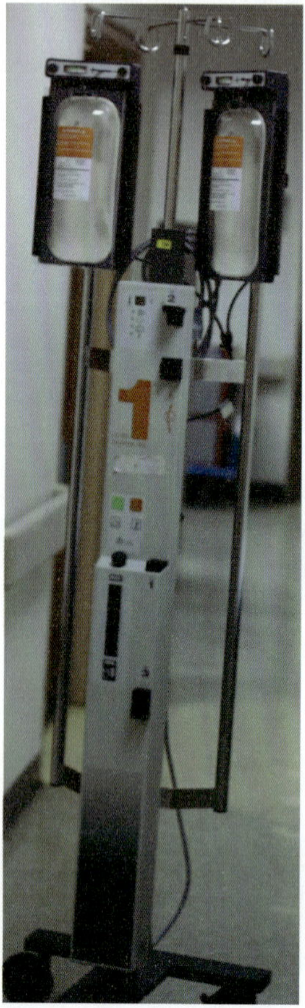

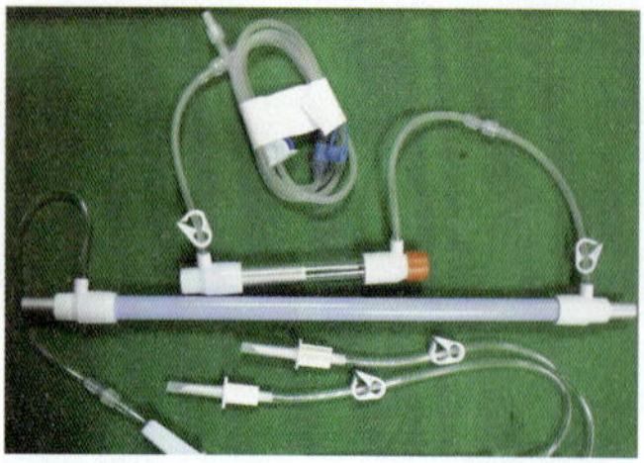

기구

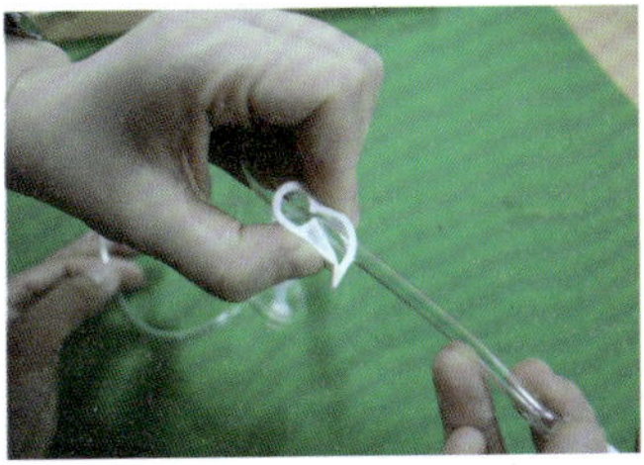

1. 코드를 플러그에 꽂은 뒤 벨브를 잠그고 수액이나 혈액을 연결한다.

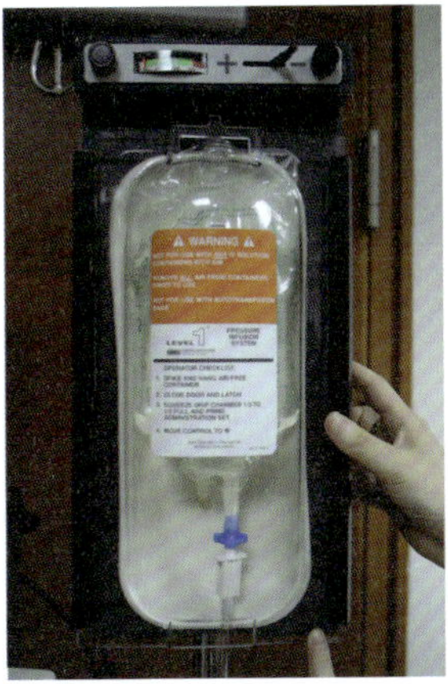

2. 수액 및 혈액을 고리에 걸고 닫는다.

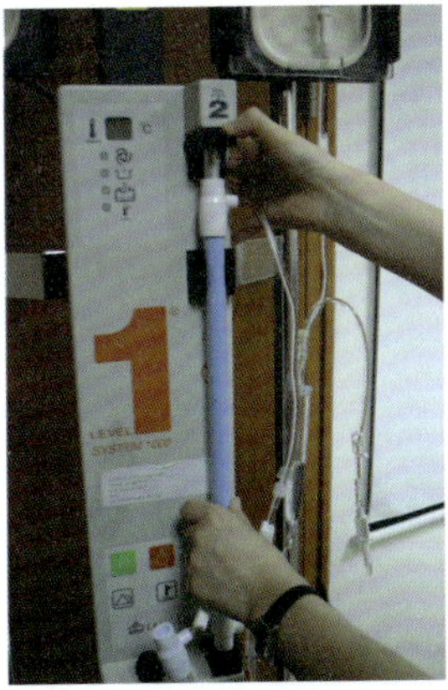

3. 중간 연결관의 밑단을 먼저 넣고 윗단을 삽입한다. 상단 레버를 단단히 윗단에 끼운다.

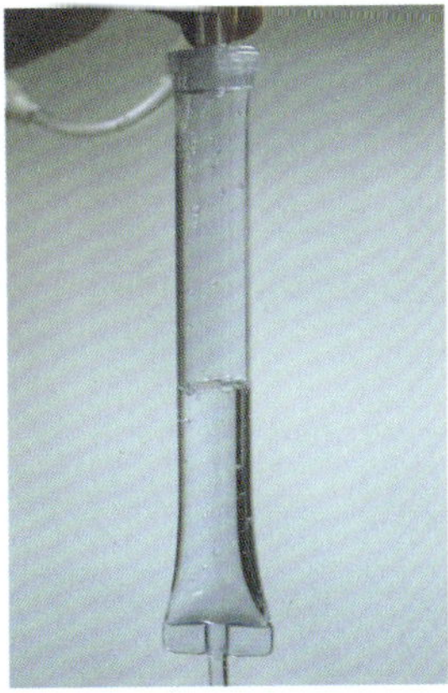

4. 하부 연결관을 삽입하고 벨브를 열어 중간 튜브에 반쯤 수액 및 혈액을 채우면서 연결관 끝까지 공기가 없도록 통과시킨다.

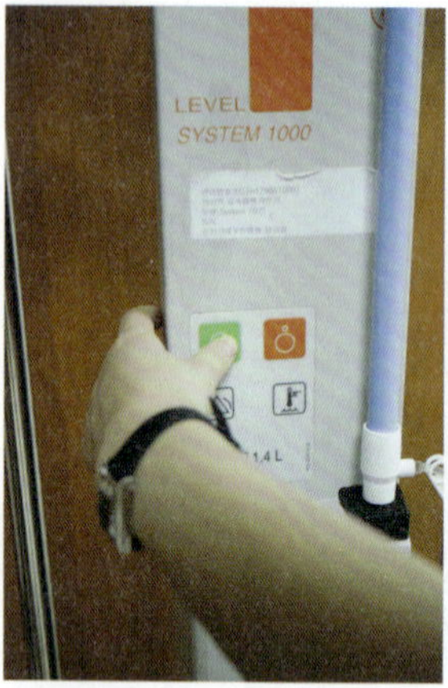

5. 전원을 켠다.

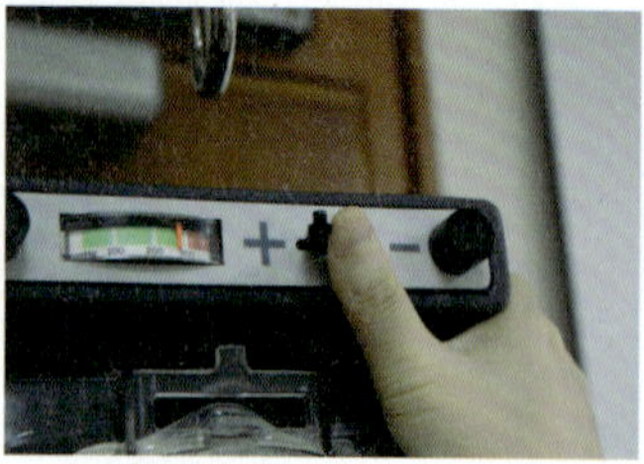

6. 압력을 주입한다.

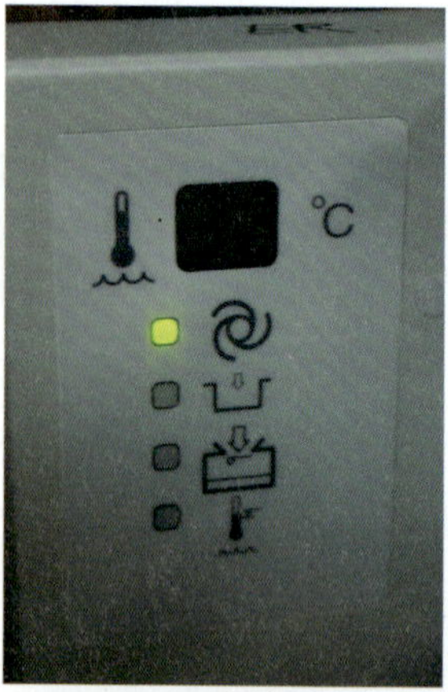

7. 온도 등을 모니터한다.

Fluido

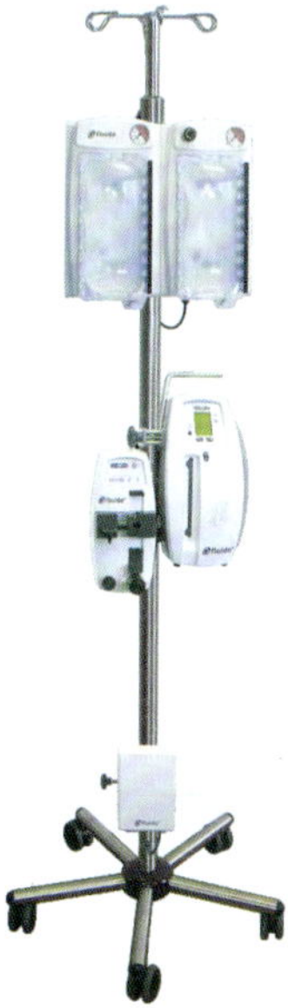

1. 수액 및 혈액에 대한 가온과 빠른 주입을 위한 장비이다.

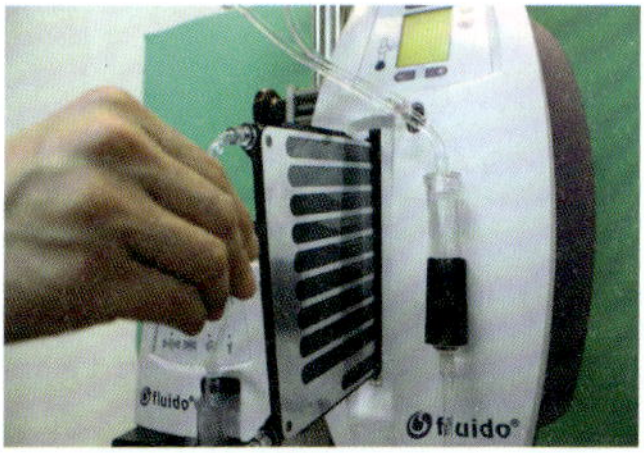

2. 일회용 디스크를 통해 관리가 되어 보다 안전하고 손쉽게 작업할 수 있다.

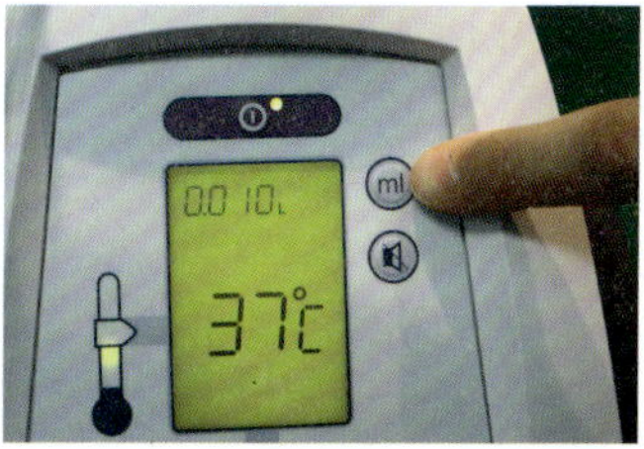

3. 가온과 주입속도를 간편하게 조절가능하다.

수액조절장치

수액의 갯수에 따라서 조절이 가능한 기구가 다양하게 있다.

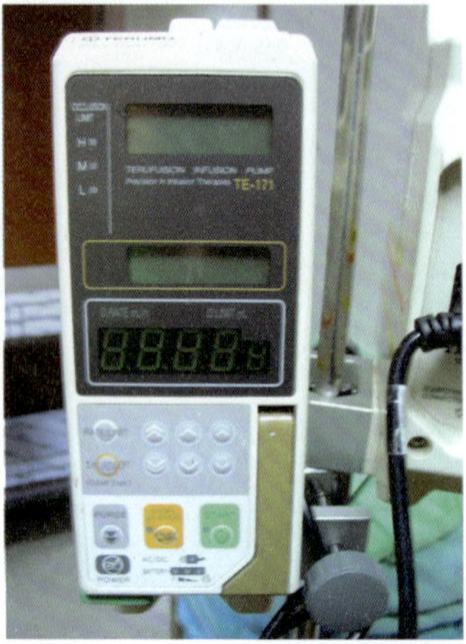

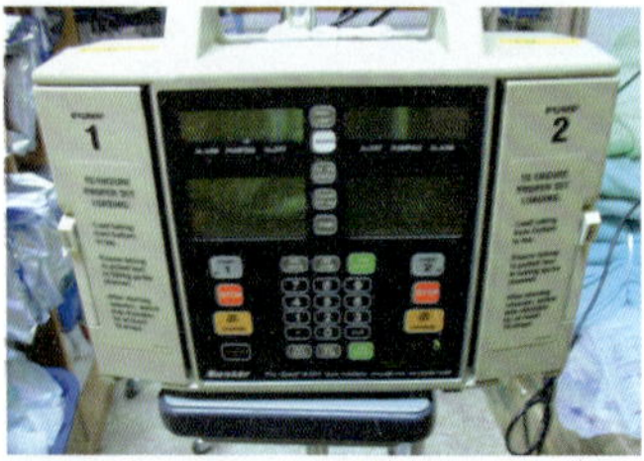

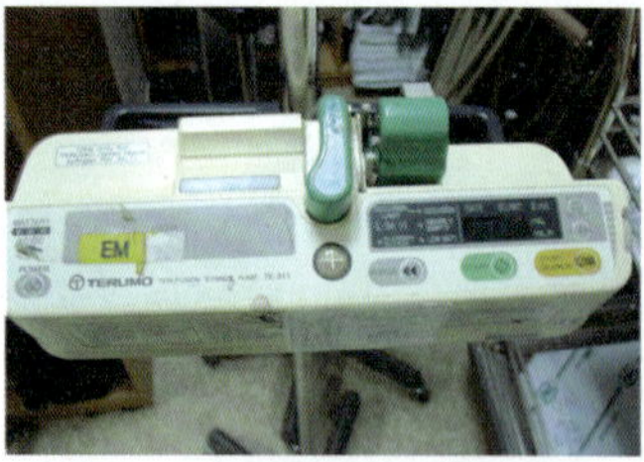

Masimo bodyguard

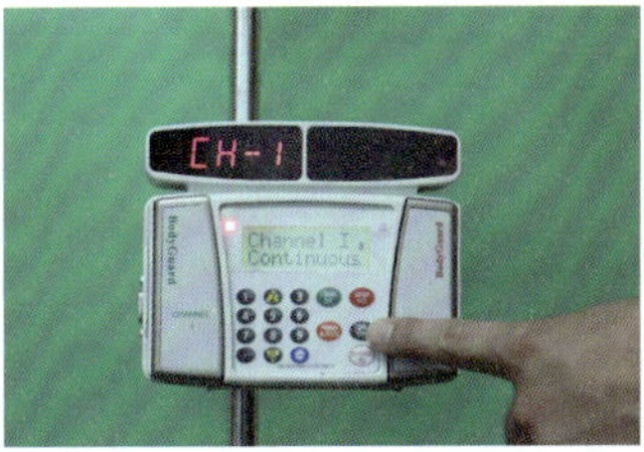

1. 작고 간편하게 수액속도를 조절할 수 있다.

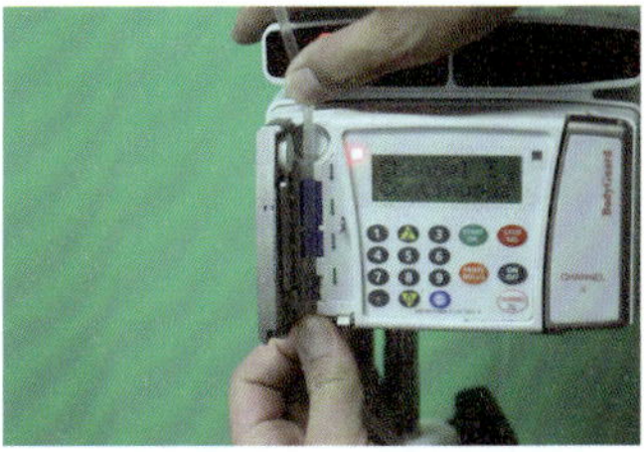

2. 양옆의 공간을 이용하여 수액선을 연결한다.

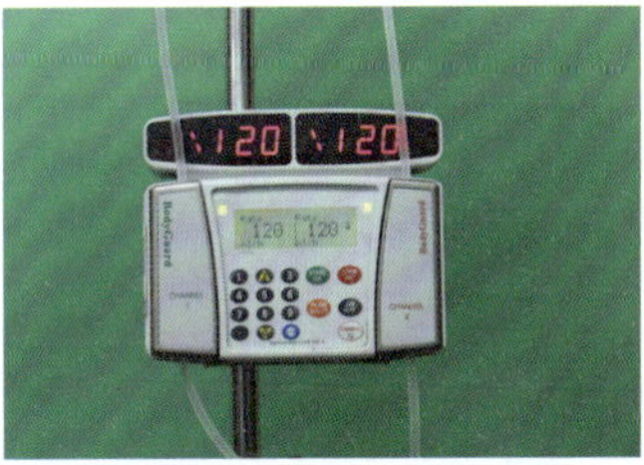

3. 버튼을 통해 조절하고 최대 두개의 수액을 관리할 수 있다.

6) 모니터 및 기본 관찰 장비

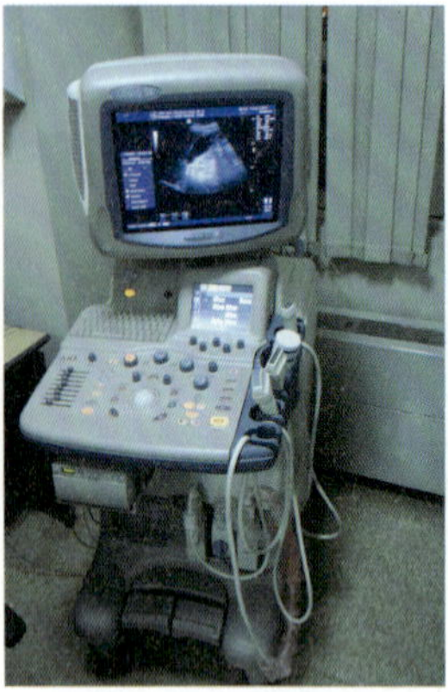

초음파

심장 및 혈관, 주요 장기 등의 구조적 상태를 파악할 때 사용한다.

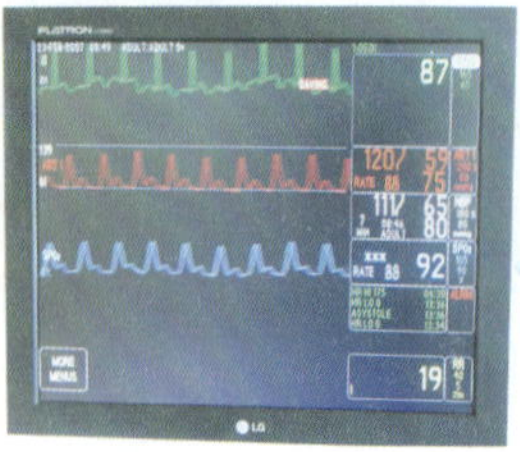

혈압모니터

대체로 혈압, 맥박, 호흡, 중심정맥압(CVP), 동맥압 등을 측정하여 환자의 혈역학적 상태를 파악할 수 있다.

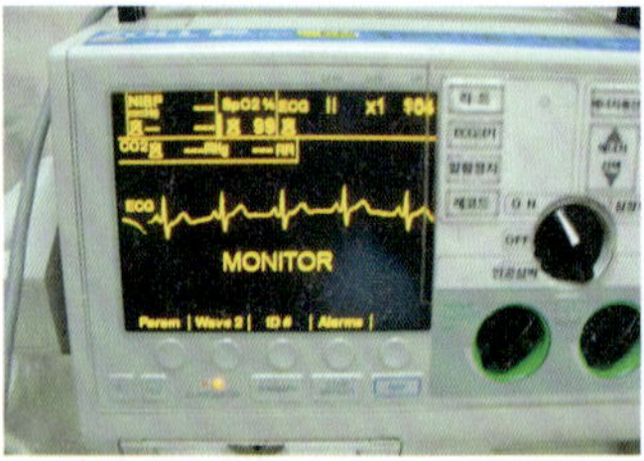

제세동기 모니터

응급환자의 심장 상태를 가장 빠르게 관찰할 수 있는 장비이다. 제세동기의 lead를 부착하여 lead mode를 I, II, III를 선택하면 된다. 또한 paddle mode로 선택하고 paddle을 흉부의 적정위치에 대면 모니터를 더 빨리 볼 수 있다.

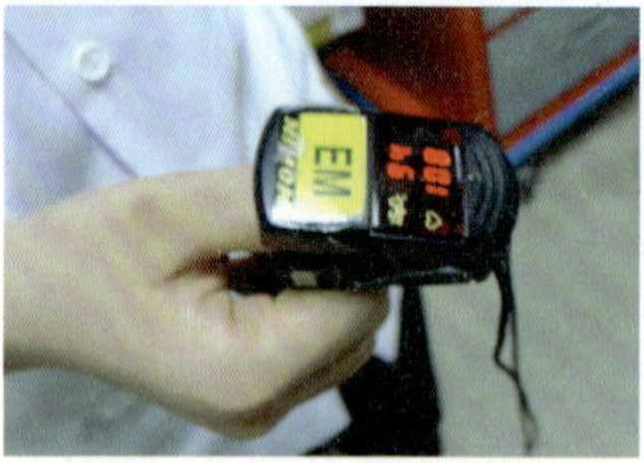

산소분압모니터(고정용, 이송용)

응급환자의 심장상태 뿐 아니라 전신순환 상태를 관찰하기 의한 도구이다. 특히 최근에는 이송시에도 측정이 용이한 제품도 많이 나와 있다.

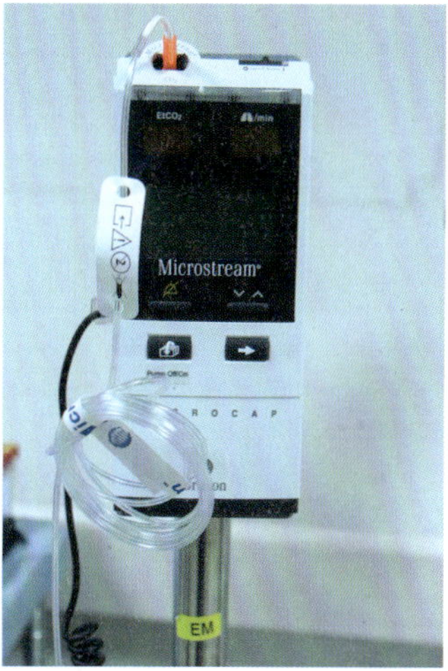

이산화탄소분압모니터

주로 intubation 되어 있거나 시술을 위한 마취 · 진정시 환자상태 관찰용으로 용이하다.

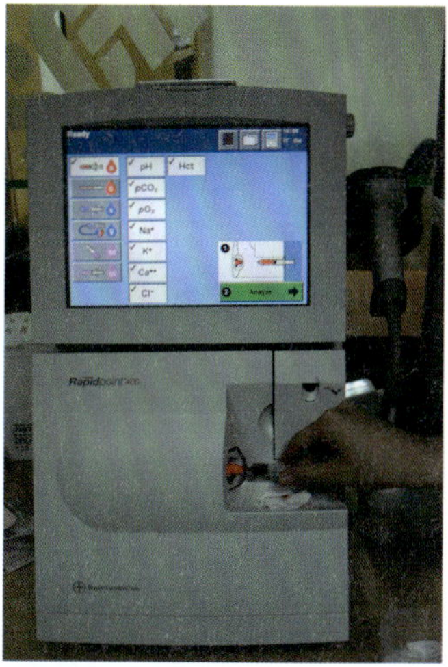

동맥혈 가스 분석기 (Rapid point® 400, Bayer 사)

샘플채취 후 현장에서 혈액을 삽입하여 ABGA를 측정하기 위해 사용한다.

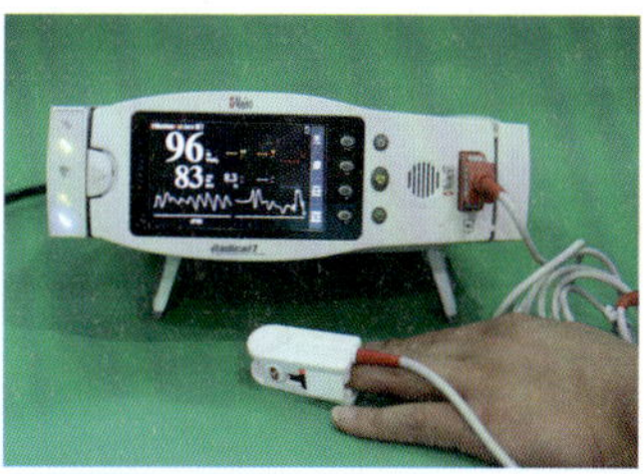

조직 감시장치:Radical-7TM(Masimo사)

이산화탄소 분압을 포함하여 조직내 헤모글로빈 등에 대한 순환상태를 비침습적으로 관찰할 수 있다.

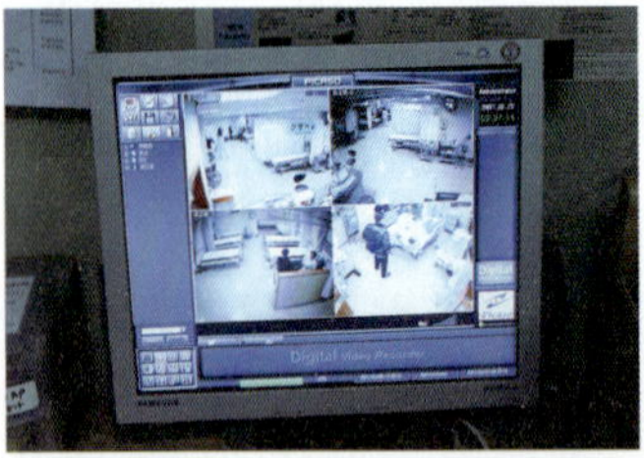
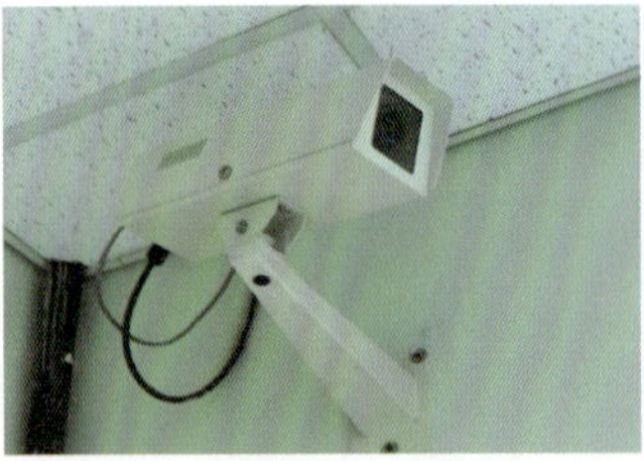

환자감시장비

의료진 및 응급환자나 보호자의 안전을 위해 필수적인 장비이다. 특히 격리실, 소생실 등에는 장비 뿐 아니라 인원 배치도 함께 이루어져야 한다.

7) 환자이송장비

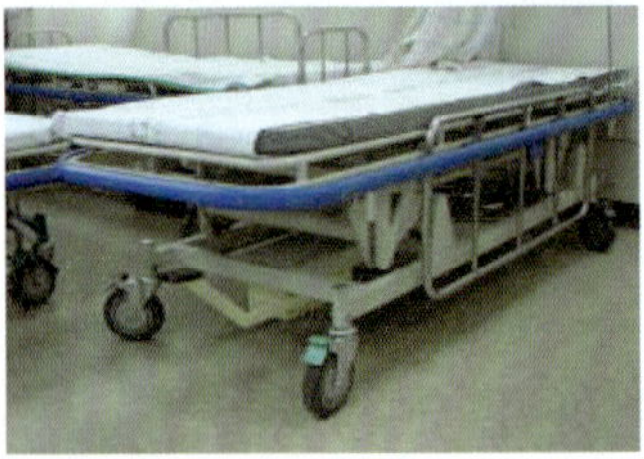

일반 Bed

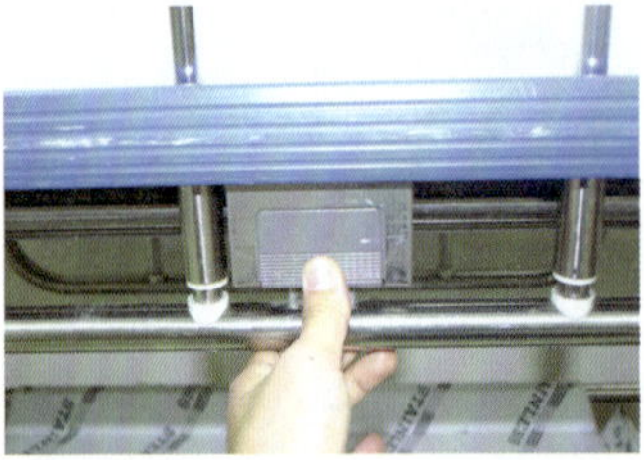

침대 측면 내리기

대개 누르거나 안쪽 고리를 손으로 풀어서 내린다.

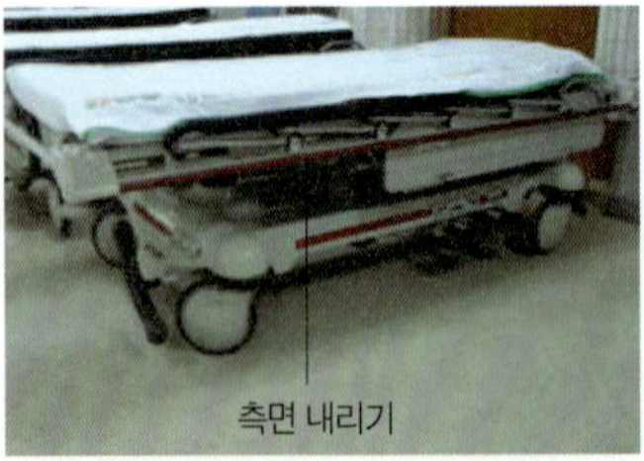

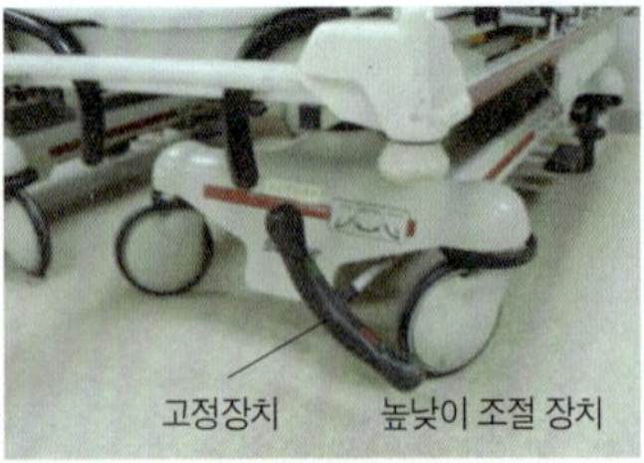

외상용 Bed

외상환자가 움직임을 최소화 시키면서 X-ray 및 이동, 치료가 가능하도록 보다 세밀하게 설계되어 졌다.

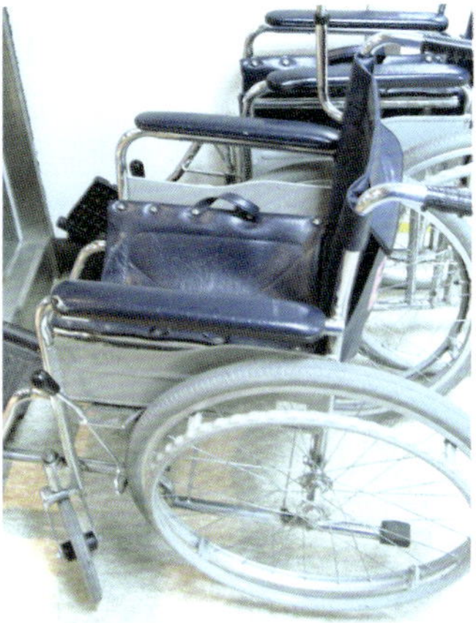

Wheel chair

자발 호흡이 있는 환자 중 신체에 별다른 장치가 없으나 걸을 수 없는 환자가 병원 내 이동 시 주로 사용한다.

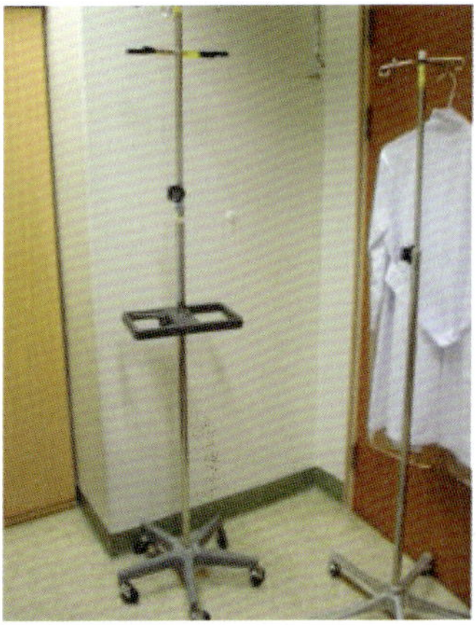

long 폴대

걸을 수 있는 환자가 수액 등을 달고 있는 경우 병원 내 이동 시 편리하게 사용한다.

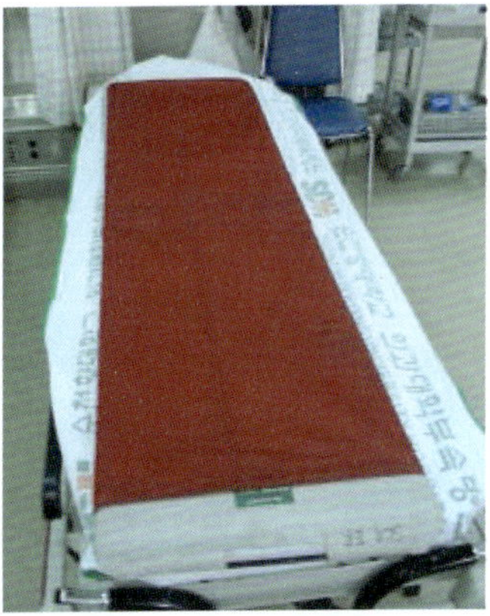

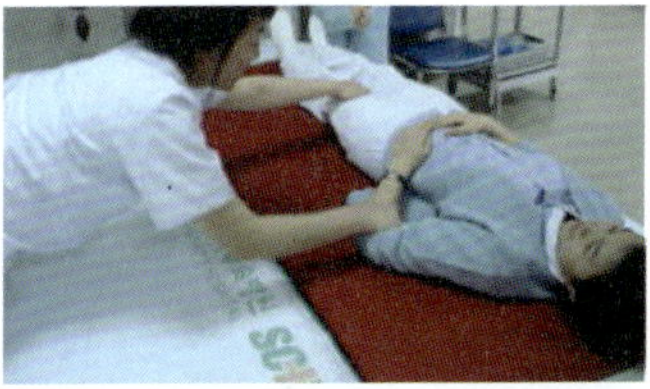

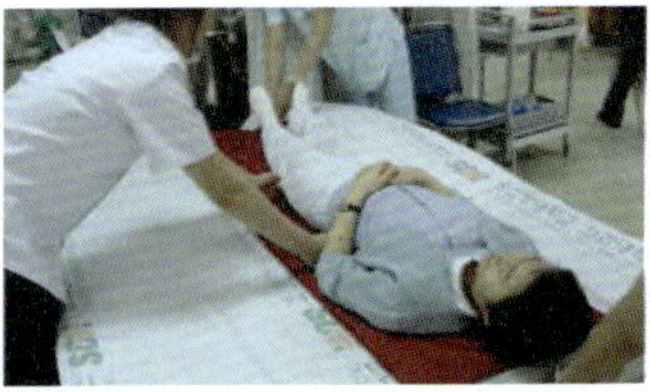

Sliding device

이동한 침대를 붙이고 환자 등아래에 1/3가량 넣은 후 환자를 반대측에서 서서히 잡아 당겨 이동할 침대로 이동 시킨다.

8) 진료장비

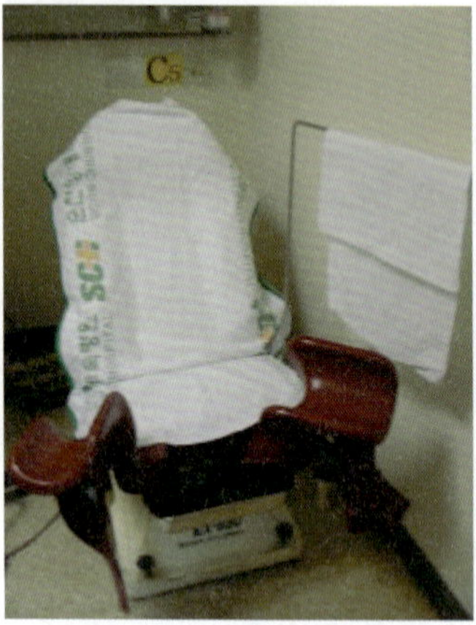

산부인과진찰대

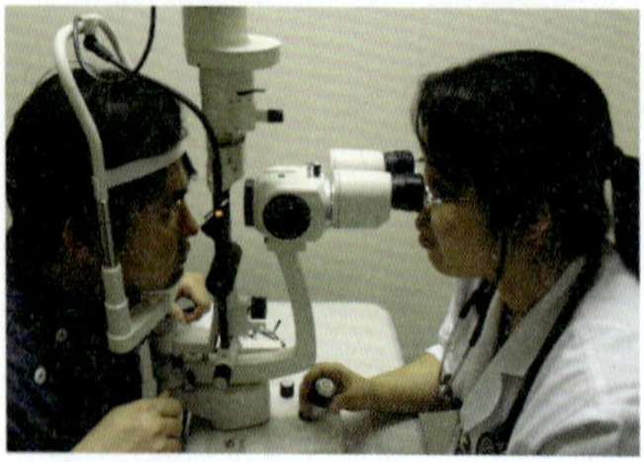

안과 slitlamp

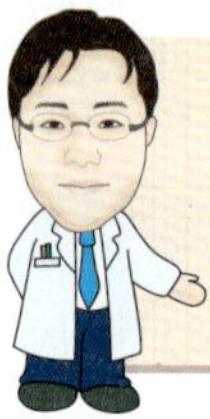

응급의학과 진료 중 주요 진료 장비의 사용은 정확한 진료를 위해 필수적이다.

02 기본 술기

1 손 씻는 법

1) 비누

손씻기에 놓치기 쉬운 부위

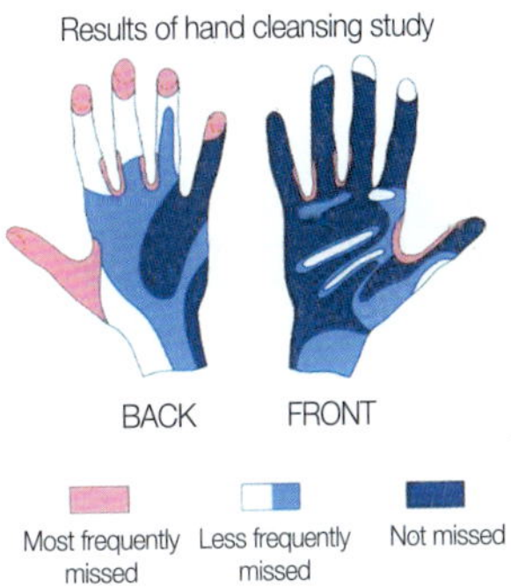

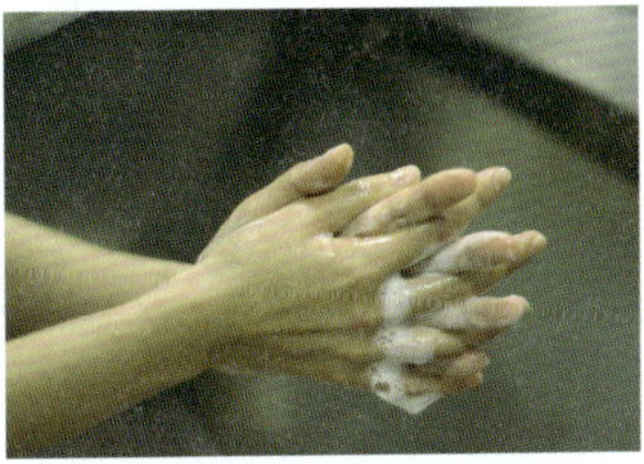

1. 소독제를 충분히 받아 손바닥 전체에 골고루 바르며 비빈다.

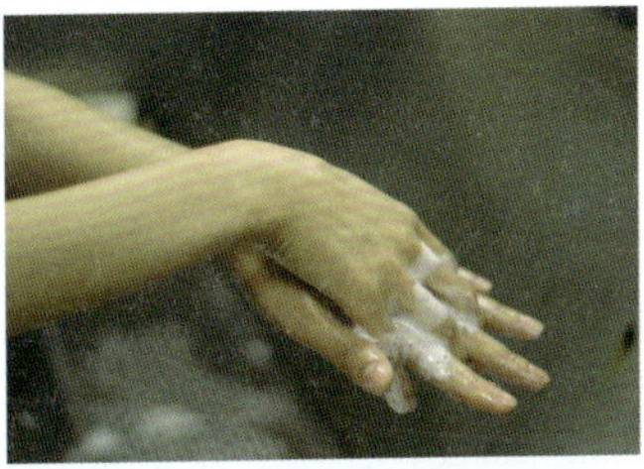

2. 양손을 교대로 손등에 바르며 문지른다.

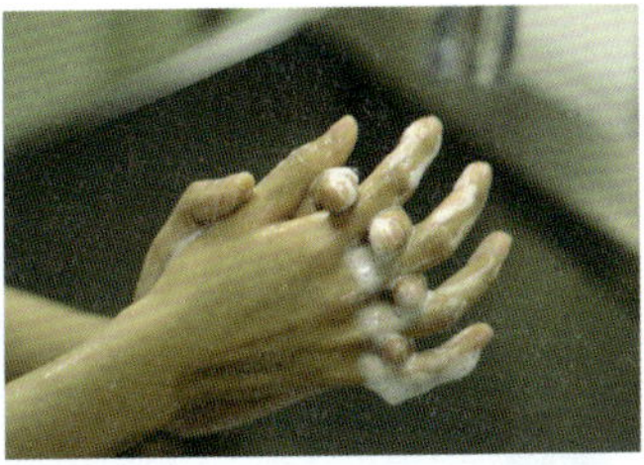

3. 양손을 교대로 손가락 사이에 바르며 문지른다.

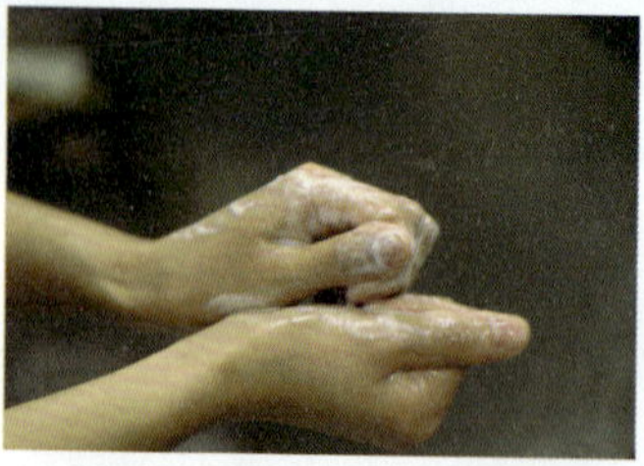

4. 양손을 교대로 양손의 손가락 끝을 비비며 문지른다.

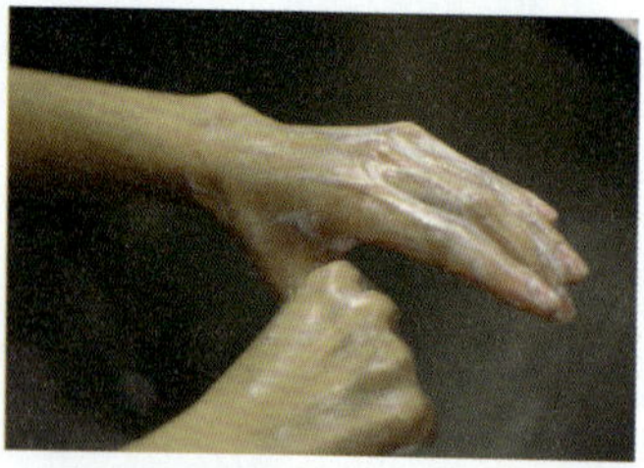

5. 양손의 엄지를 교대로 감싸안듯이 문지른다.

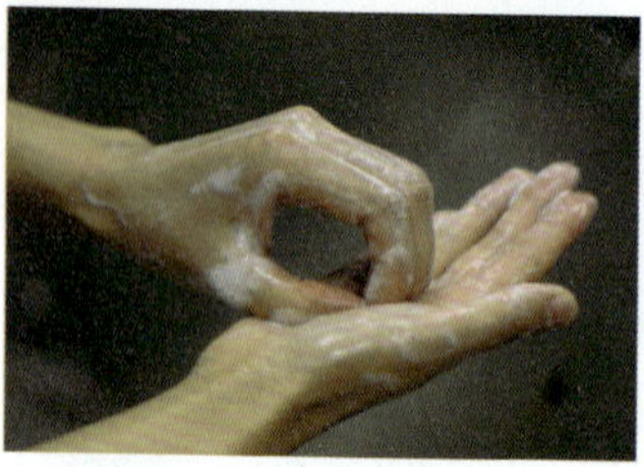

6. 손끝으로 양손바닥을 교대로 긁듯이 문지른다.

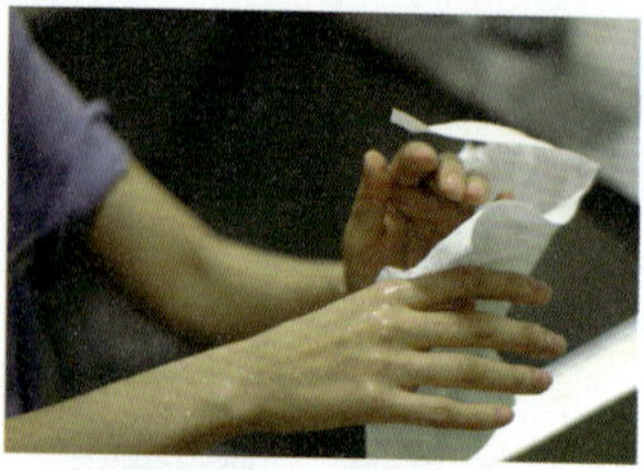

7. 깨끗이 씻어 내고 멸균 수건으로 닦는다.

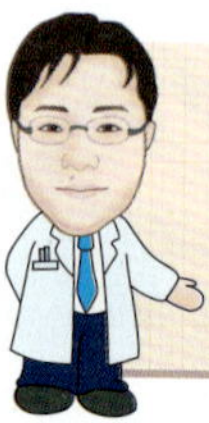

단순한 물로 씻기 만으로는 손 위생을 책임질 수 없다. 반드시 의료용 처치를 하는 중이라면 위에서 소개한 방식대로 손씻기를 해야 한다.

2) 알콜젤

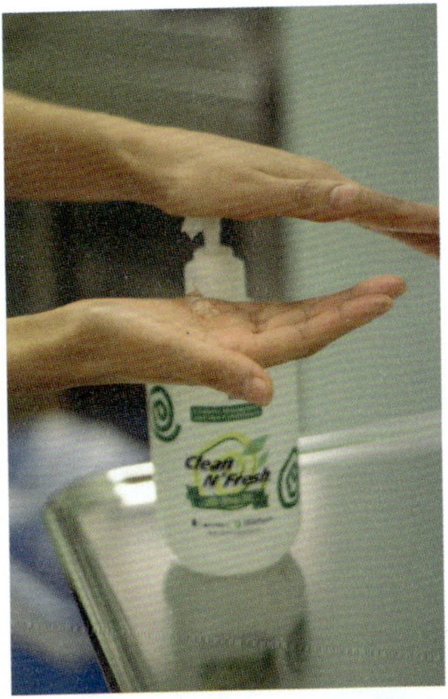

1. 버튼을 두번 정도 눌러 나오는 젤을 손바닥에 받는다.

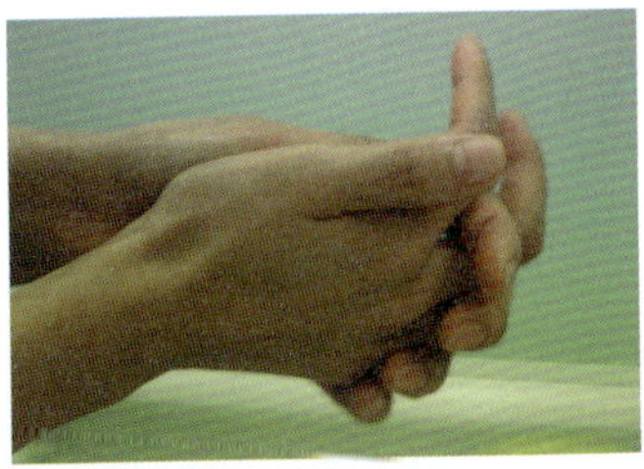

2. 양손의 손바닥, 손등, 손사이 그리고 손끝에 골고루 바른 후 공기중에 말린다 (순서는 p. 35 참조).

3) 포비돈 요오드 용액 또는 Brushing

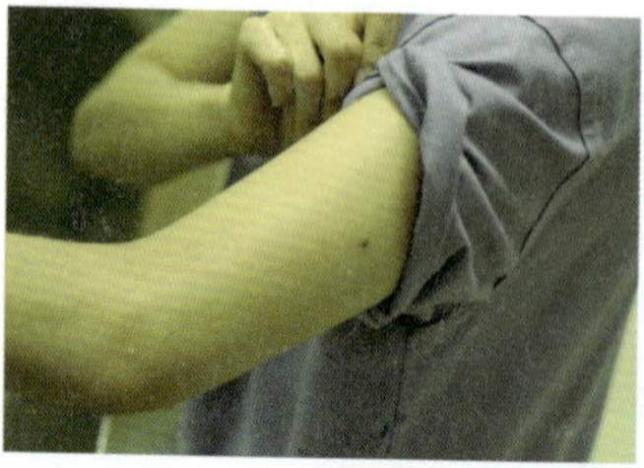

1. 옷이 방해되지 않도록 충분히 소매를 걷는다.

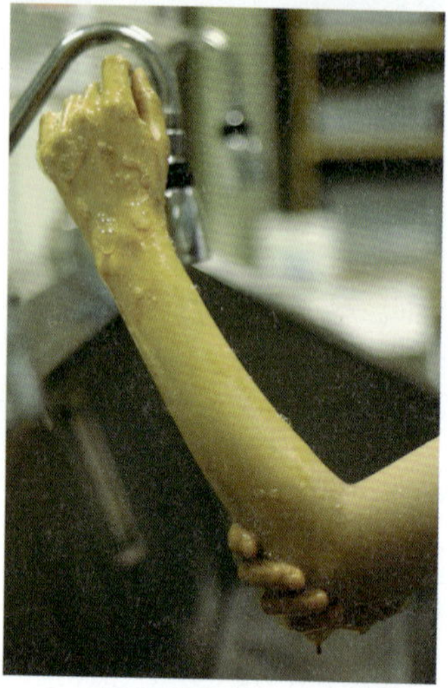

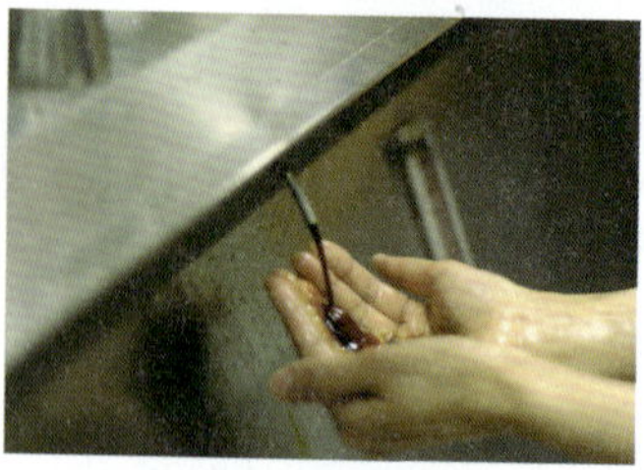

2. 양손 → 양측 forearm상부 → 양측 전체 forearm → 양측 상완1/3 순으로 도포 및 문지른다(Brushing도 같은 순서).

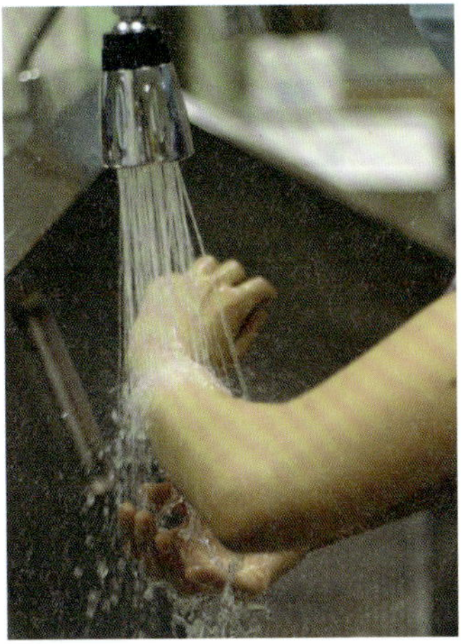

3. 양손과 팔을 같은 순서대로 흐르는 물에 씻는다. 단, 양손은 부딪히지 않게 하고 팔보다 높은 위치를 유지한다.

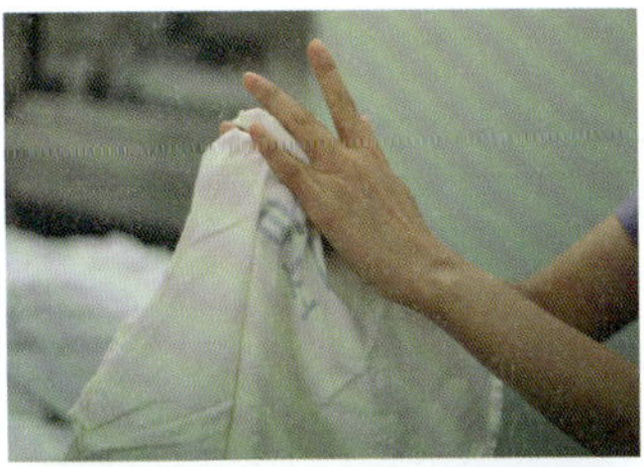

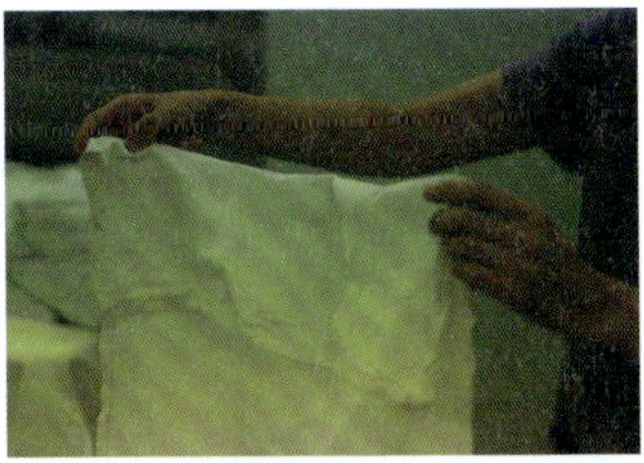

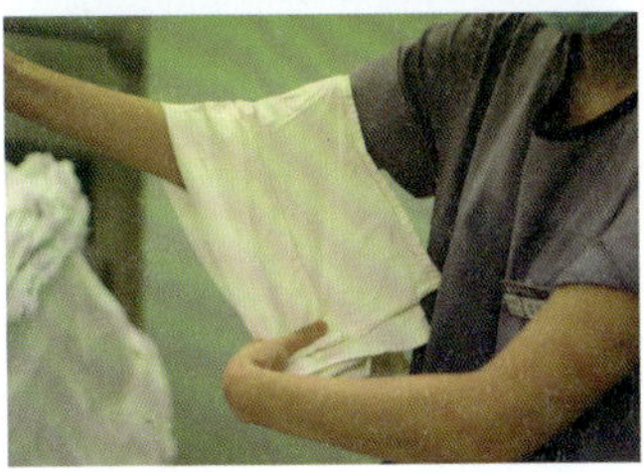

4. 손을 소독 수건으로 교대로 닦고 세로로 절반을 접어 같은 방향으로 한쪽을 닦고 다른 면으로 반대쪽을 닦는다. 양손은 높게 유지한다.

2 보호장비 착용

1) 장갑착용

일반 비닐장갑(Poly gloves)

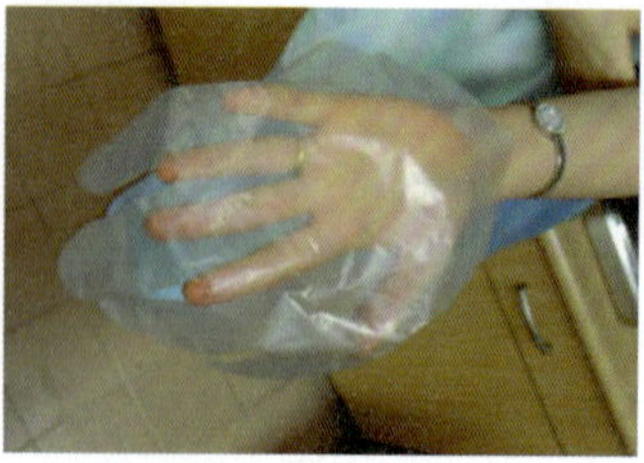

멸균 또는 비멸균 상황에서 사용한다.
땀이나 물이 손에 묻을 경우 착용이 불편하다.

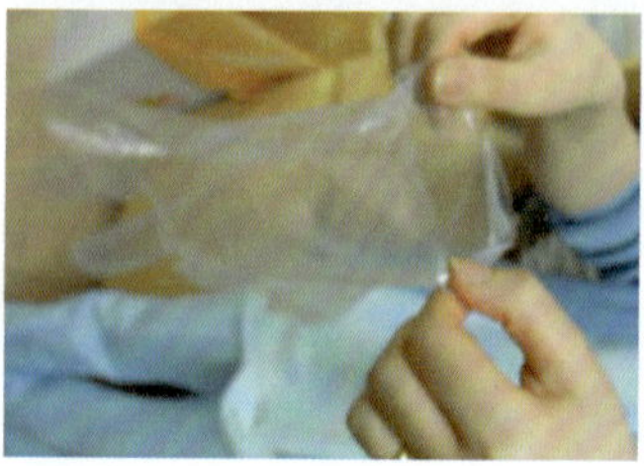

바람을 불어 넣거나 문질러 내부가 충분히 펴지도록 한다.

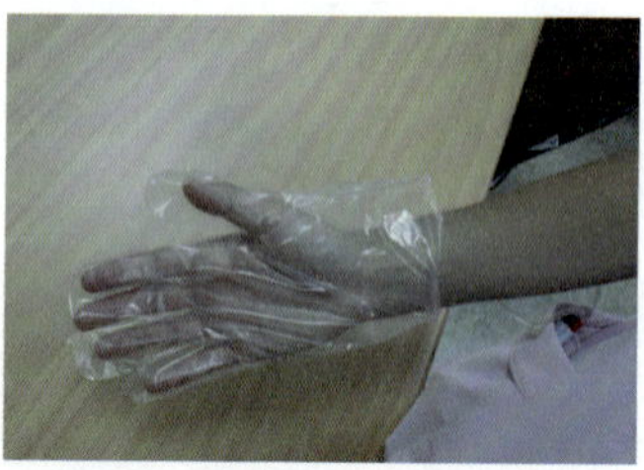

손을 충분히 넣어 착용한다.

멸균 수술용 장갑(Sterile surgical gloves)

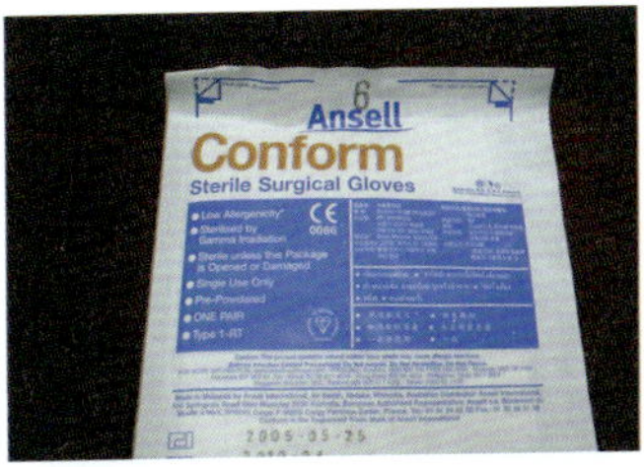

자기 손에 맞는 사이즈를 선택한다.
보통 남자 7~7.5, 여자 6~6.5

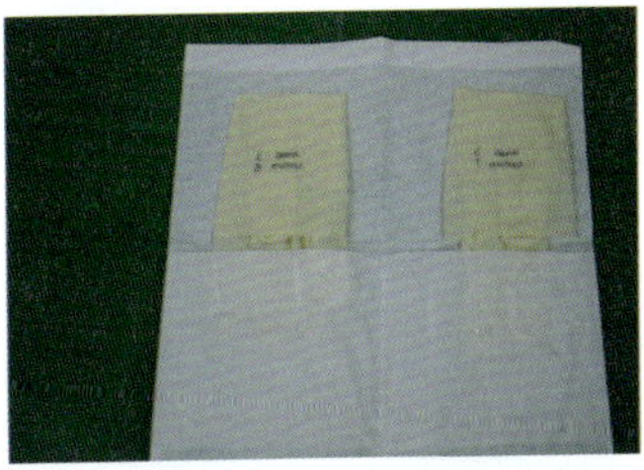

1. 손이 장갑에 닿지 않게 봉지를 충분히 벌리고 좌우를 구별하여 놓는다.

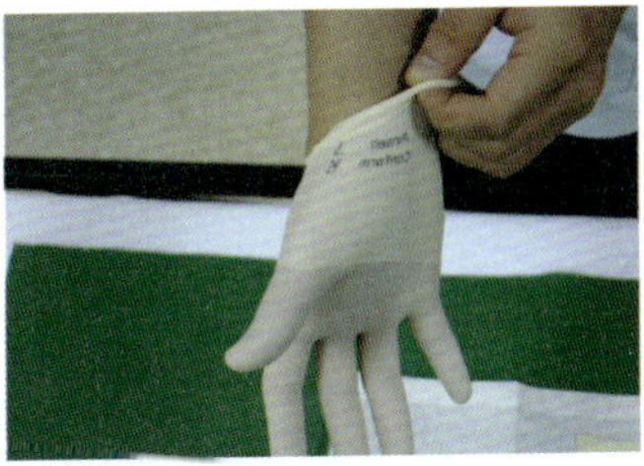

2. 한쪽 장갑의 size가 적힌 손목부를 잡고 들어올려 다른 한손을 손가락부터 넣는다(맨손이 장갑의 손바닥과 손가락부에 닿지 않게 한다).

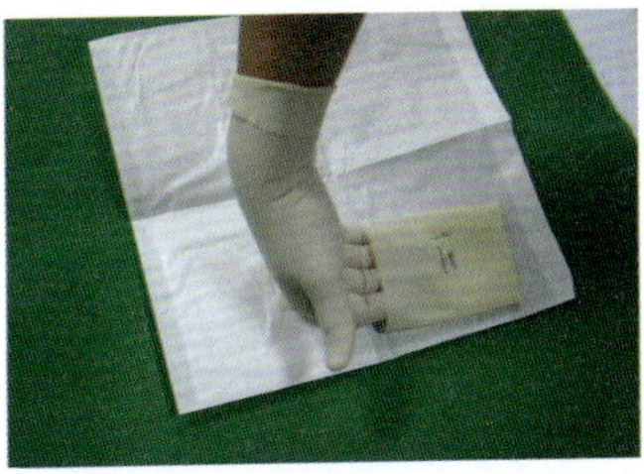

3. 착용한 손의 손가락을 다른 장갑의 겹친 부 안쪽에 넣는다.

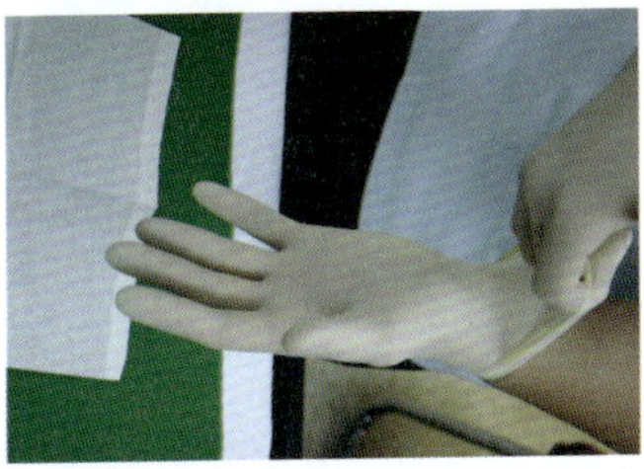

4. 들어올린 후 다른 손을 손가락부터 넣는다.

2) 가운입기

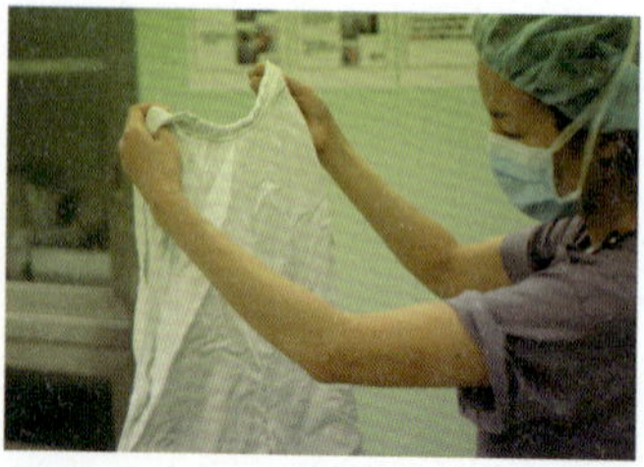

1. 가운 상단을 잡고 들어올려 가운이 충분히 펴지게 한다.

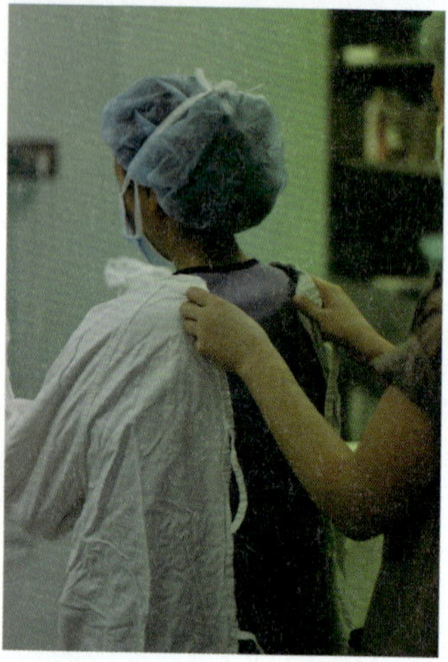

2. 양팔을 넣고 보조자가 뒤에서 가운 상단을 잡아준다.

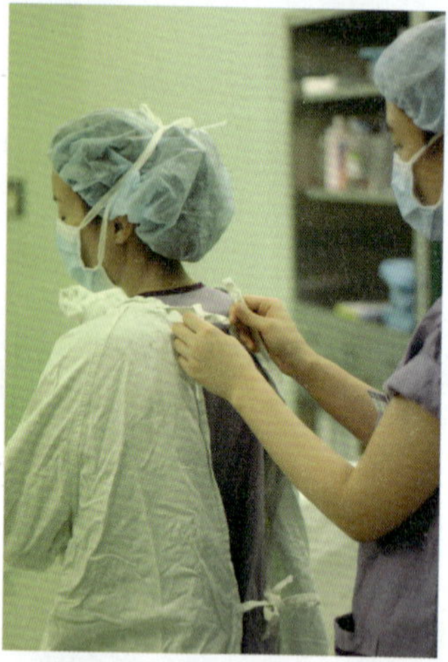

3. 뒷면의 하부를 매듭 한 다음 상부를 매듭한다.

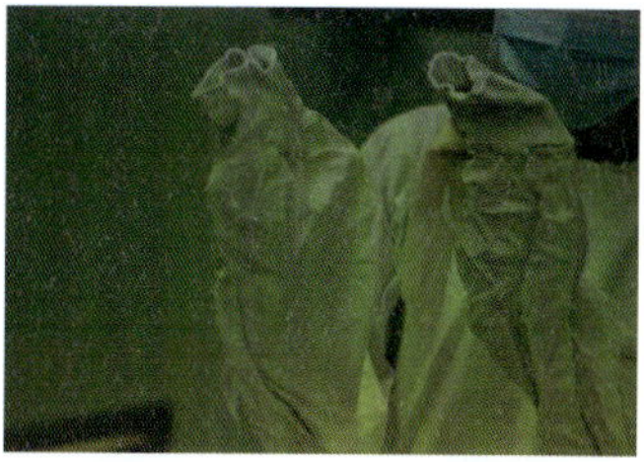

4. 첫 착용자
수술실에서는 손을 가운 밖으로 빼지 않은 상태에서 엄지와 검지로 장갑을 들어올려 혼자 착용한다.

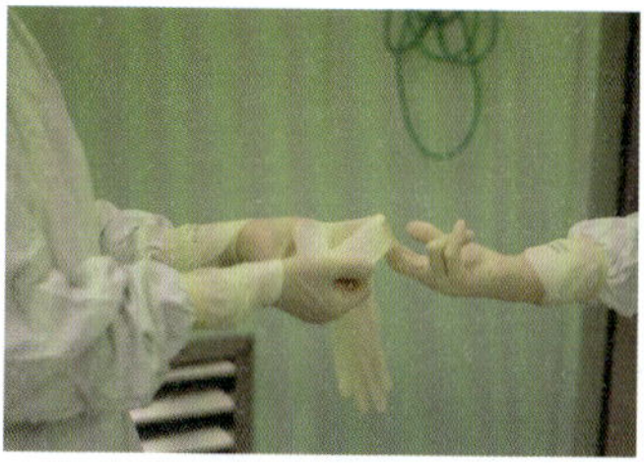

5. 후 착용자
첫 착용자의 도움을 받아 벌려준 입구에 손을 넣어 차례대로 착용한다. 이 때, 오염되지 않도록 조심한다.

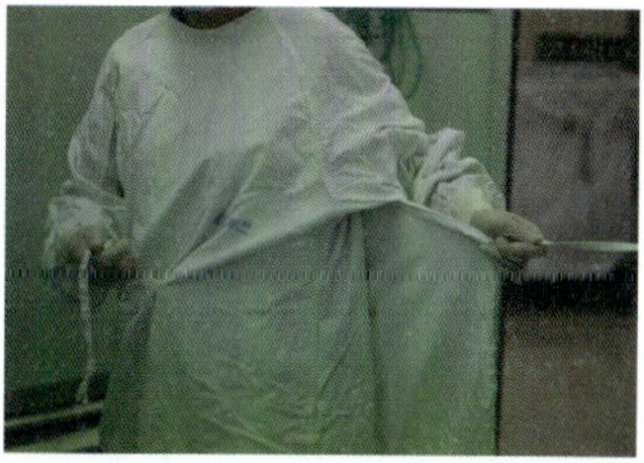

6. 보조자의 손이 닿지 않도록 앞면에 붙어 있는 끈을 풀어 뒤로 돌린다.

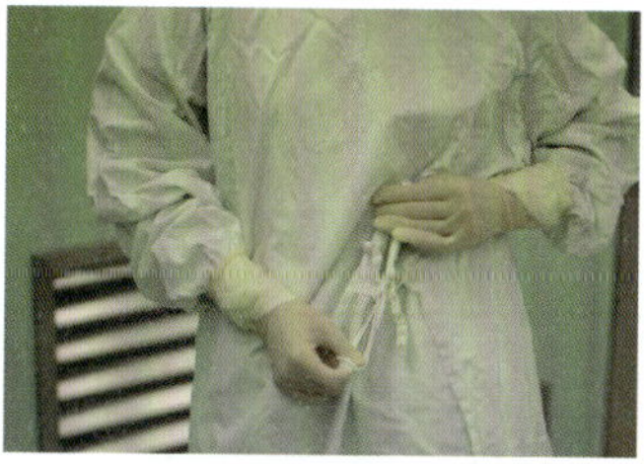

7. 몸 전체를 충분히 감쌀 수 있도록 앞면에서 매듭한다.

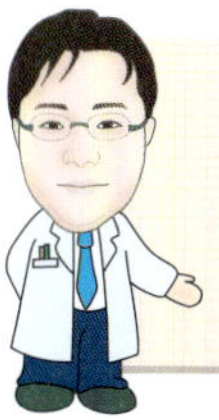

주로 수술실에서 사용하는 방식이지만 간혹 응급수술실에서 '가운입기'를 시행하는 경우가 있음으로 참조하시길...

3) 마스크 착용하기

걸이형 일반 마스크

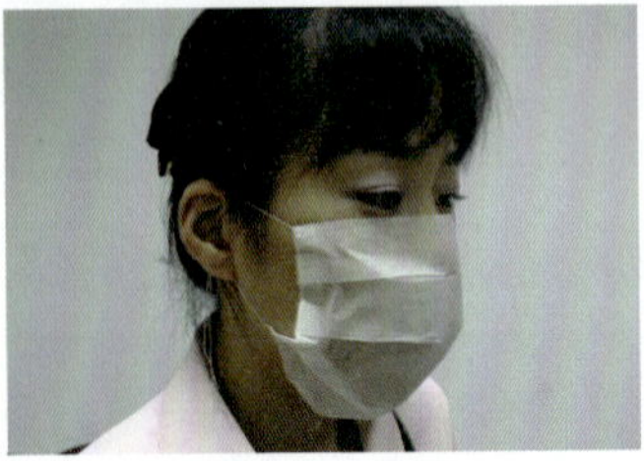

주로 중독 환자 처치 등 냄새나 먼지 방어를 위한 일반 상황에 사용한다.
양측을 얼굴 사이즈에 맞춰 매듭한 뒤 양측 귀에 걸어 사용한다.

수술용 마스크

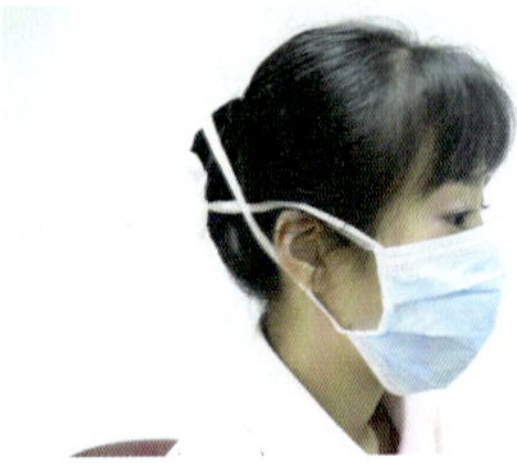

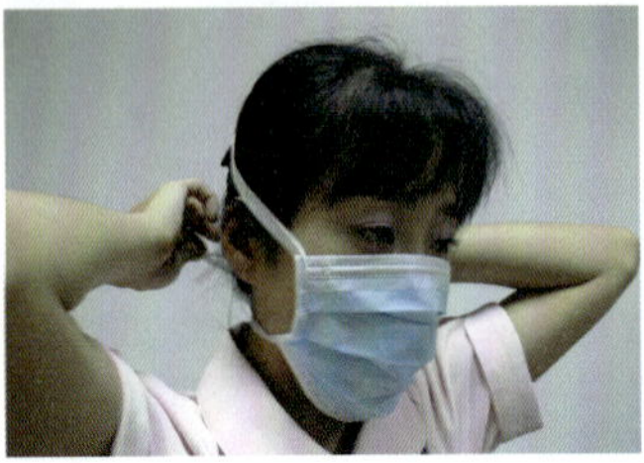

수술시 사용하며 상부, 하부 순으로 매듭한다.
방법은 교차형과 평형형이 있다.

N95 마스크(결핵 마스크)

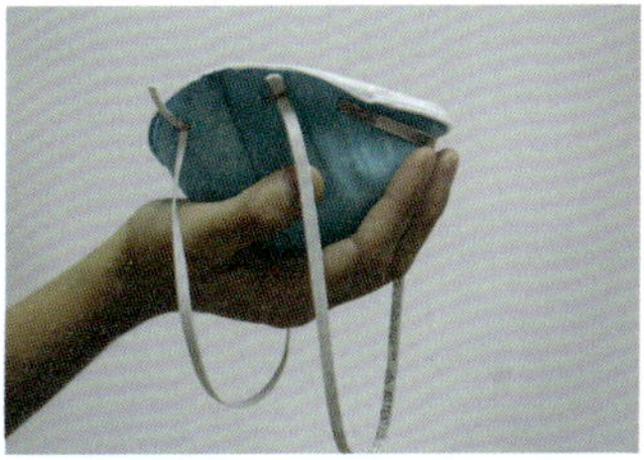

1. 손바닥에 마스크의 내측이 위로 되도록 놓는다. 코부위가 상방에 있게 하고 고정줄은 손등아래에 늘어뜨린다.

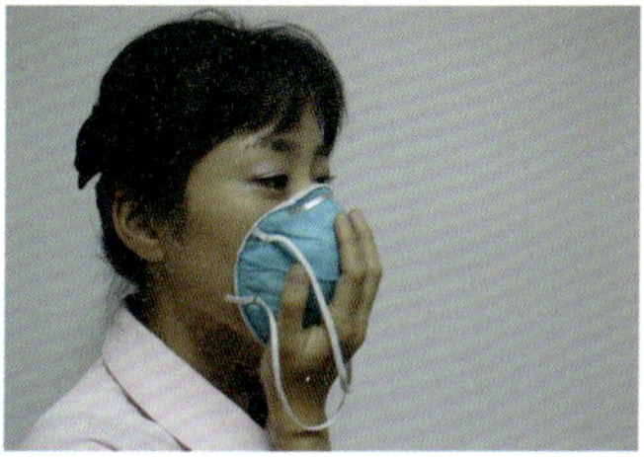

2. 얼굴에 갖다 댄다.

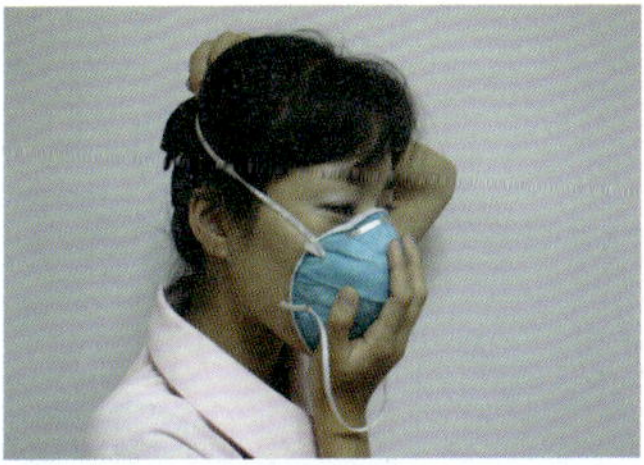

3. 상측 고정줄을 머리후두부에 건다.

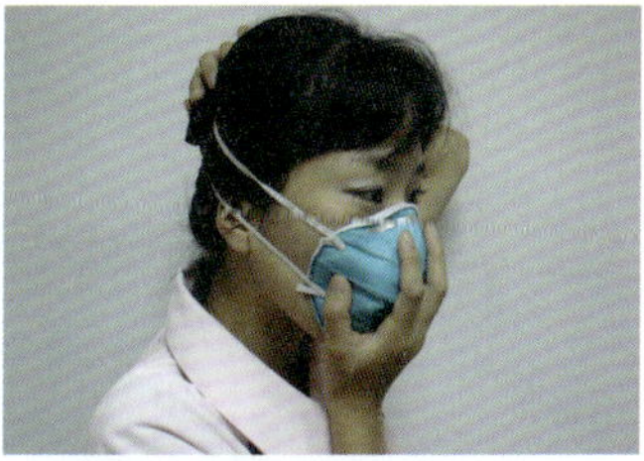

4. 하측 고정줄을 머리후두부에 건다.

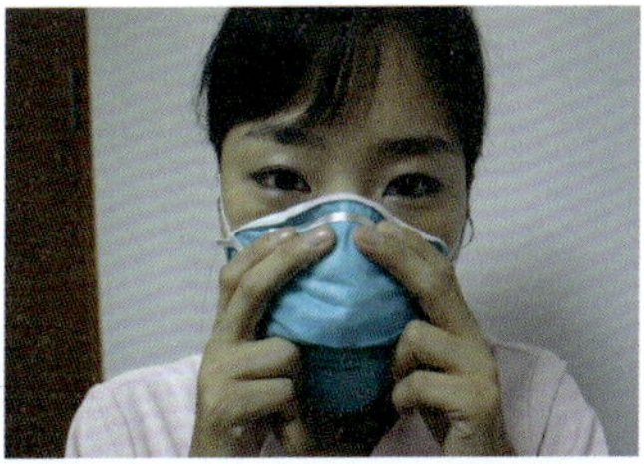

5. 코부위를 눌러 얼굴형에 맞게 조정한다.

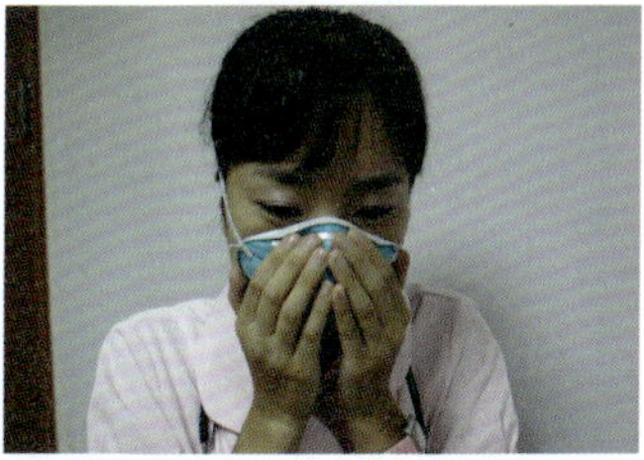

6. 양손바닥으로 마스크를 감싼 뒤 "후" 불어 공기가 새는지 확인한다.

4) 고글 착용하기

장비소개

대개 고글형과 안경형이 있으며 시술시 감염물질 노출을 방지하고 이물질에 의한 시야방해를 막을 수 있다.

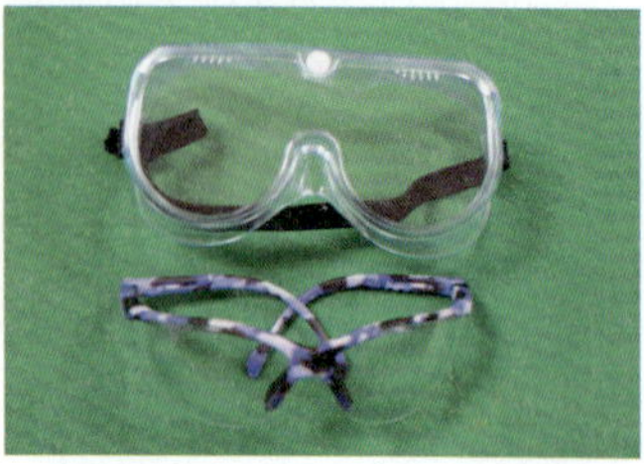

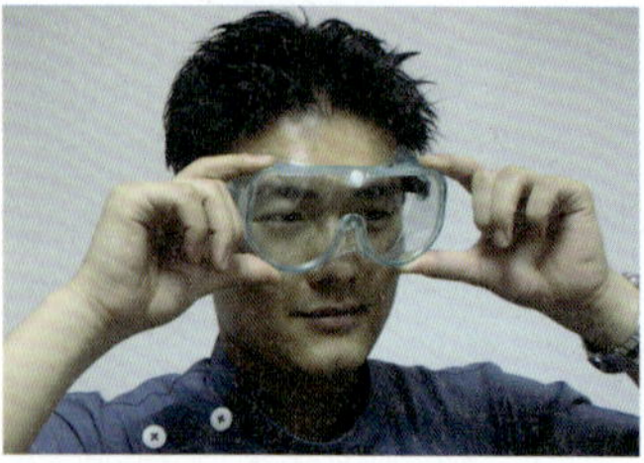

고글형

서리가 끼지 않도록 안구주위 또는 안경을 충분히 덮고 크기를 조절한다.

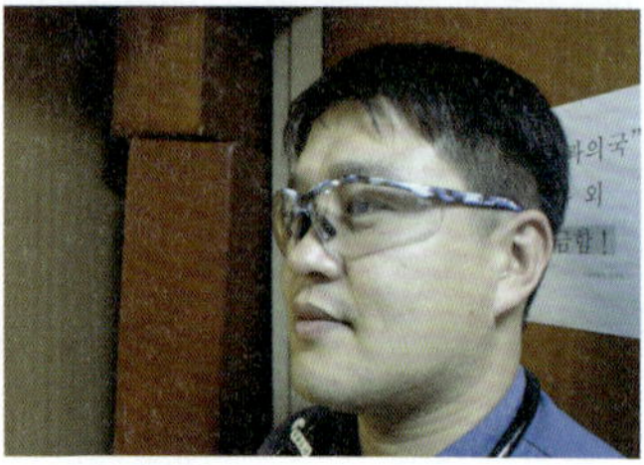

안경형

서리가 끼지 않도록 안구주위 또는 안경을 충분히 덮고 크기를 조절한다.

5) Light 헬멧 착용하기

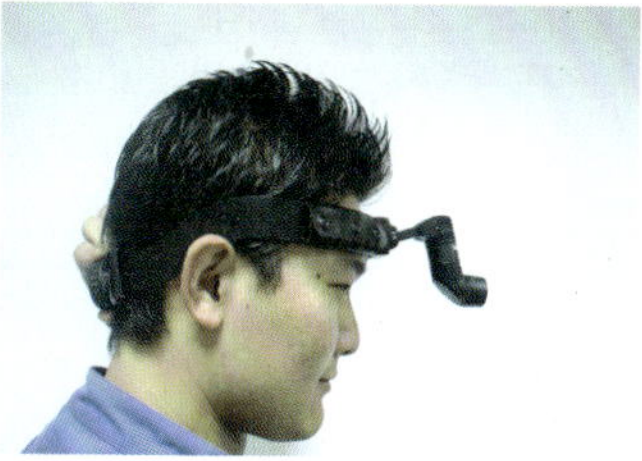

라이트가 머리 정중앙에 오도록 하고 뒷면의 조절 장치로 사이즈를 조절한다.

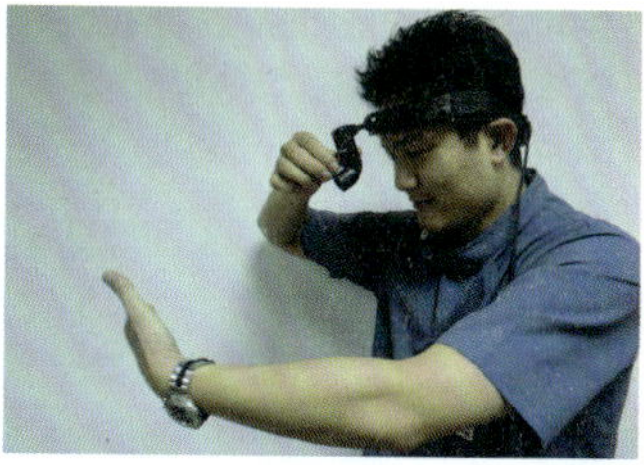

한손을 뻗어 라이트를 비취게 한 뒤 다른 손으로 라이트 밑에 부착된 조절 장치로 빛의 사이즈를 조절한다.

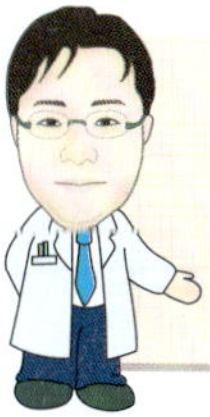

진료와 시술을 위해 착용하는 장비는 꼭 자신의 Size에 맞게 선택하거나 조절할 수 있어야 한다.

3 피부 소독

피부소독은 침습적 시술을 시행할 때 가장 기본이 되는 중요한 술기이다.

다음 소개할 내용은 가장 보편적으로 사용하는 예로서 주사, 털 있는 부위 면도, 수술 시에 따른 각 내용을 열거하였다.

주사시

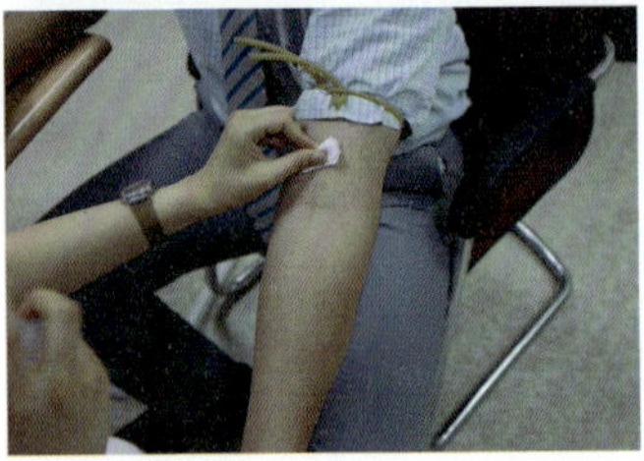

소독용 에타놀 솜을 사용한다.

털있는 부위 (면도) : 수동, 전기

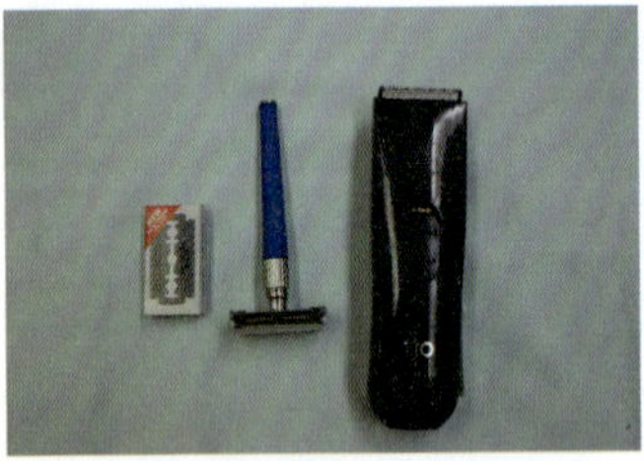

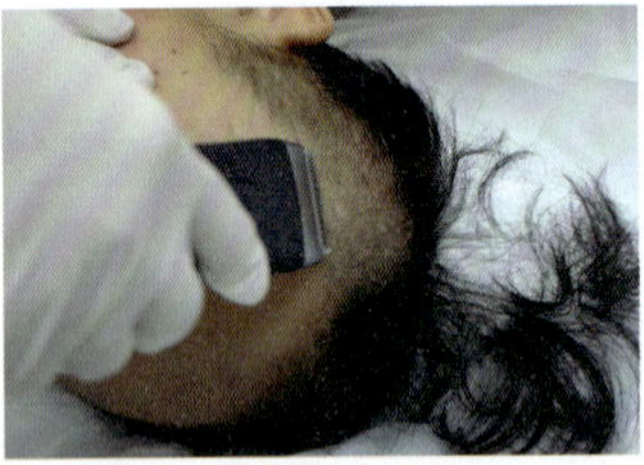

시술 직전에 시행한다(염증 잘 생김).
상처가 최소화 되도록 한다.
환자나 보호자의 동의가 필요하다.

수술시 (몸통)

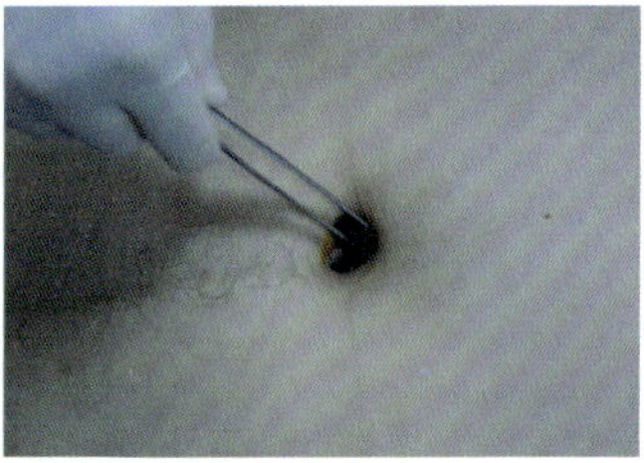

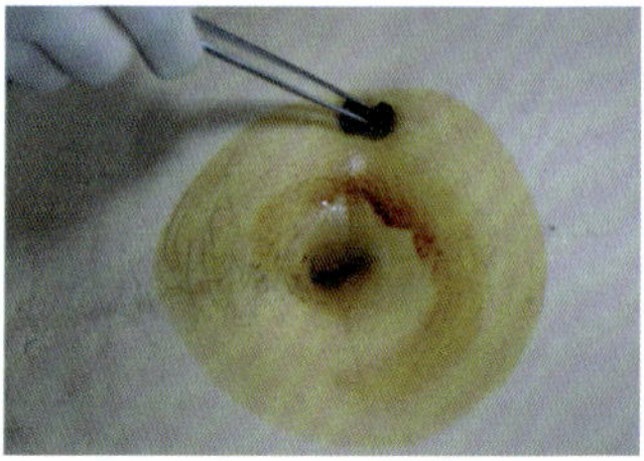

원을 그리듯이 바깥 방향으로 시행한다.
마른 후 재시행한다.
오염부위를 가장 나중에 시행한다.

수술시 (수지 또는 족지)

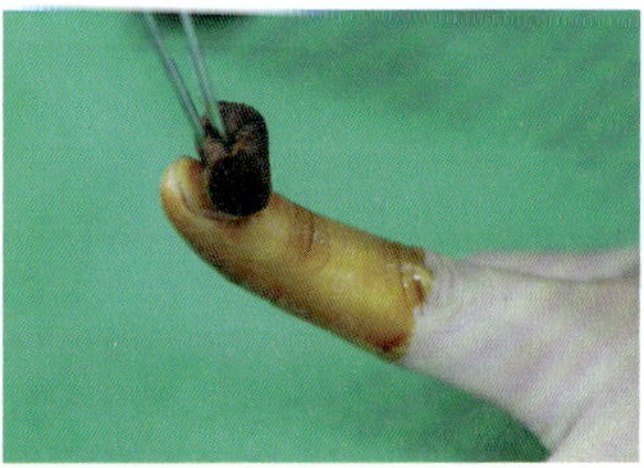

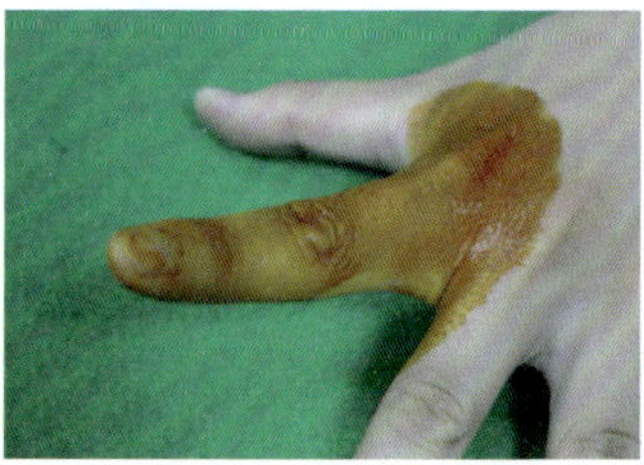

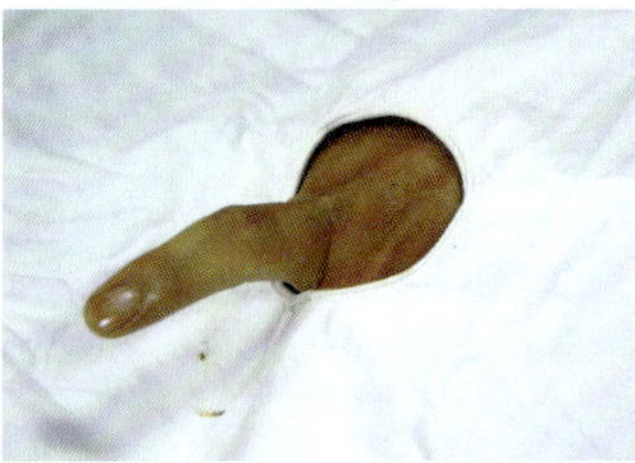

원위부(distal)를 들어올려 상부부터
원위(Distal) → 중앙(Middle) → 근위(Proximal) 순으로 도포한다.

4 주사

1) 일반적 방법

유리 용기(Ample) 열기

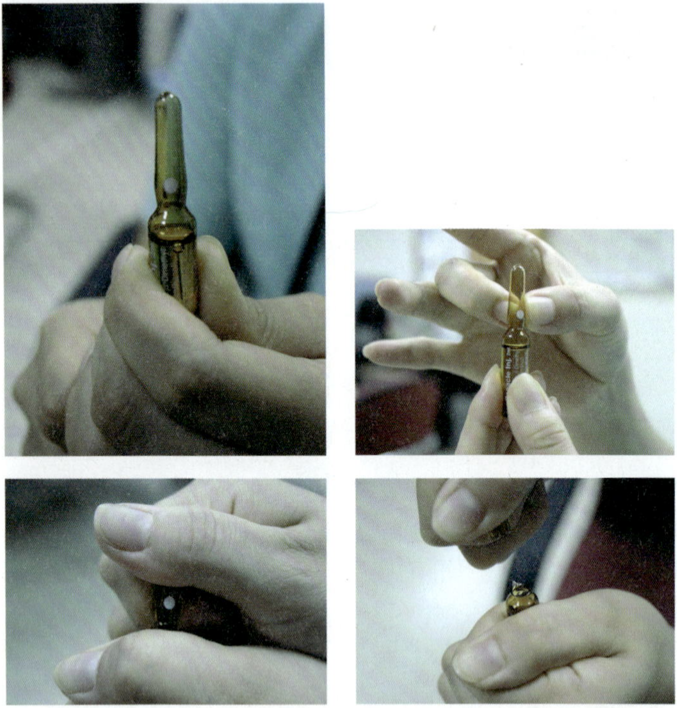

앰플의 점찍힌 부위를 양 엄지 사이에 두고 양측으로 꺾으면 쉽게 열 수 있다.
단) 앰플이 튀거나 깨져서 다치지 않도록 조심한다.

플라스틱 용기 열기

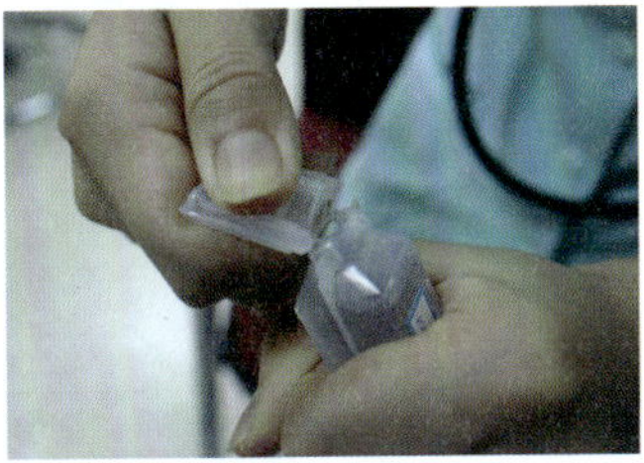

꼭지를 비틀거나 앰플과 같이 꼭지를 꺾으면 된다.

주사 캡(cap) 뽑기

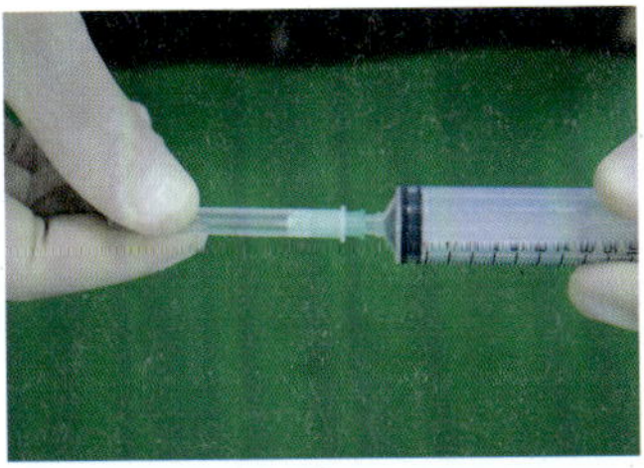

1. 양손으로 주사 몸통과 캡(cap)을 가볍게 잡는다.

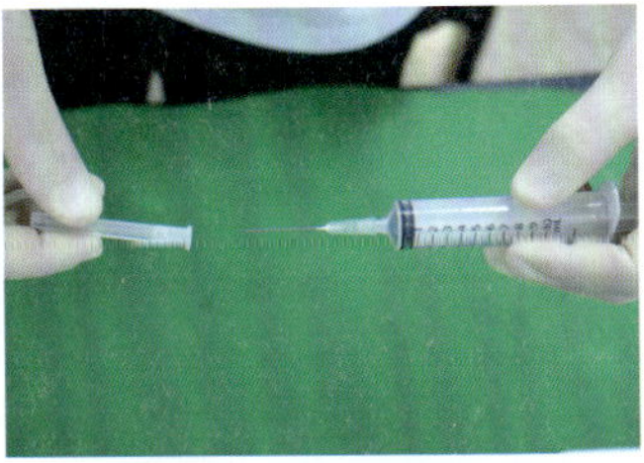

2. 캡과 몸통의 접촉부를 재차 눌러 연결시킨 뒤 그대로 잡아 당기면 가볍게 캡이 열린다.

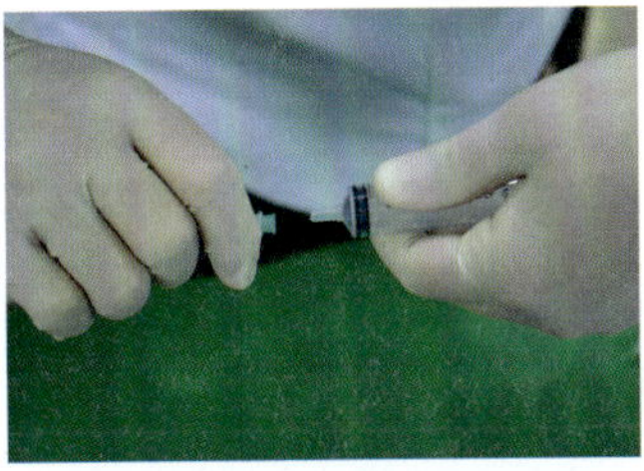

3. 뒤틀어서 열려고 하면 주사침(needle)까지 같이 빠진다.

주사 내 공기 제거

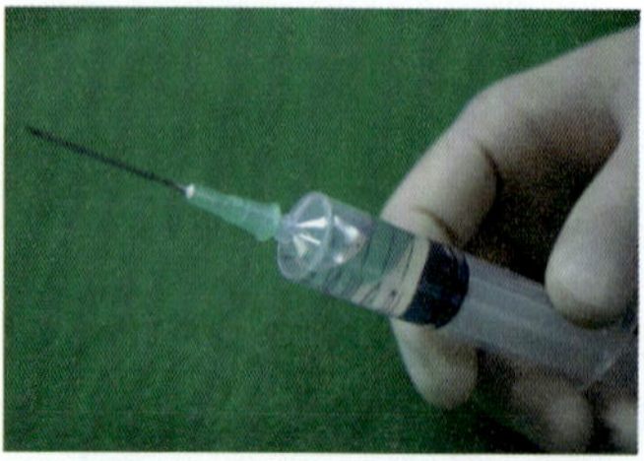

1. 주사기를 주사 출구가 상부로 향하도록 위치한다.

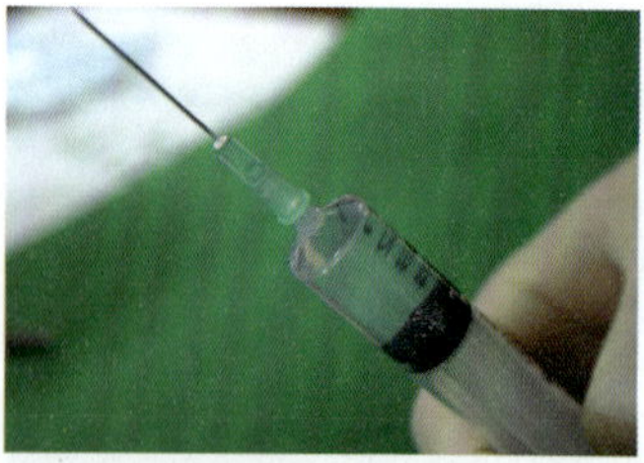

2. 공기를 출구 방향으로 유도하고 밀어낸다.

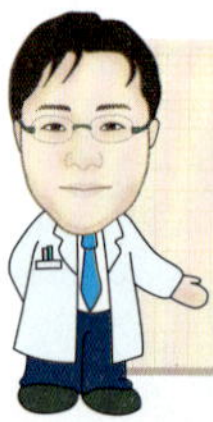

익숙해지면 가장 쉬운 방법이지만 초보에겐 땀나게 하는 것들을 조심하라.
어려운 술기도 중요하지만 기본에 충실 하시길...

2) 근육주사

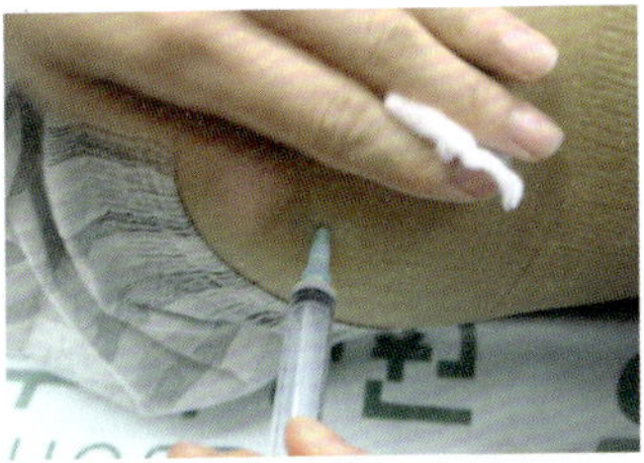

직각으로 주사함
피하보다 흡수 빠름

3) 피하주사

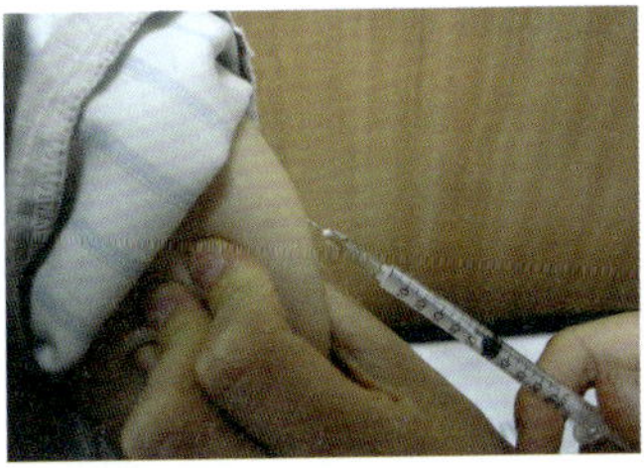

피부면의 20~30° 각도로 주사
약효는 오래 지속되고 흡수 느림
림프관 통해 혈액유입
예) 일본뇌염, 홍역, 파상풍(근주가능)

4) 골내주사

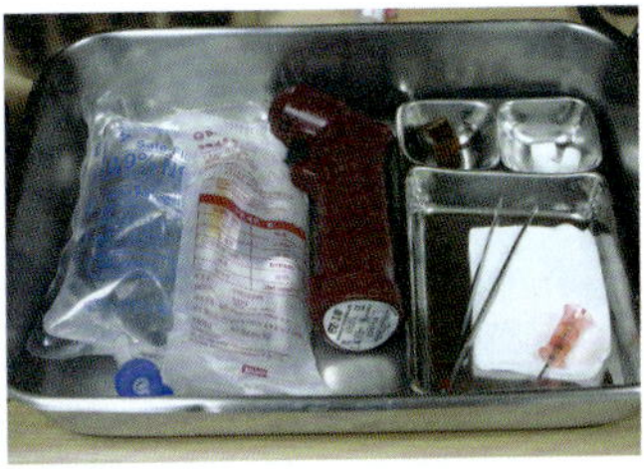

준비물: 수액선, 수액, EZIO, 전용바늘, 소독세트

5) 정맥주사

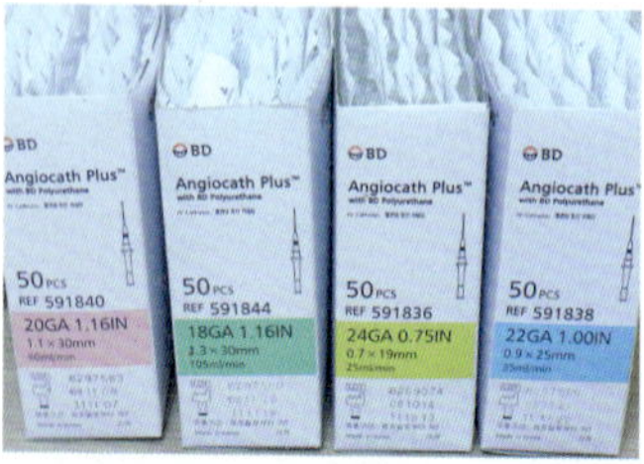

1. 적당한 카테터를 선택한다.

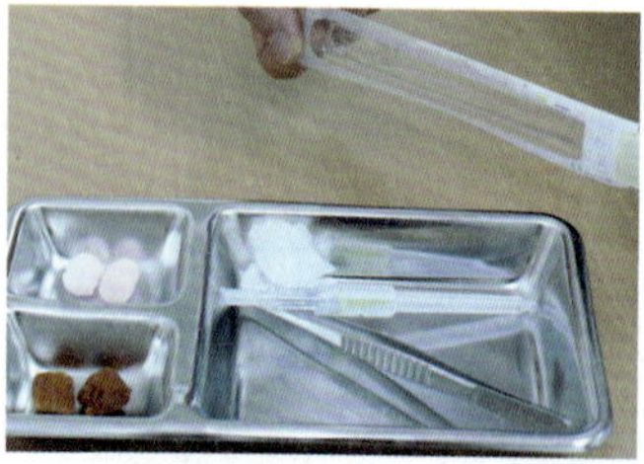

2. 준비물을 정리한다.

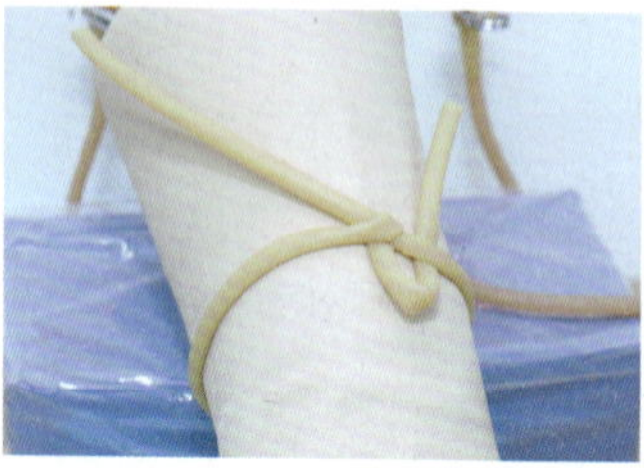

3. 고무줄(Tourniquette)를 천자부 위에 묶는다.

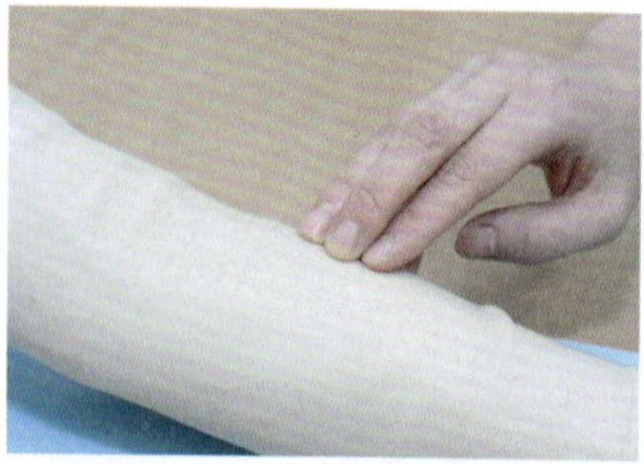

4. 천자할 위치를 확인한다.

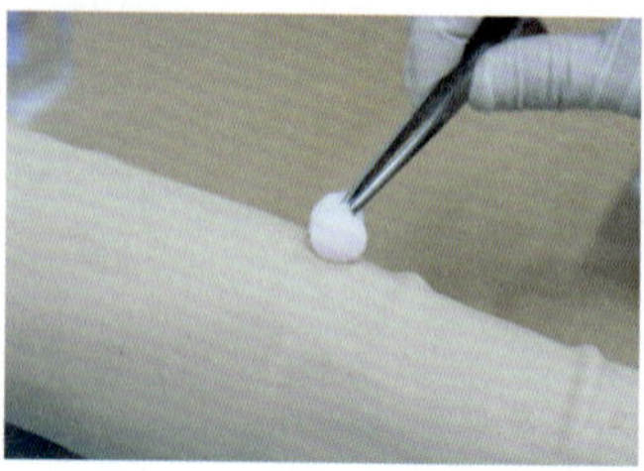

5. 알콜솜으로 소독한다.

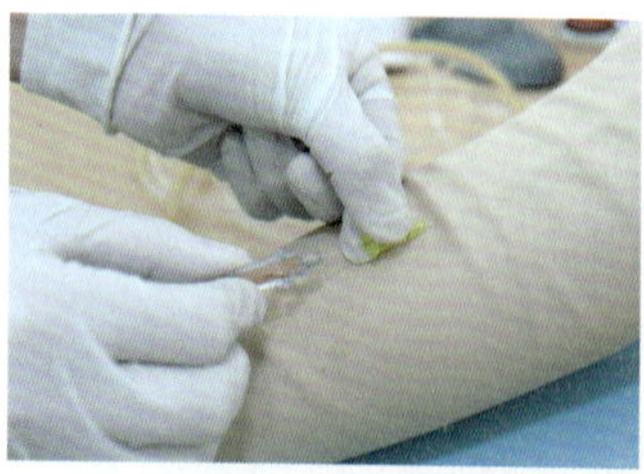

6. 카테터를 삽입하고 피나 역류되는 것을 확인한다.

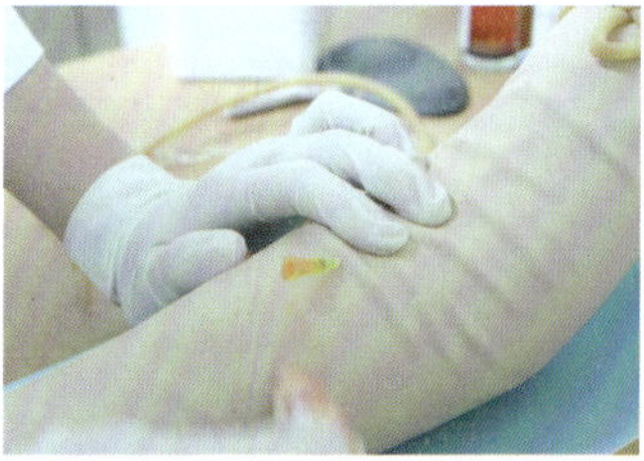

7. 상부를 눌러 혈액이 새어 나오지 않도록 한다.

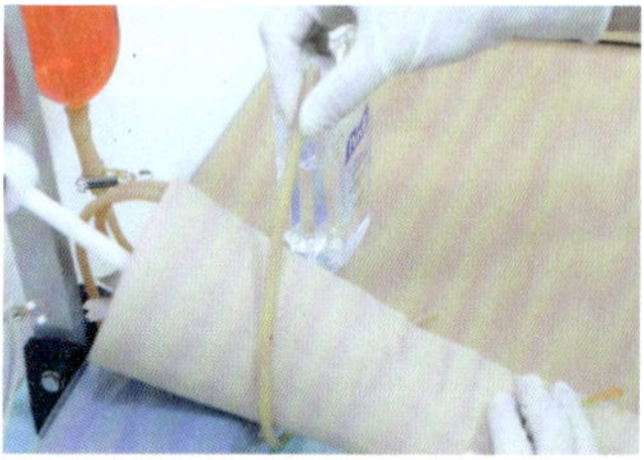

8. 고무줄을 푼다.

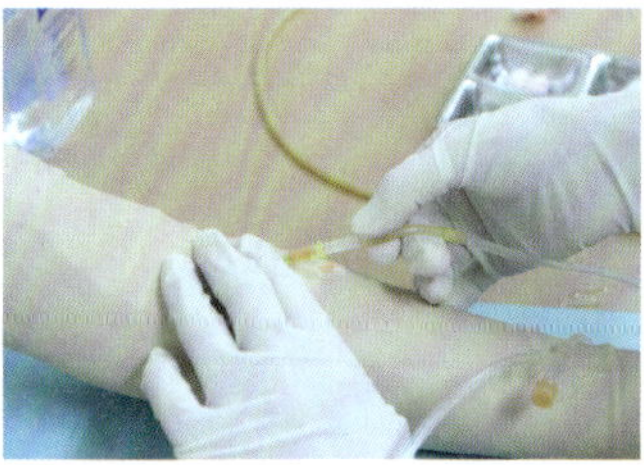

9. 수액선을 연결한다.

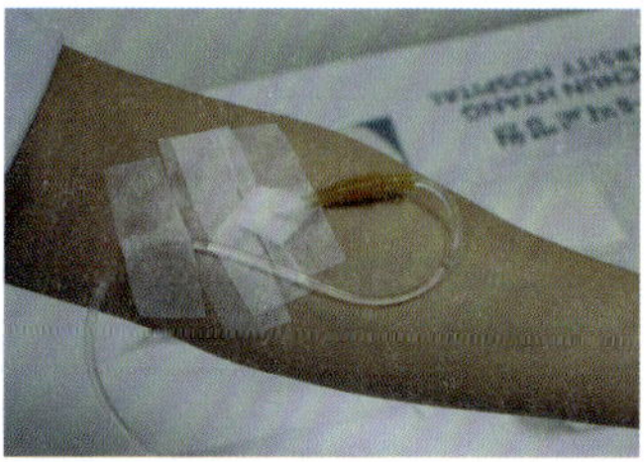

10. 테이프로 적당히 고정하고 수액량을 조절한다.

6) 주사사고시 대응법

순서

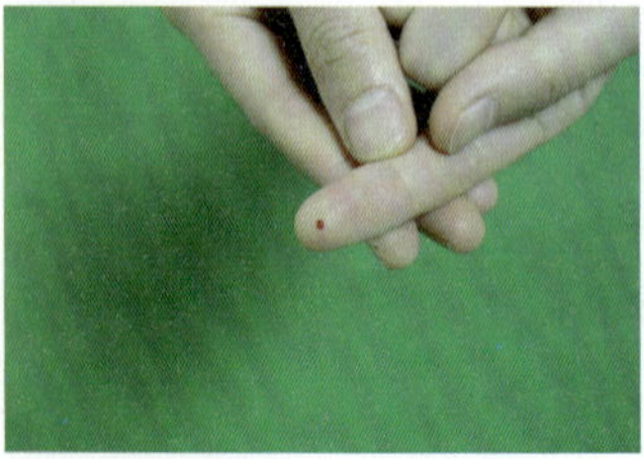

1. 주사에 찔림

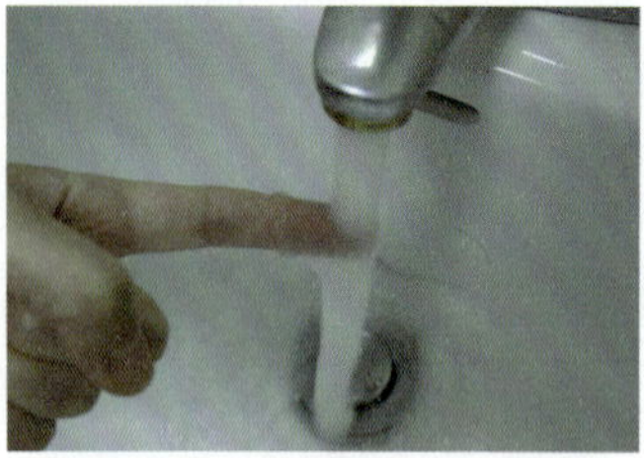

2. 신속히 대량의 물로 씻는다.

3. 환자 혈청 결과 확인
   응급실 또는 감염관리실에 보고 및 내원

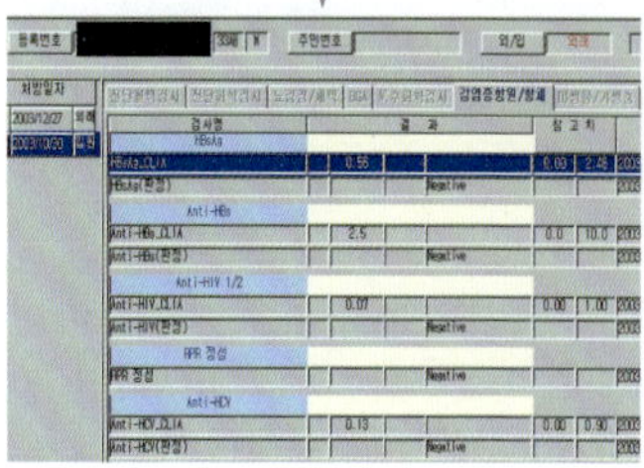

4. 검사: 환자, 공여자 모두 시행
   예) 확인할 검사: HBV, HCV, VDRL, HIV

5. 추가 검사 및 적절한 처치
   (p. 57 주요 질환별 대처법 참조)

주요 질환별 대처법(각 로고는 순천향 부천병원 예임)

BBP

BBP: Blood Borne Pathogen

BBP HBV

- HBs antigen (+)
  → 항체(-) : HBIG 48시간 내 근주
- HBs antigen (+), HBe antigen(+)
  → 항체(-) : HBIG+Vaccine 근주
  → 항체(+) : 경과 관찰
    * 수동 면역법(3개월 유효)
    * 능동 면역법(1년이상 유효)

BBP HCV

→ 감염성 낮음(3%)
1년간 간 효소 검사, HCV 항체 등 관찰
완벽한 치료법 없음.

BBP VDRL

- 매독 1-2기 감염력 있음.
- 역가(Wasserman 320배, RPR 64배)
- 이상시 예방적 페니실린 항생제 투여

BBP HIV

- 혈액 주입이 확실할 때: 3제 요법 (4주 경구)
- 간접 접촉 : 2제 요법(4주 경구)
  2제: zidovudine+lamivudine
  3제: 2제+efavirenz or kaletra
  * 혈액검사 f/u(즉시 3주, 6주, 6개월)

5 마취법

1) 국소마취

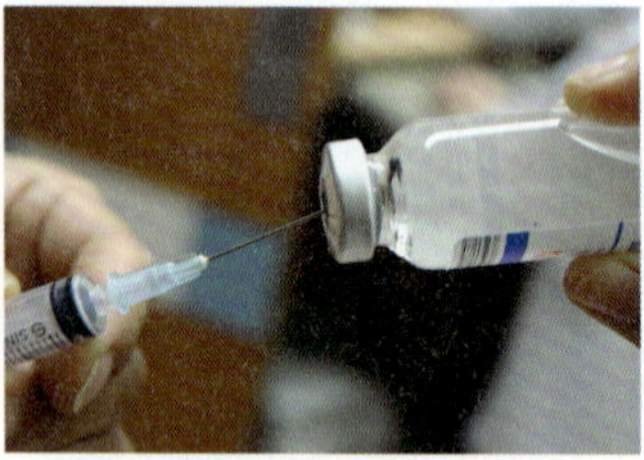

1. 마취제용기의 입구(고무)를 알콜솜으로 닦고 말린 후 주사기를 삽입하여 마취제를 담는다.

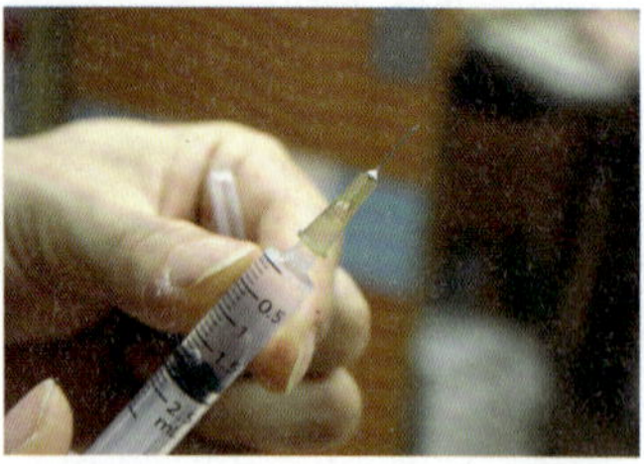

2. 감염 및 2차 손상을 방지하기 위해 되도록 작은 크기의 주사바늘로 교체한다.

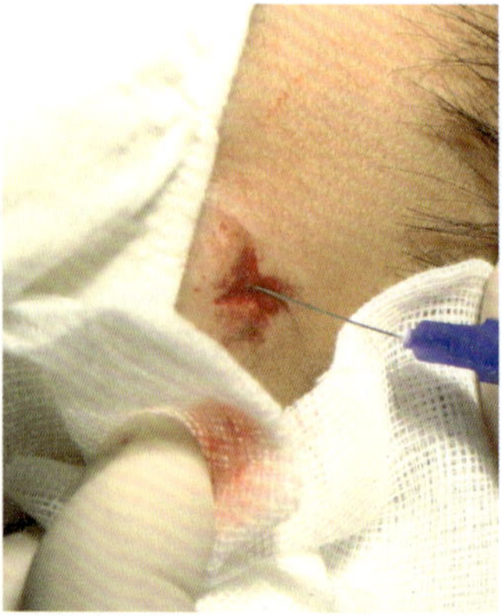

3. 상처부 가장자리에 음압을 가하며 혈액이 맺히지 않음을 확인하고 주사한다.

2) 소아마취

경구(Chloral hydrate, Pocral® syrup)

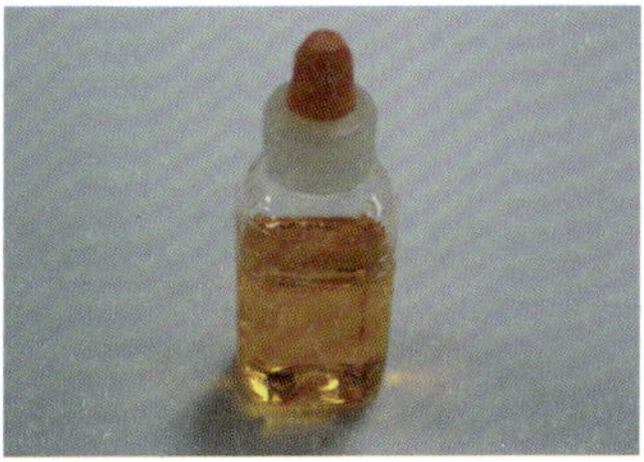

50mg(0.5ml)/kg를 물 또는 과즙 반컵에 희석하여 복용시킴.

정맥 또는 근육(Ketamine HCl, Ketalar® 500mg/10ml/vial)

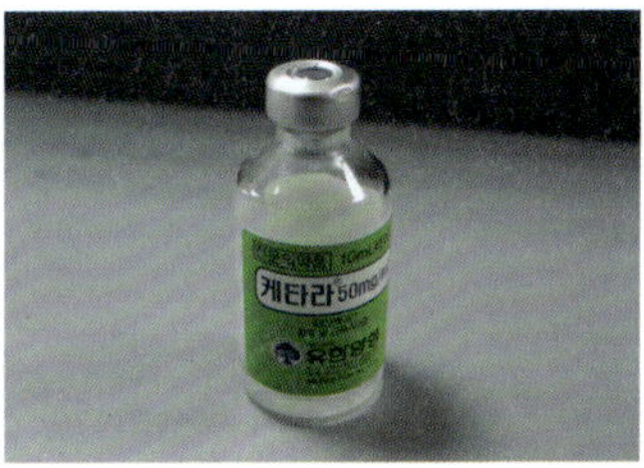

정맥: 1~2mg/kg를 1분 동안
근육: 5~10mg/kg

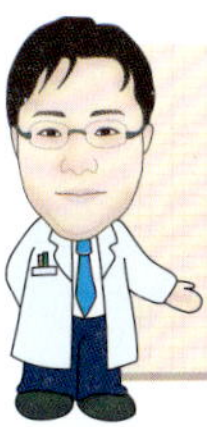

경구 투여 시 급한 마음에 갑자기 주입하는 것은 삼가할 것. 구토를 유발하여 다시 시도해야 하는 번거로움과 자칫 환자 및 보호자와 관계가 안좋아질 수 있음을 명심하세요!

6 봉합법

1) 기구

전체 도구

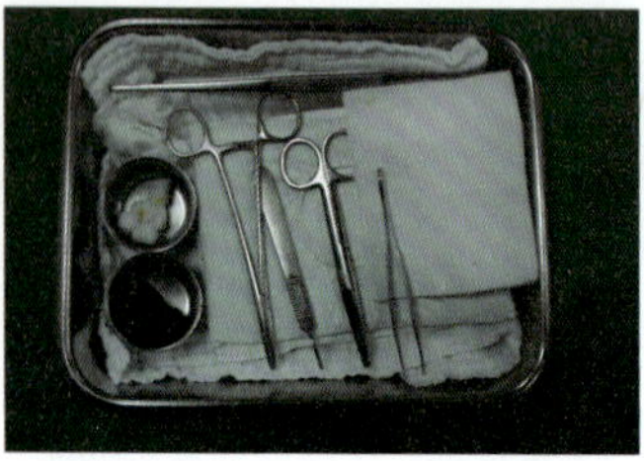

소독세트, 포셉(forcep) or 훅(hook), Needle holder, 봉합사, 가위

응급실에서 주로 사용하는 Needle holder 종류

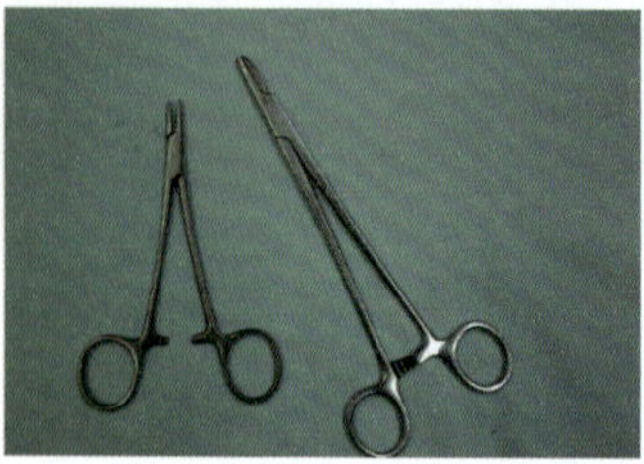

성형외과용(좌), 외과용(우)

2) 봉합사 선택의 원칙

부위	표피	피하
체간 (몸통)	흑 5-0 청 6-0 (나일론 또는 폴리프로필렌)	3-0, 4-0, 5-0 } 백나일론 백테트론
안면	6-0 7-0 (나일론 또는 폴리프로필렌) 안검 7-0 8-0 (브레드실크 또는 나일론)	4-0, 5-0, 6-0 } 백나일론 백테트론 (폴리프로필렌)
손	손바닥 4-0, 5-0 손등 5-0, 6-0	5-0, 6-0 } 백나일론 백테트론 단, 원칙적으로 손등에만

3) 봉합사 종류

- 비흡수성
  - 자연사 — 견사, 마미모(馬尾毛)
  - 인공사 — 나일론, 폴리프로필렌, 테트론(다크론)
- 흡수성
  - 자연사 — 캣거트(플레인, 크롬처리한 것)
  - 인공사 — 덱슨, 바이크릴, 맥슨

예

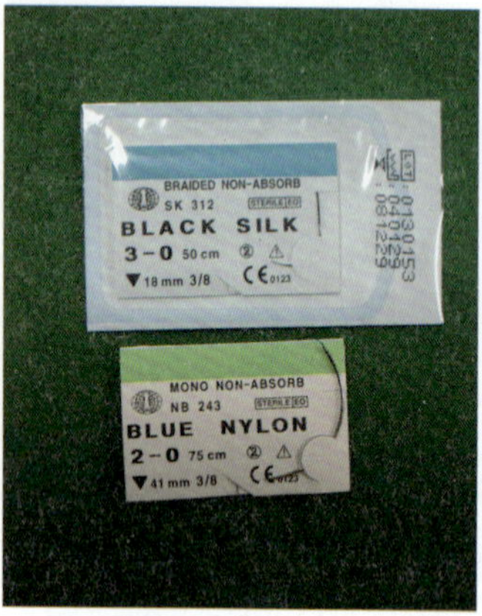

비흡수성(Silk, Nylon)

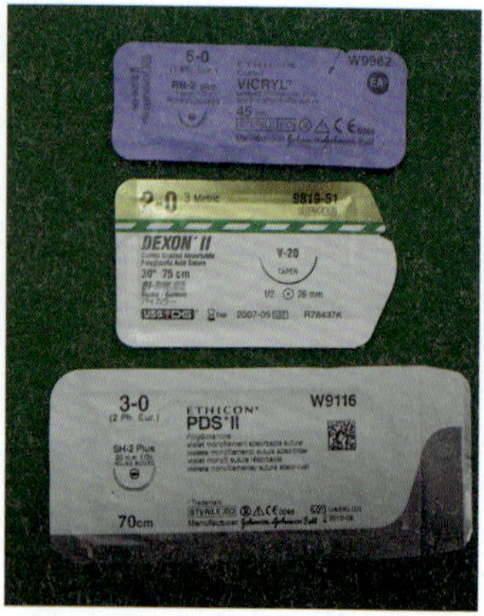

흡수성(Vicryl, Dexon, PDS)

4) 일반적 봉합술

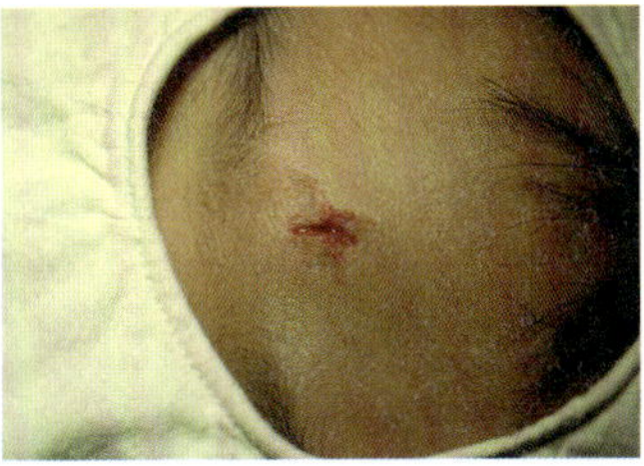

1. 열상부 소독 또는 변연부 절제를 시행하고 상처 모서리를 정확히 맞춘다.

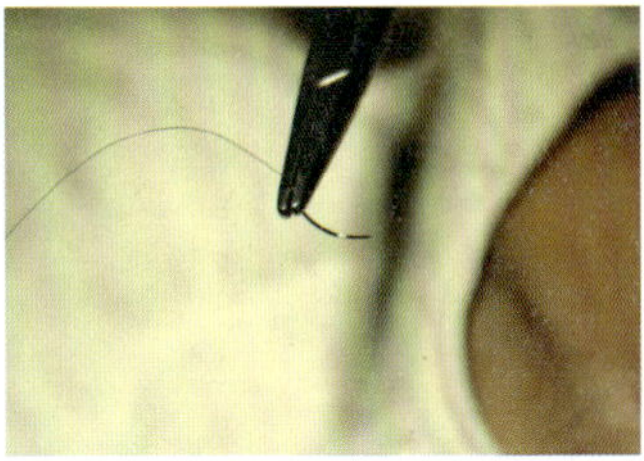

2. 포셉이나 훅(hook)으로 상처 안쪽을 들어올린 후 봉합바늘을 삽입한다. 이때 방향은 바늘의 곡선 방향과 일치한다.

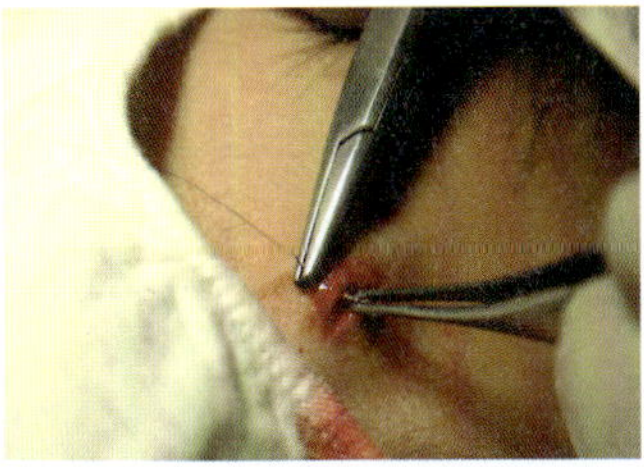

3. 포셉으로 잡고 다시 Needle Holder로 잡아 당긴다.

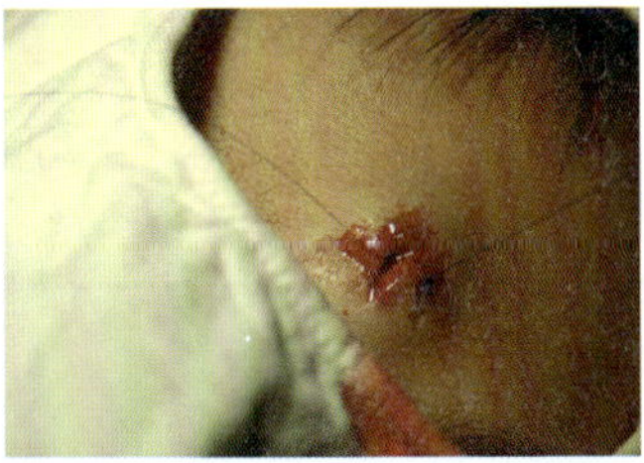

4. 맞은편에 봉합바늘 삽입 후 포셉으로 잡고 Needle Holder로 잡아 당긴다.

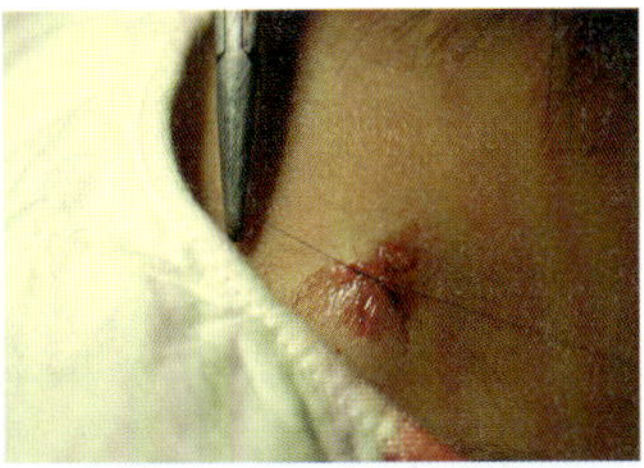

5. 봉합사를 Needle holder에 감고 매듭한다(p. 74 기구 매듭법 참조).

5) 대표적 봉합술의 종류

단순(Simple)

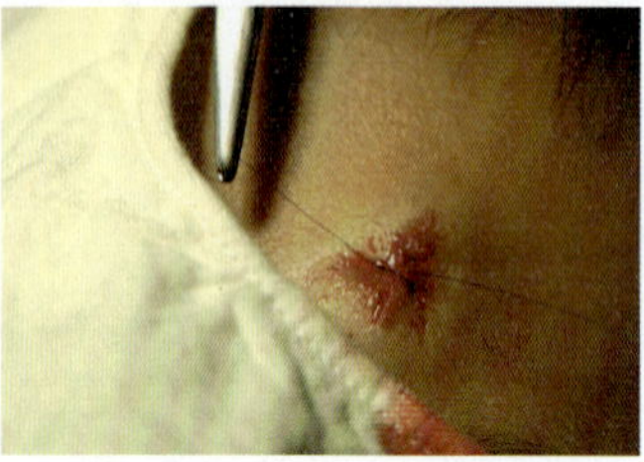
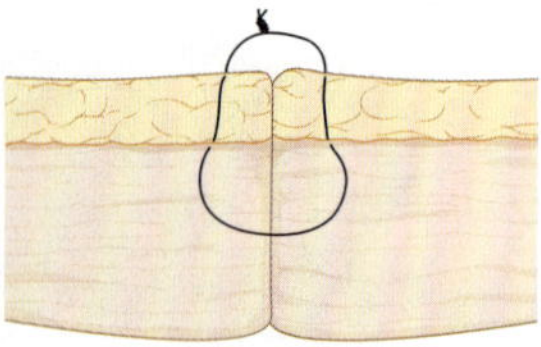

앞에서 소개한 일반적 방법으로 봉합하는 방법

수직(Vertical)

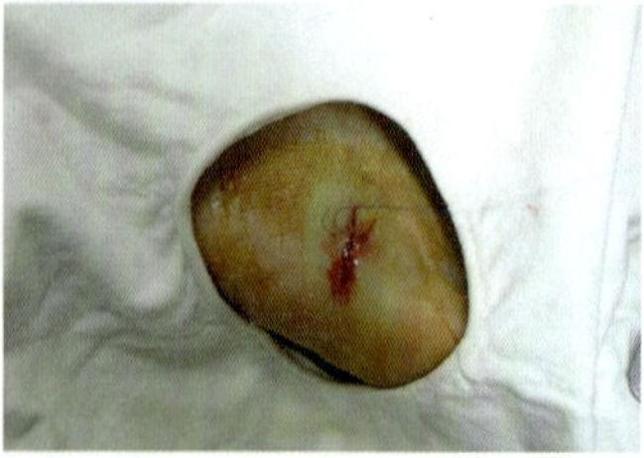
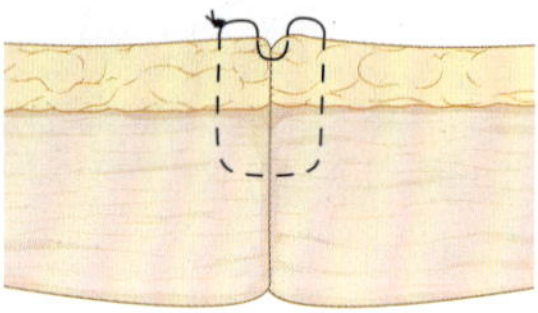

단순봉합법과 동일한 술기로 외측 후 내측에 시행한다.

7 여러봉합제제

1) 스탭플러

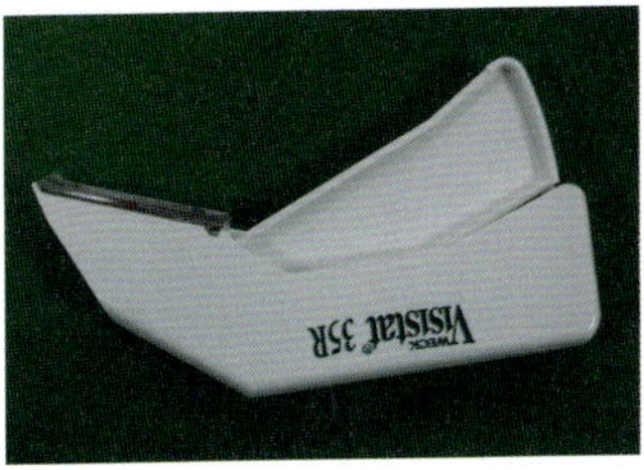

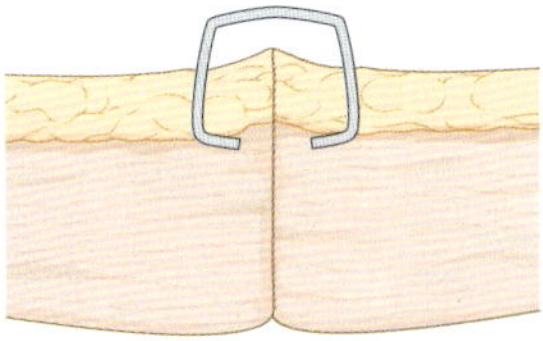

Forcep 등으로 양측 모서리를 맞추고 열상선이 Stapler의 중앙에 오도록 한 뒤 봉합한다.

2) 피부 봉합 테이프(Steri strip®)

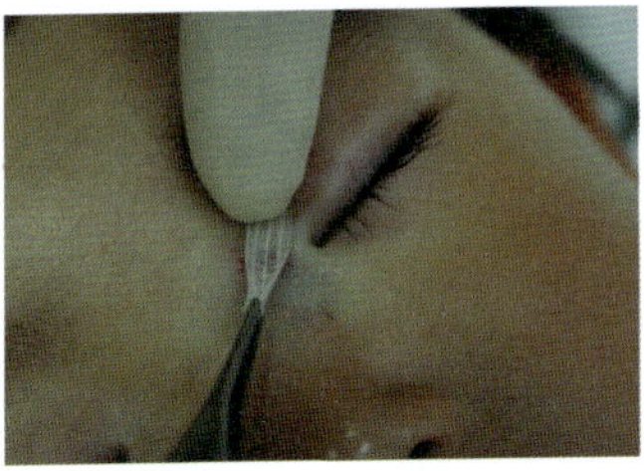

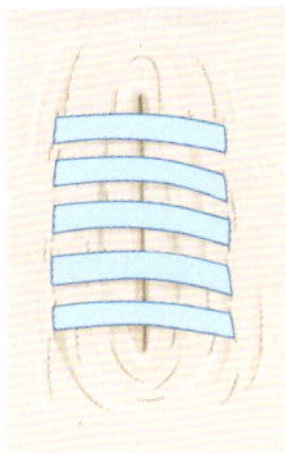

피부 봉합 테이프는 항상 가장자리가 벌어지지 않도록 테이프 사이에 간격을 두고 한다.

3) 본드제제

Dermabond

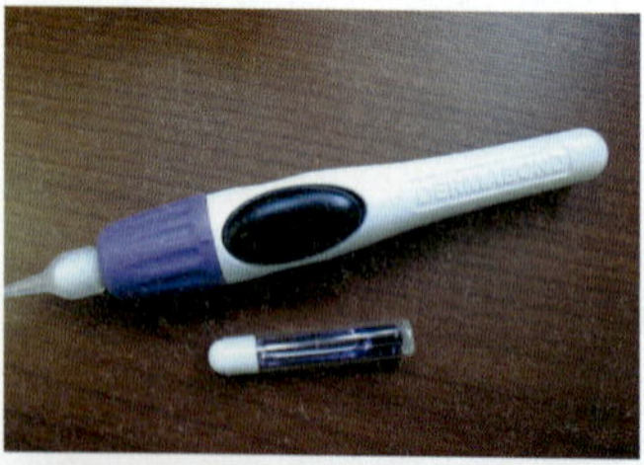

단순봉합법과 동일한 술기로 외측 후 내측에 시행한다.

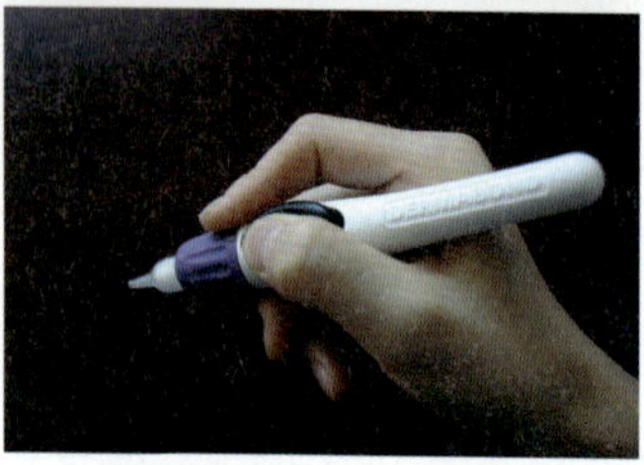

검정부분을 엄지로 누르면 내부에서 액체가 흘러서 아래 심지를 적시게 되고 이를 통해 상처부위에 바르면 된다.

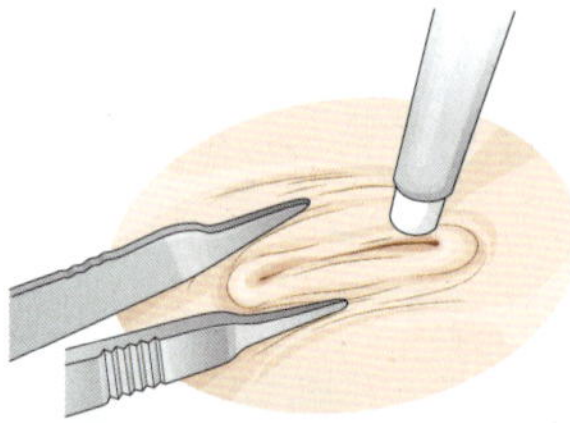

전형적인 도포 방법

Histoacryl

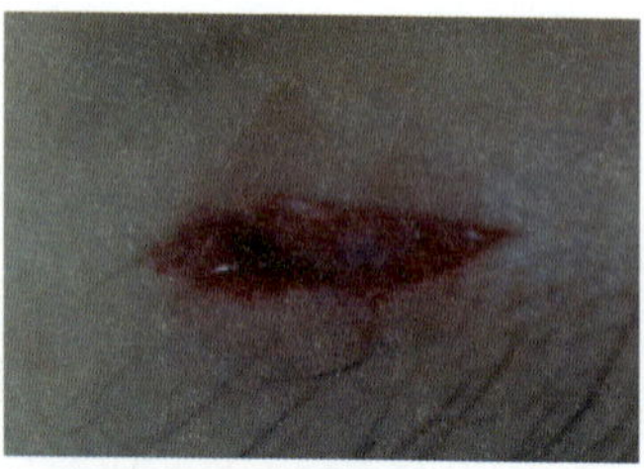

1. 상처를 충분히 세정 및 소독한다.

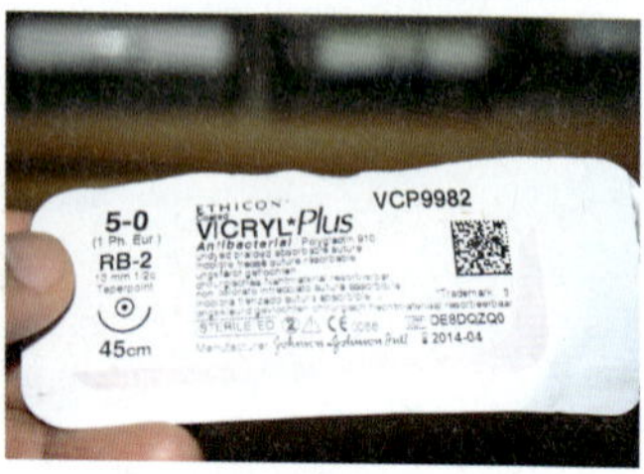

2. 피하봉합이 필요한 경우 시행한다.

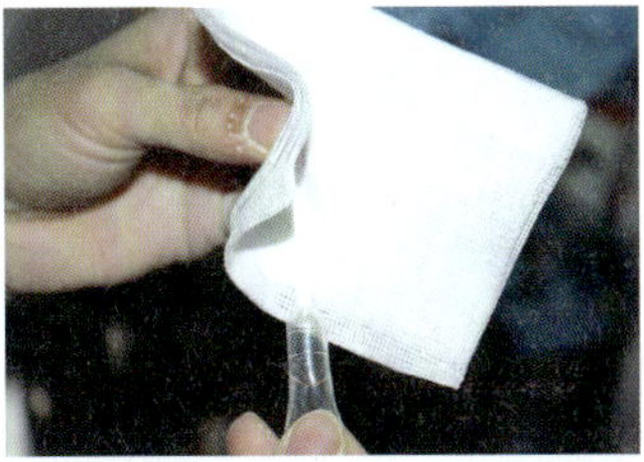

3. 거즈 등으로 두껑을 비틀어 연다.

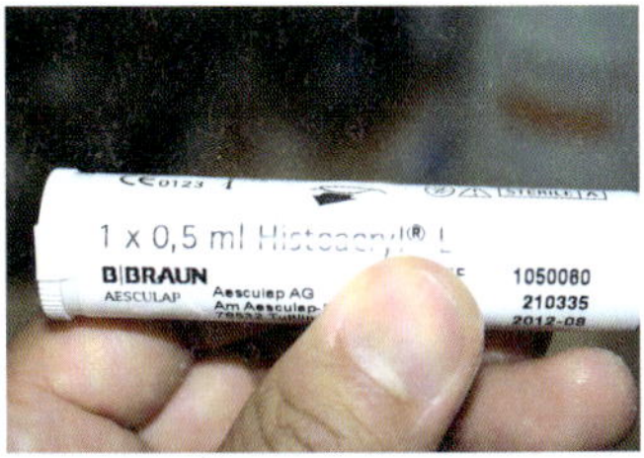

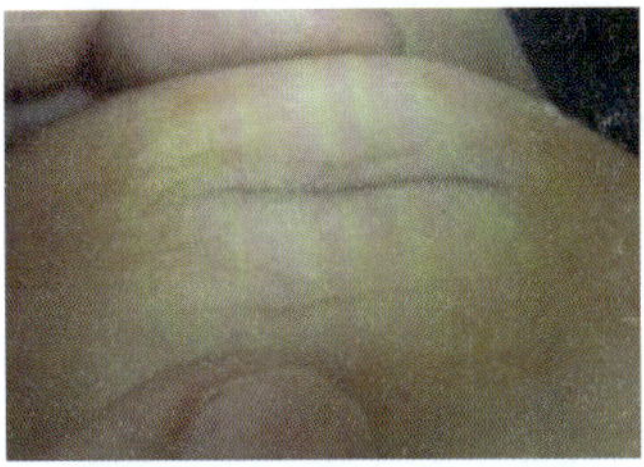

4. 최대한 열상 모서리를 맞춘다.

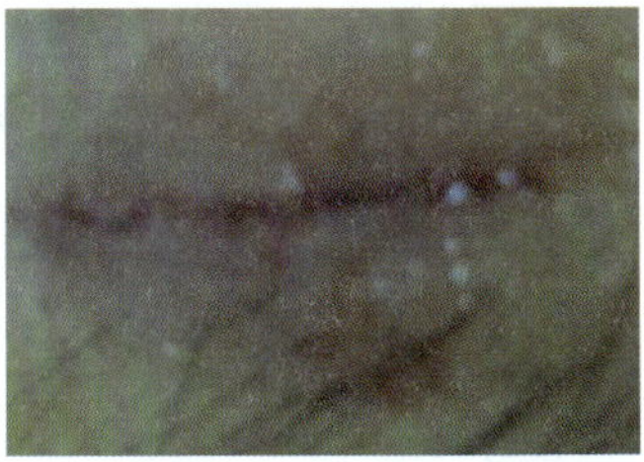

5 도포하며 바람을 불어 충분히 응고되게 한다.

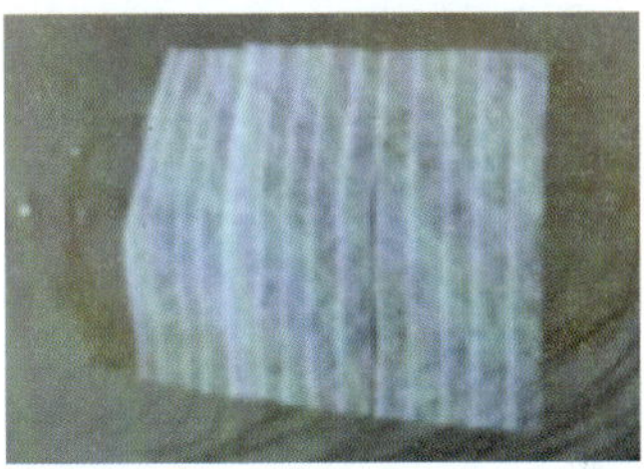

6. Sterile strip 등으로 커버한다.

8 실매듭

1) 양손 매듭법(two hand square knot)

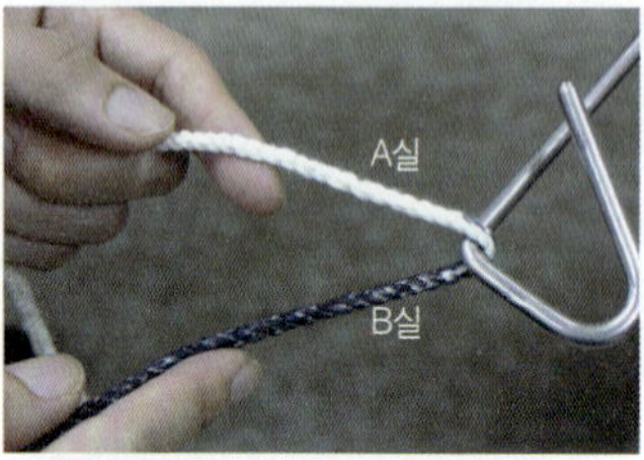

1. 양실을 건다.

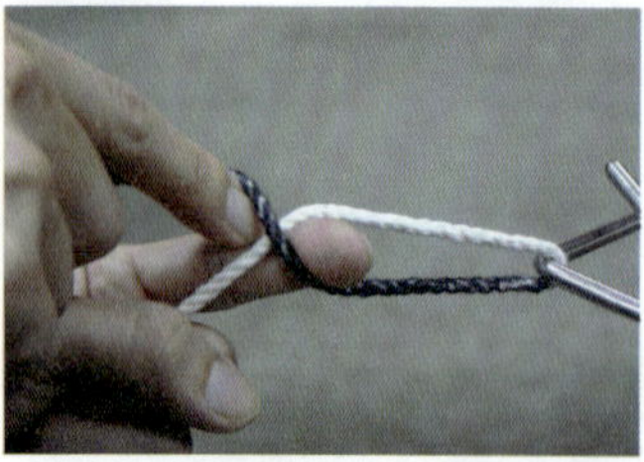

2. 왼손 검지에 교차시킨다.

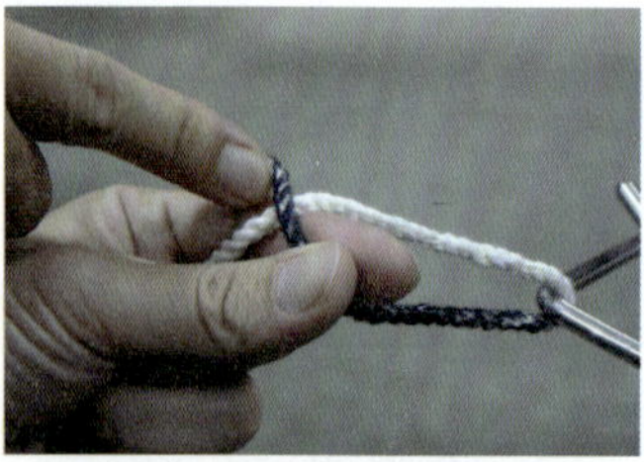

3. 검지와 엄지를 붙인다.

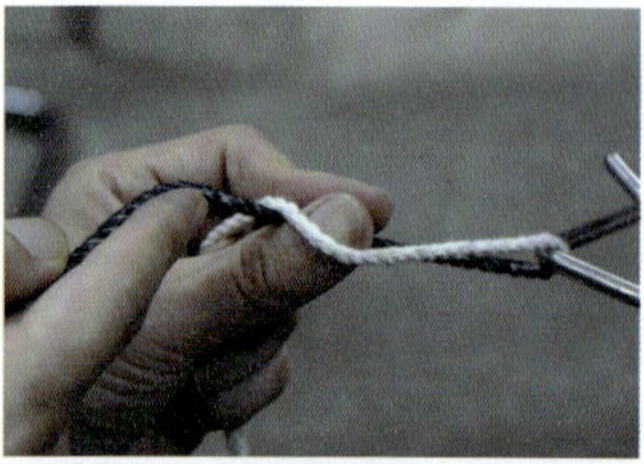

4. 왼손을 내측으로 돌린다.

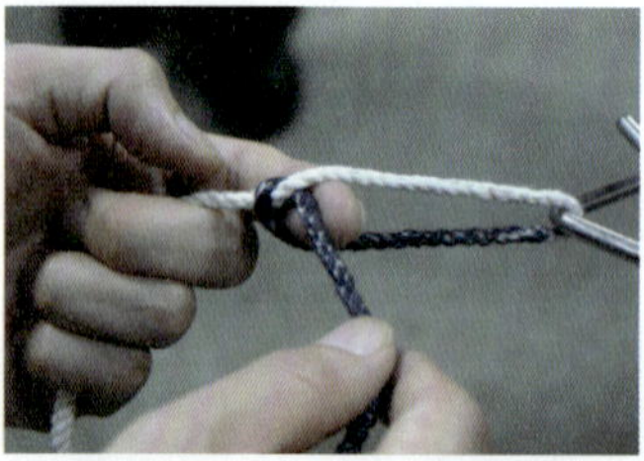

5. 실을 엄지와 검지 사이에 끼우고 빼낸다.

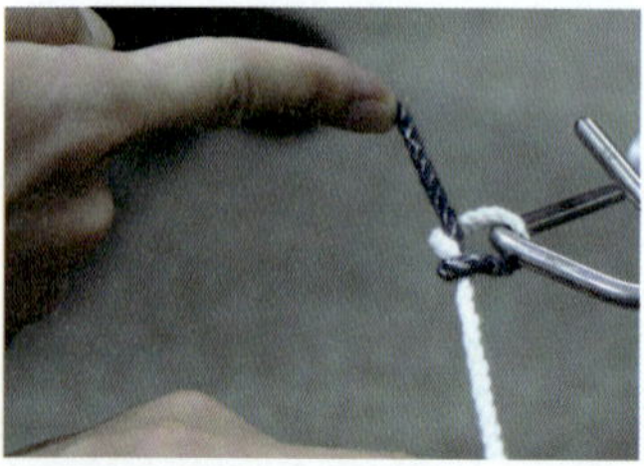

6. 양손을 교차해서 묶는다.

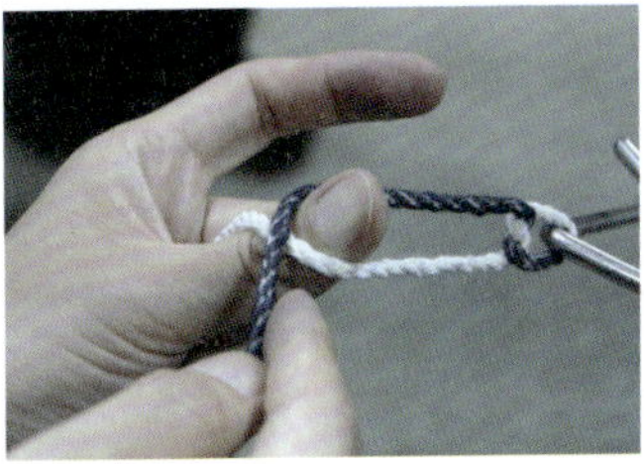

7. 왼손 엄지 위에 교차시킨다.

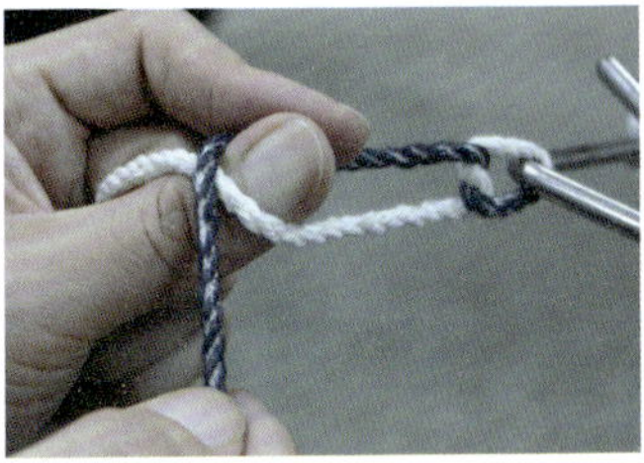

8. 엄지와 검지를 붙인다.

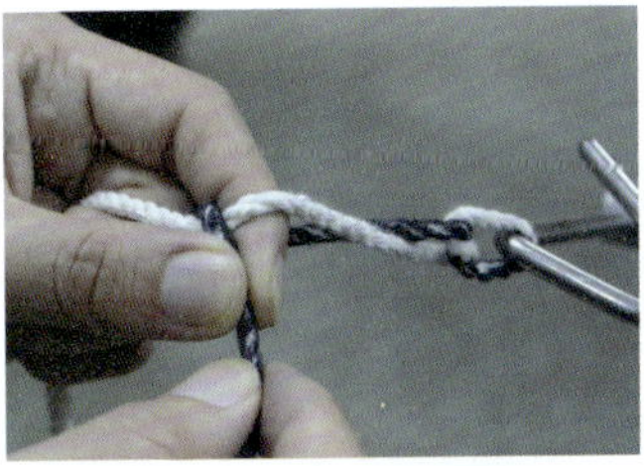

9. B실을 두 손가락 사이에 끼운다.

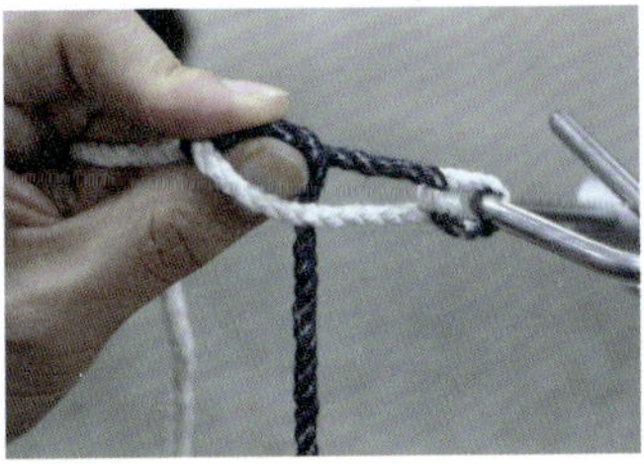

10. 위로 들어올린다.

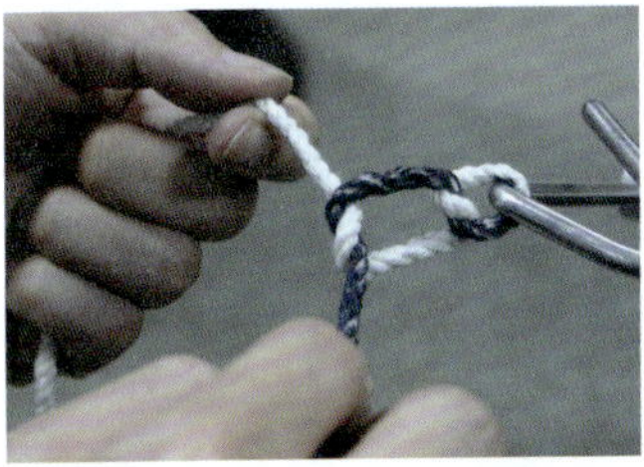

11. 단단하게 매듭한다.

2) 양손 응용법(Two hand square knot) - 가장 많이 사용하는 방법임

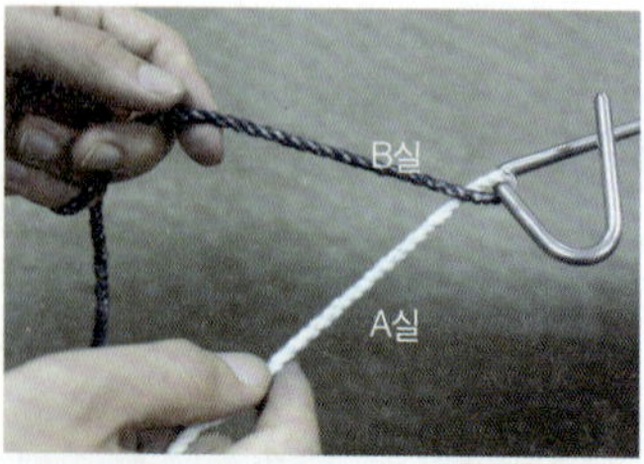

1. 실을 교차해서 B실을 왼손으로 잡는다.

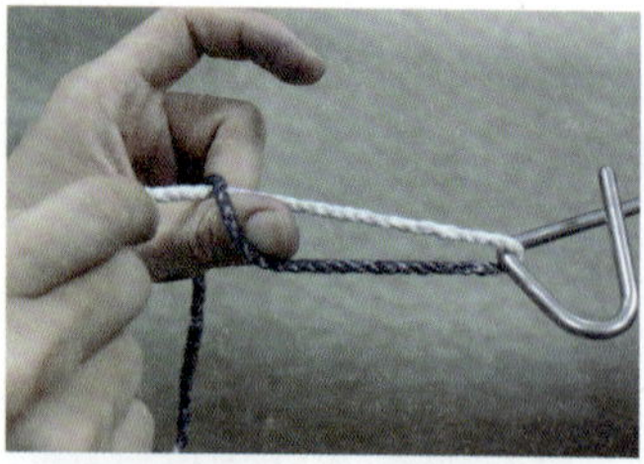

2. 왼손 검지를 실 사이에 끼운다.

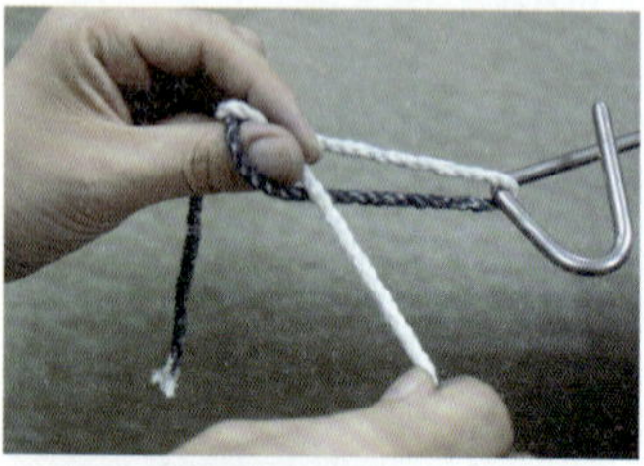

3. 검지와 엄지를 붙인다.

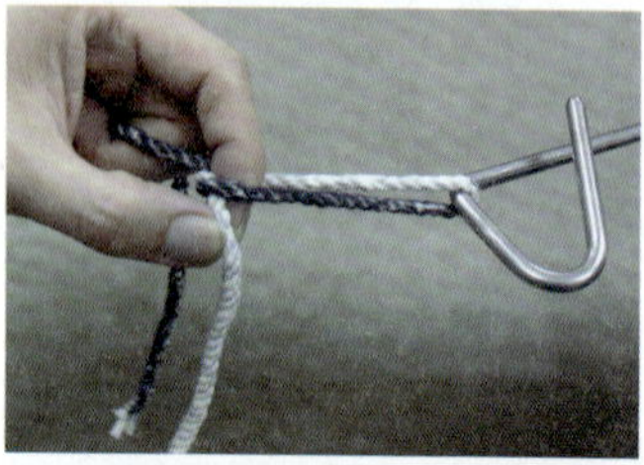

4. A실을 사이에 끼우고 들어올린다.

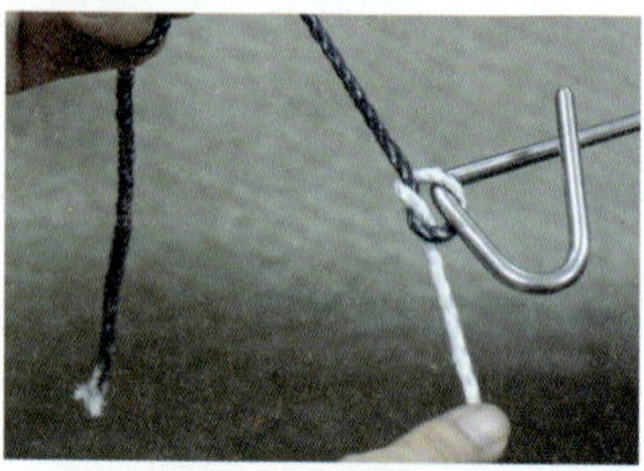

5. 오른손 검지를 누르며 매듭한다.

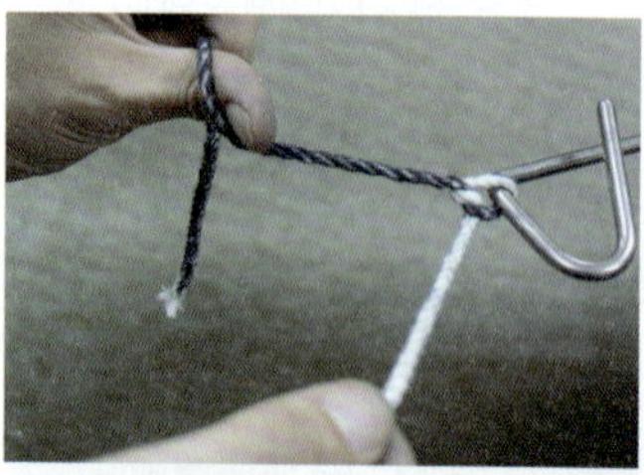

6. 왼손 엄지를 B실 내측으로 한바퀴 돌린다.

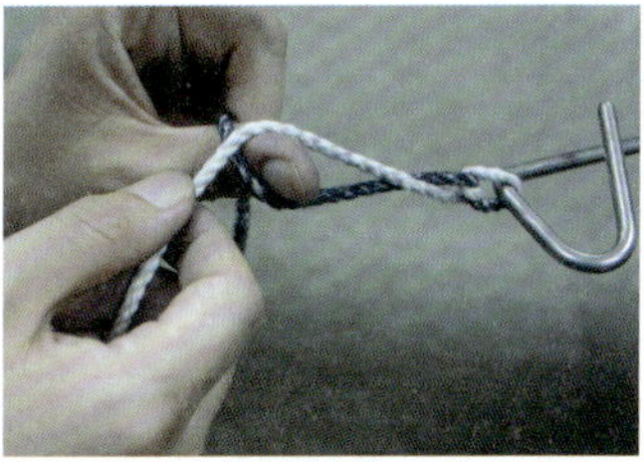

7. A실을 엄지 위로 올린다.

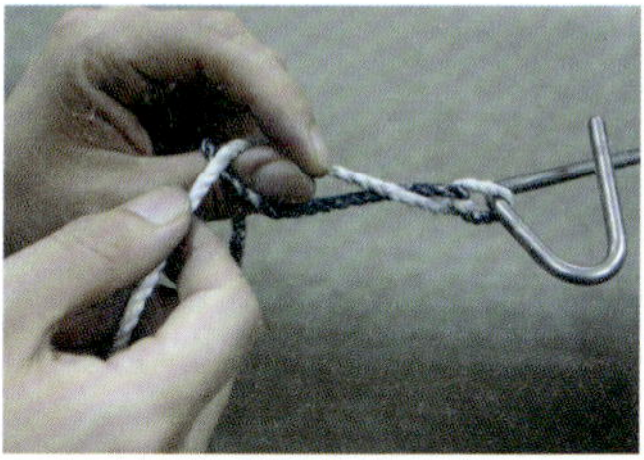

8. 엄지와 검지를 붙인다.

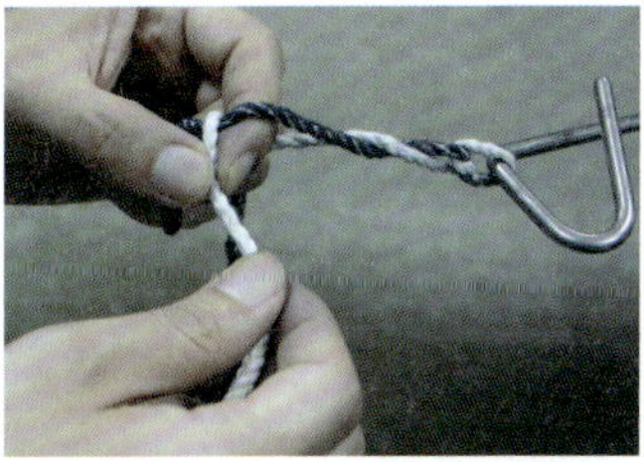

9. 붙인 손가락을 양실 사이로 내리고 A실을 끼운다.

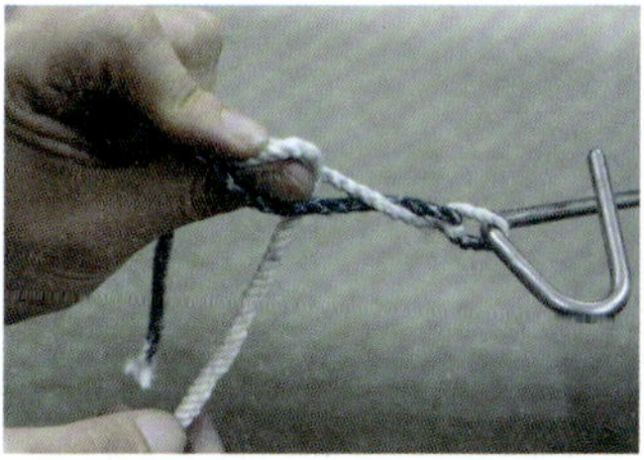

10. 위로 들어올린다.

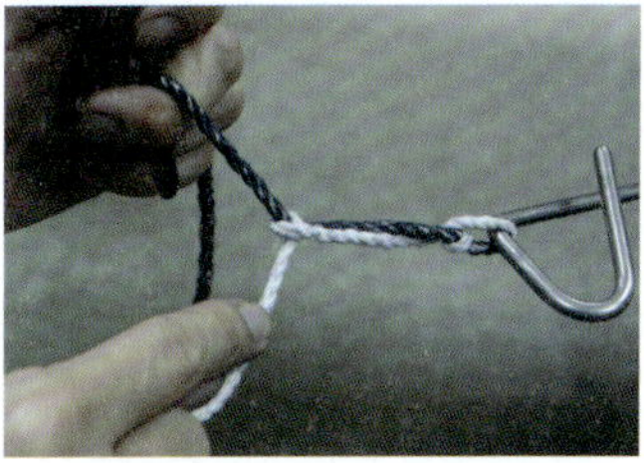

11. 붙인 손가락을 양실 사이로 내리고 A실을 끼운다.

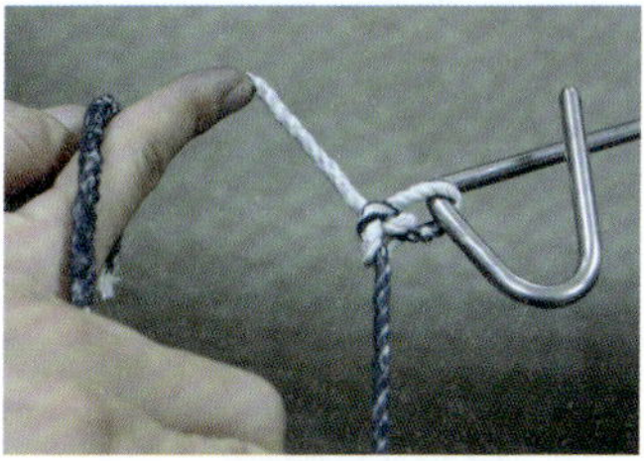

12. 양손을 교차해서 매듭한다.

3) 한손 매듭법(One hand square knot)

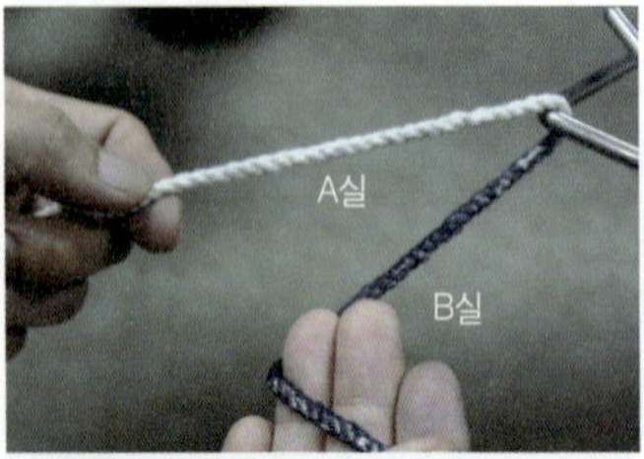

1. B실을 엄지와 검지로 잡고 중지 약지 위에 올린다.

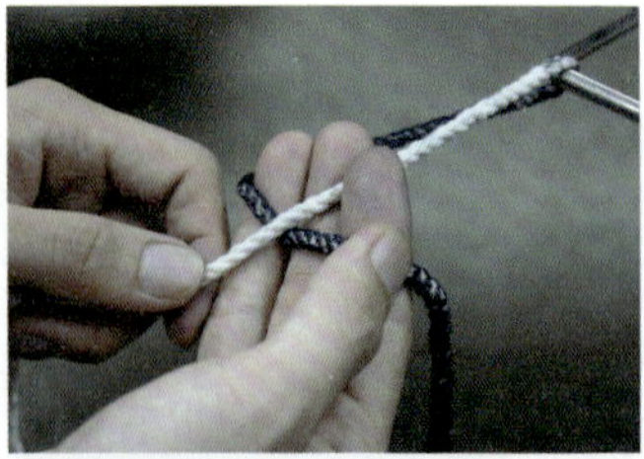

2. A실을 중지에 교차시킨다.

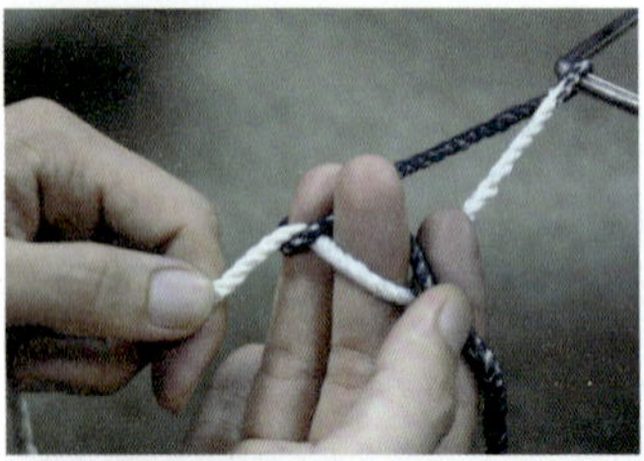

3. 중지에 B실을 건다.

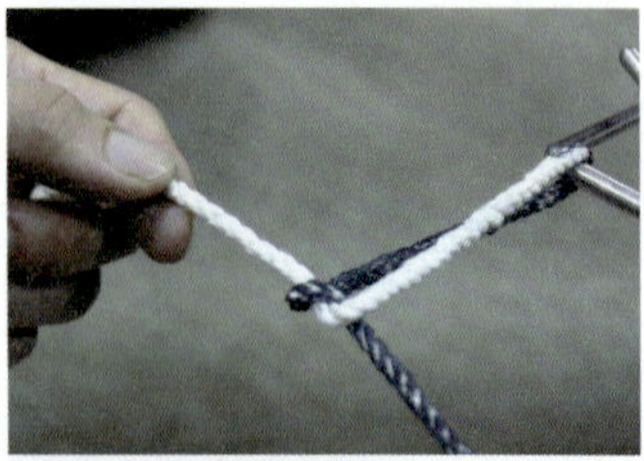

4. A, B를 교차한다.

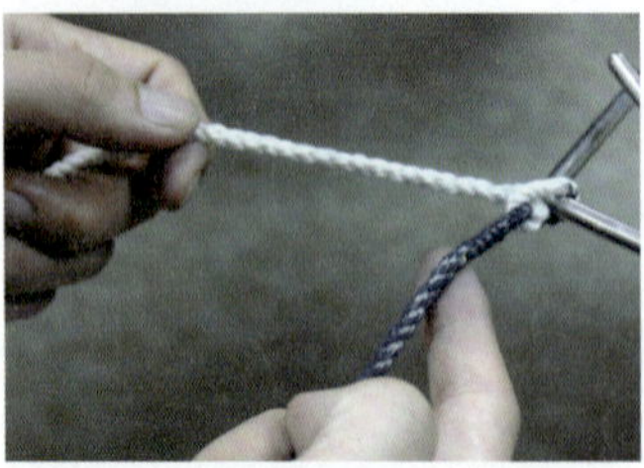

5. 오른손 검지를 A, B사이에 끼운다.

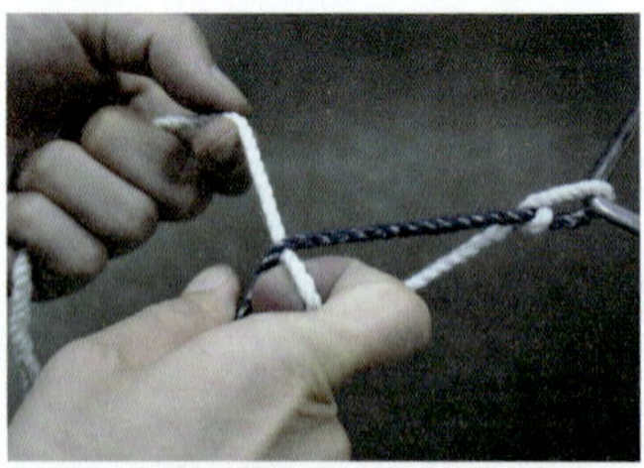

6. A실을 교차한다.

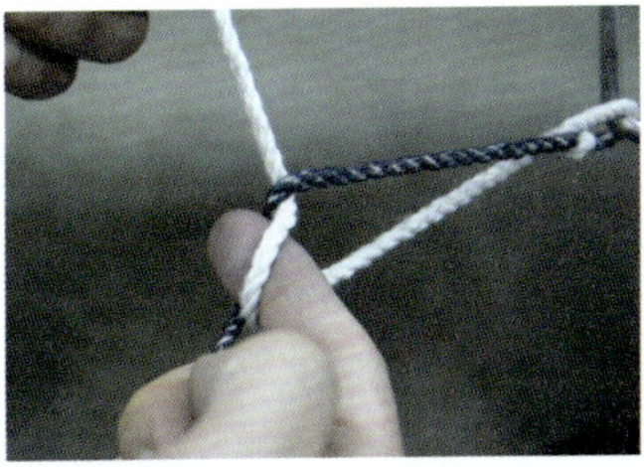

7. B실을 건다.

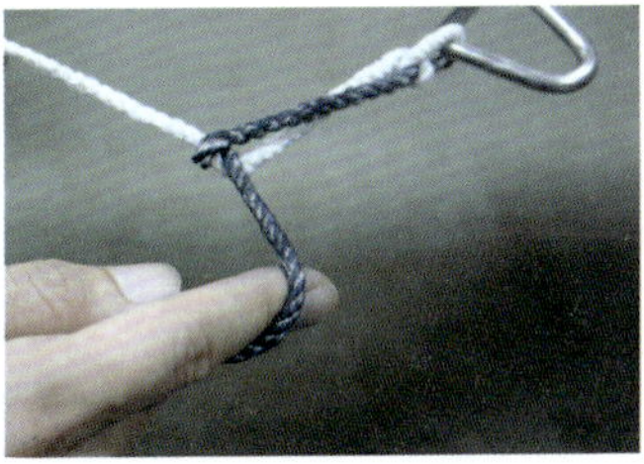

8. B실을 뺀다.

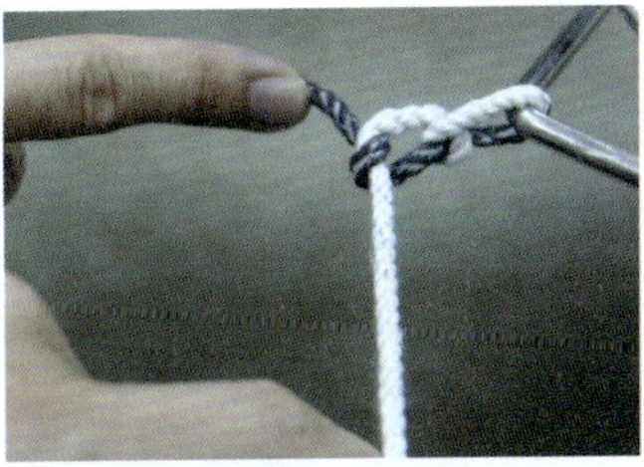

9. 양손을 교차해서 매듭한다.

4) 기구 매듭법(Instrumental knot)

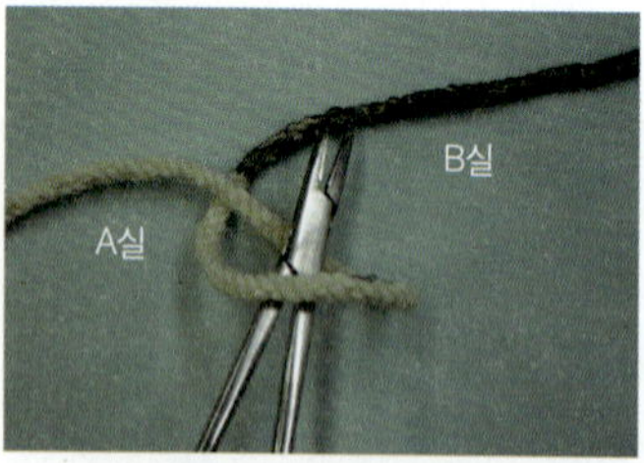

1. Holder를 A실 위에 올리고 실을 감는다. 단) 나일론 등의 미끄러운 봉합사는 두세번 감고 매듭하면 봉합사가 쉽게 풀리는 것을 막을 수 있다.

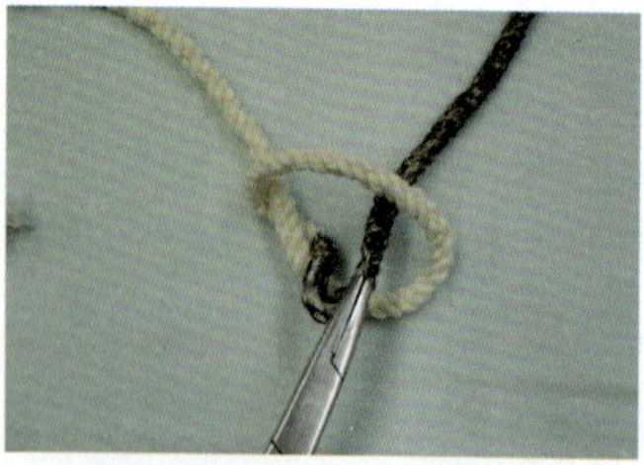

2. Holder로 B실을 잡고 끌어 낸 뒤 잡아 당겨 교차한다.

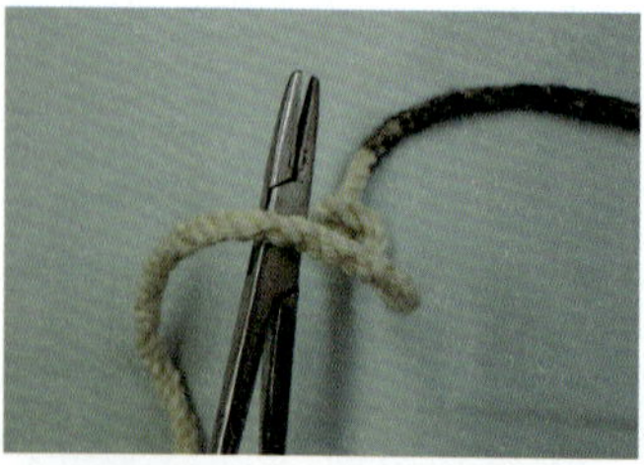

3. A실을 Holder 위로 위치하여 감는다.

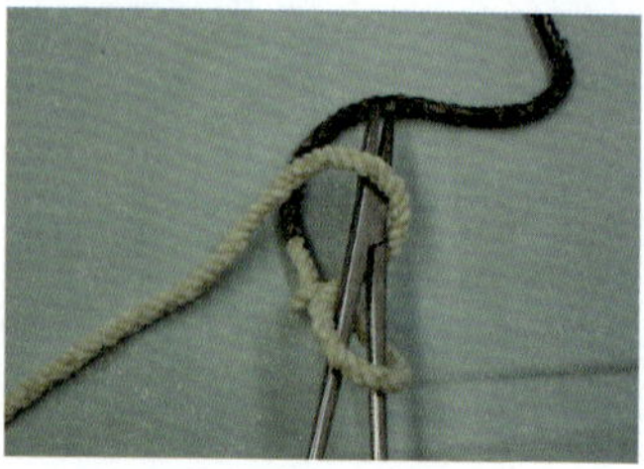

4. B실을 잡아 끌어내어 묶는다.

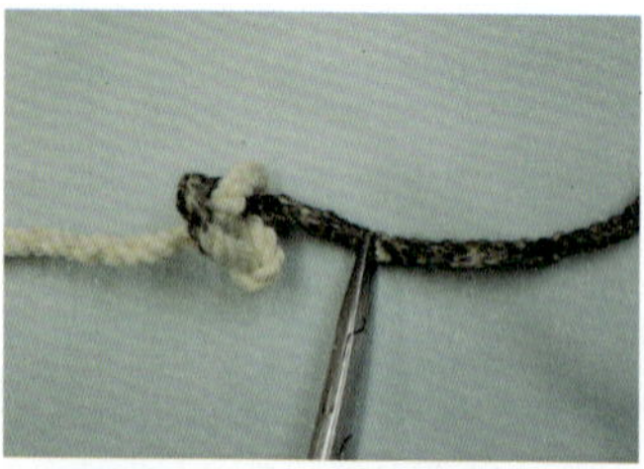

5. 묶인사진

9 지혈법

1) 압박법

직접 압박법

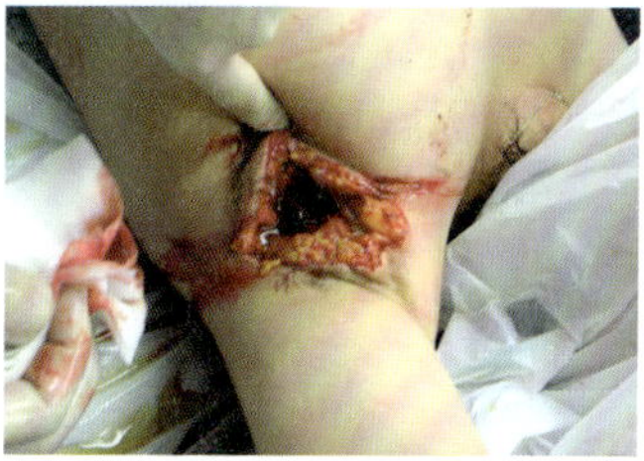

손가락, 손바닥 또는 거즈

출혈부 또는 근 · 원위부를 직접 압박한다.

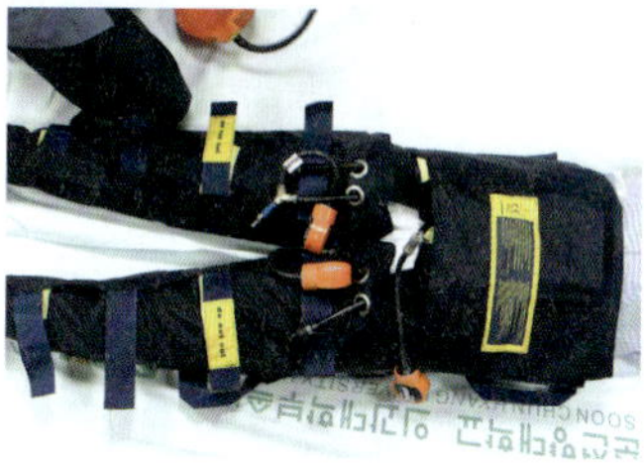

MAST

골반 및 하지 대량 출혈시 사용한다(p. 253 참조).

간접 압박법

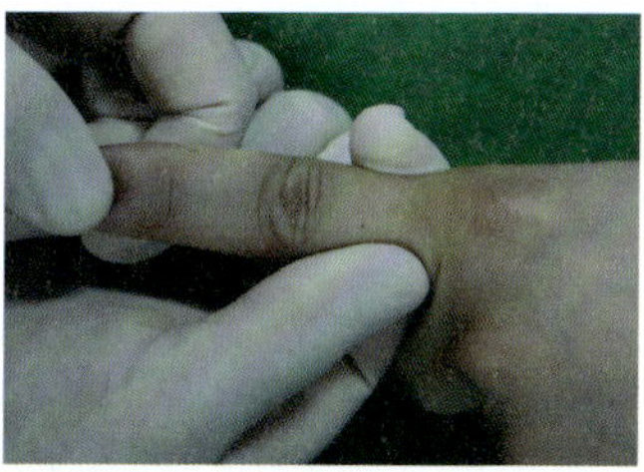

손가락

압박위치- 동맥: 출혈 근위부
정맥: 출혈 원위부

고무줄

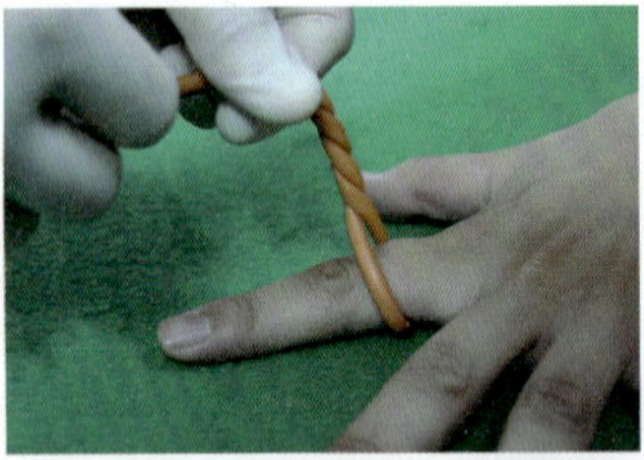

1. 근위부에 고무줄을 위치하고 돌리며 감는다.

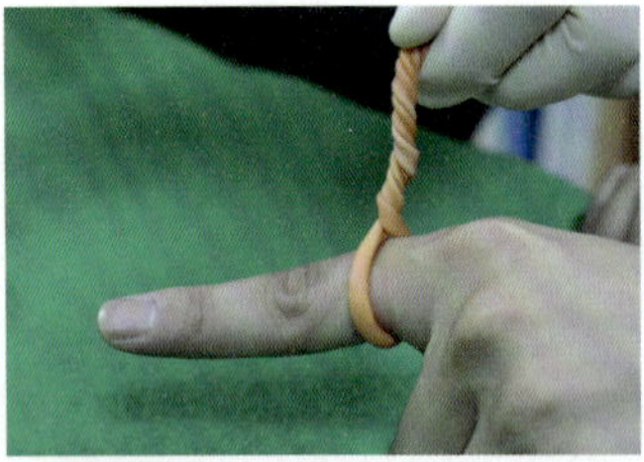

2. 지혈 될 때까지 감는다.

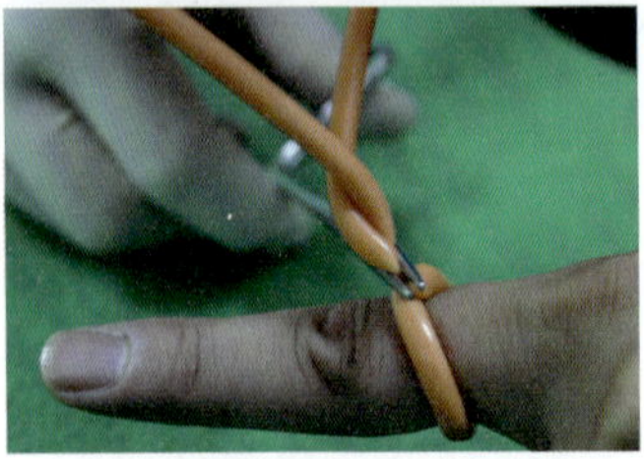

3. 모스키토 등으로 밑단을 고정하여 조임이 지속되게 한다.

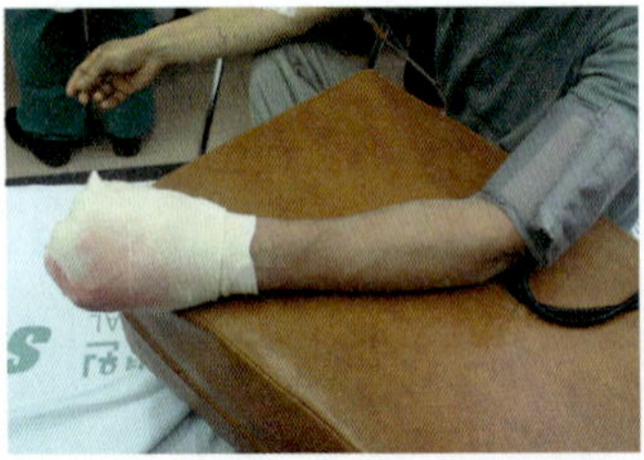

토니켓(tourniguet)

출혈 근위부에 감고, 일정시간 유지한다.

지혈패드

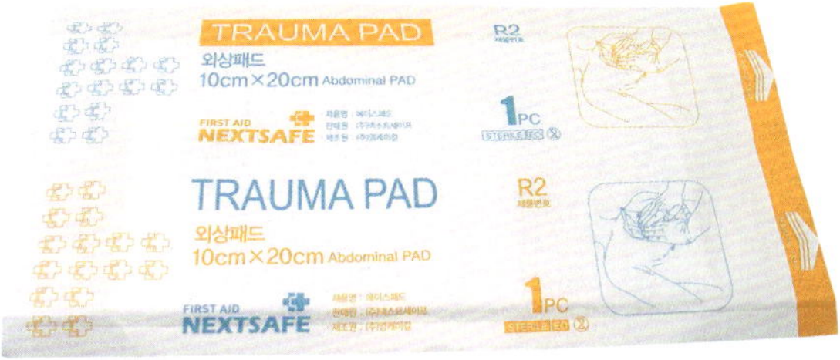

주로 출혈이 많은 외상에 사용한다.

안쪽은 흡수성이 좋고 겉은 출혈이 번지지 않는 재질이다.

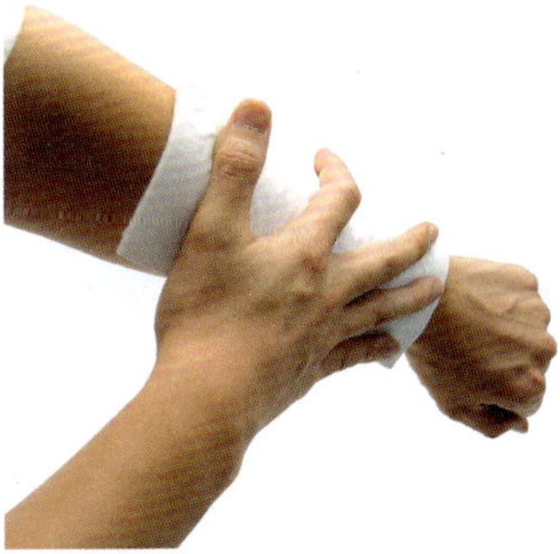

출혈이 겉으로 번지지 않아 직접압박도 가능하고 가능하면 탄력붕대를 이용할 수 있다.

2) 영구적 지혈법

열 지혈법

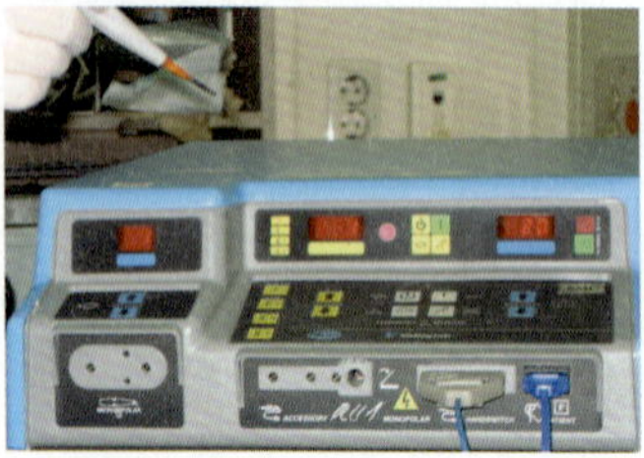

전기, 레이저, 냉동요법 등이 있다.

색전법

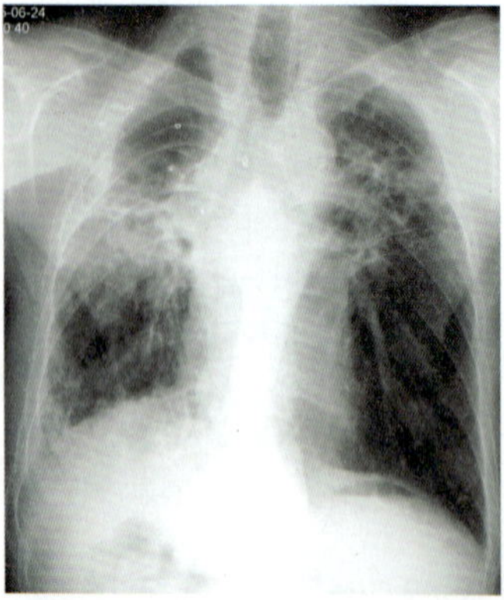

예) 폐동맥 색전술

외과적 지혈

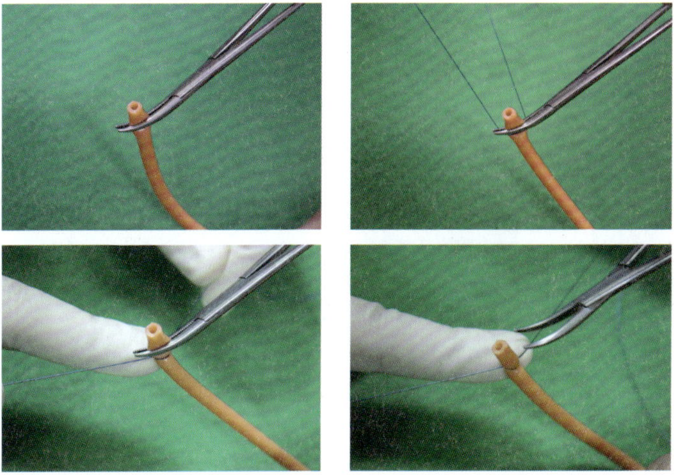

결찰

기구를 이용해 혈관을 조이고 기구 하단에 실을 감고 매듭하여 지혈한다.

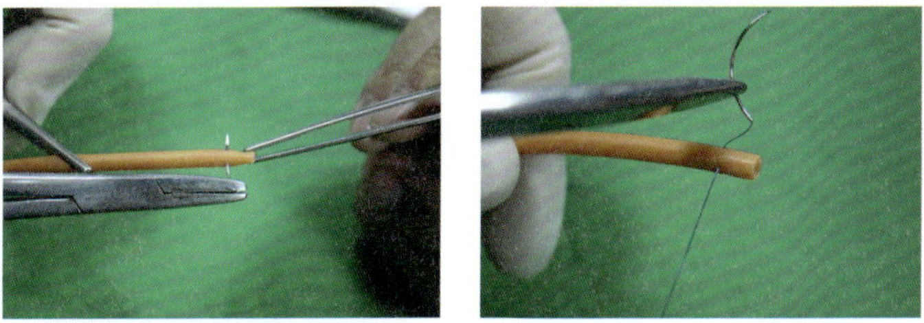

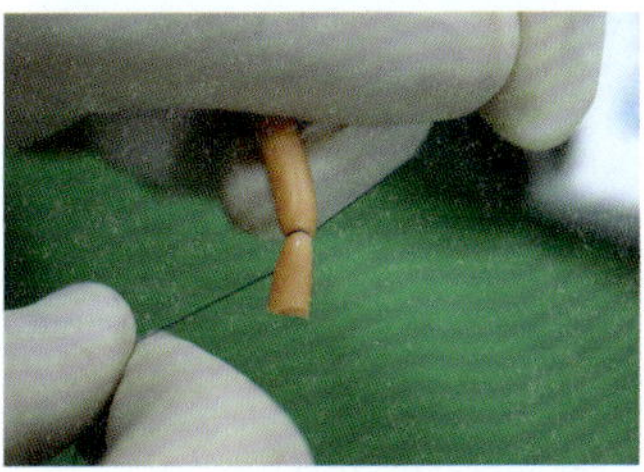

봉합

봉합사를 혈관벽에 통과시키고 혈관 전체를 둘러감은 후 매듭하여 지혈한다.

10 채혈법

1) 말초혈당 채혈법(BST)

BST(Blood Sugar Test)

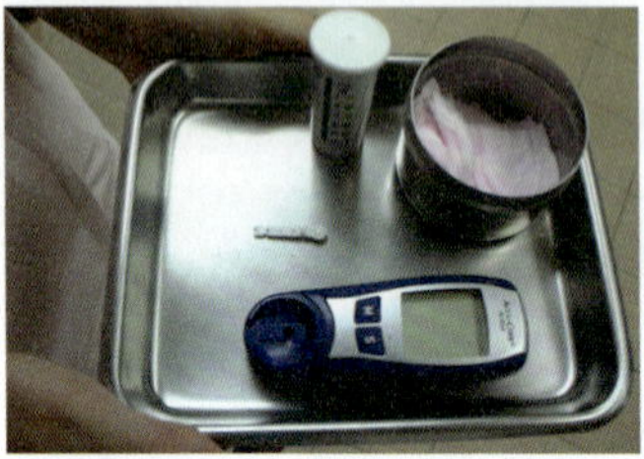

기구

주사침, 소독솜, 측정용 stick, 측정기계

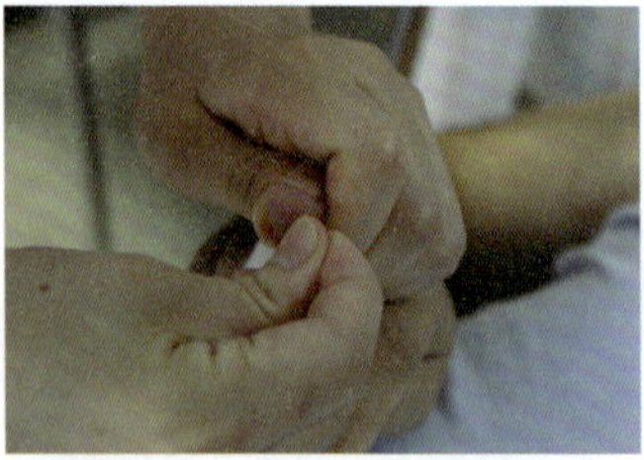

1. 알콜솜 등으로 소독하고 말초를 충혈시켜 침을 찌른다.

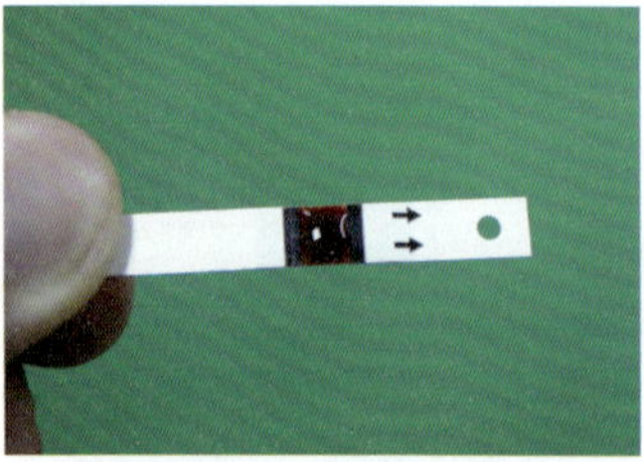

2. 배출된 혈액을 stick끝 표시부에 묻혀 측정기계에 연결한다.

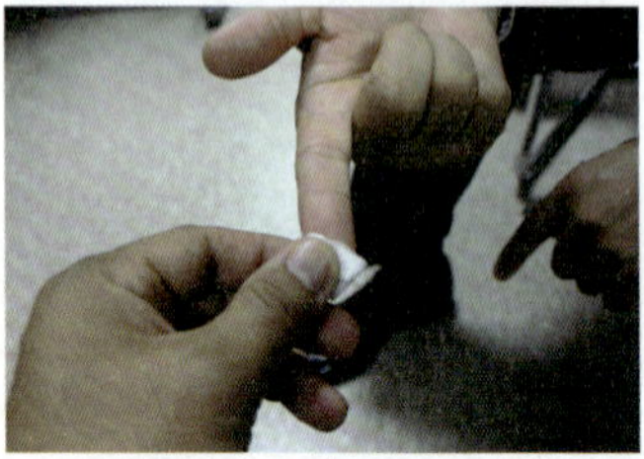

3. 천자 부위를 알콜솜 등으로 소독하고 반창고 등을 붙인다.

2) 주정맥 채혈법

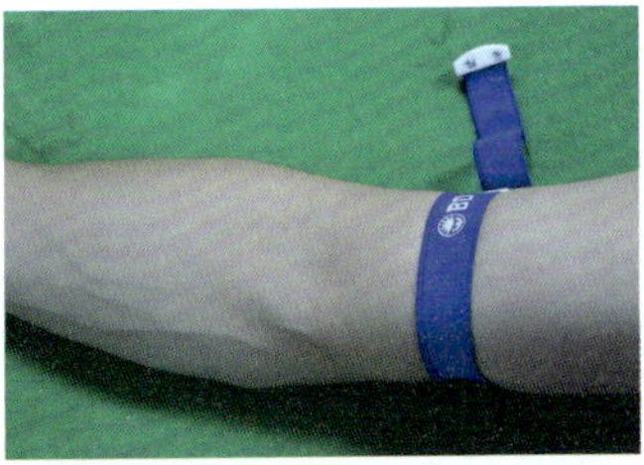

1. 정맥이 잘 보이고 시술에 방해 받지 않도록 자세를 잡은 뒤 Tourniquet을 감고 용이한 정맥을 찾는다.

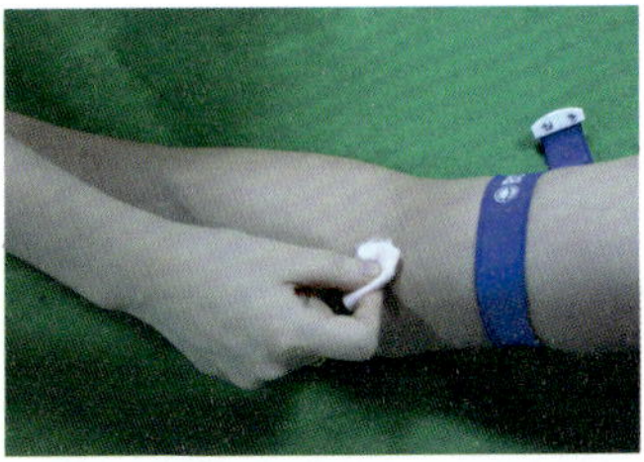

2. 알콜솜 등으로 소독한다.

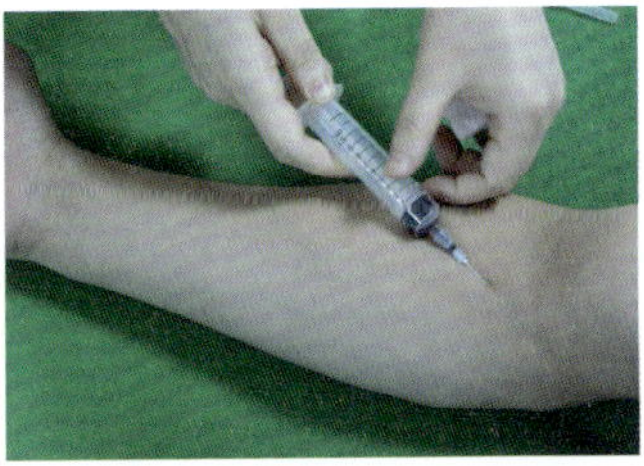

3. 약 30° 각도로 주사침을 삽입하고 혈액이 맺히는지 확인되면 tourniquet을 풀고 실린지를 부드럽게 당겨 채혈한다.

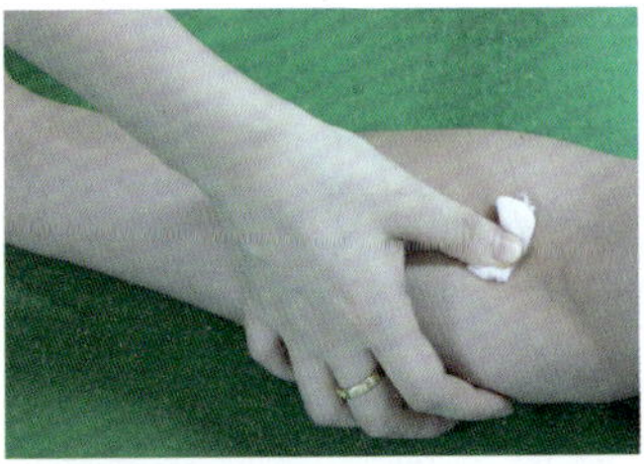

4. 천자 부위를 알콜솜 등으로 5분동안 압박한다(단, 문지르지 않는다).

3) 동맥혈 채혈법

Allen test

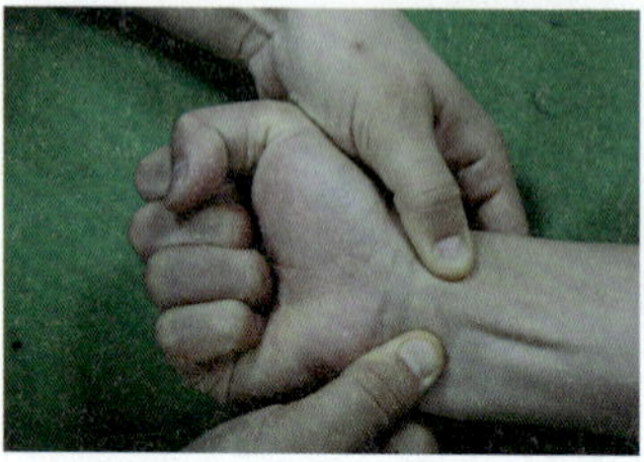

1. 엄지부터 시작하여 손가락을 구부려 주먹을 쥐게 한다. 손가락으로 요 · 척골 동맥을 동시에 압박한다.

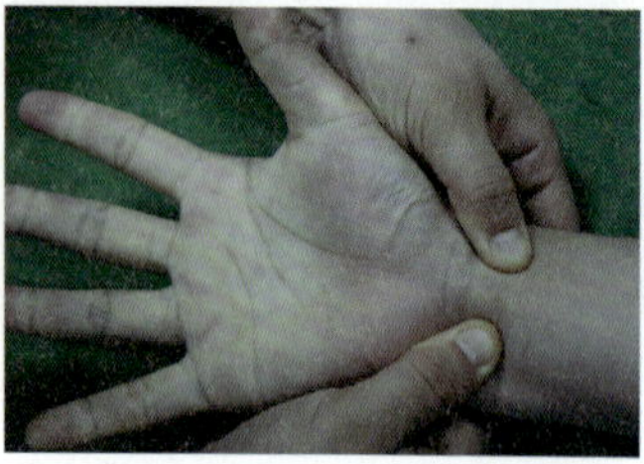

2. 손가락을 펴게하여 창백함을 확인한다.

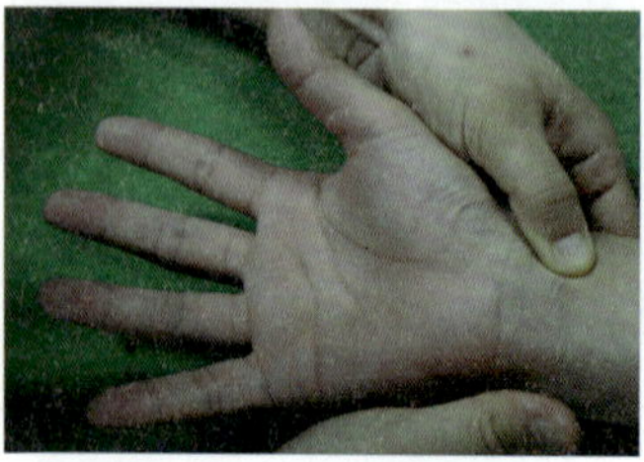

3. 척골동맥을 15초 동안 순환시켜 창백함이 회복되는지 확인한다.

요골동맥(Radial artery)

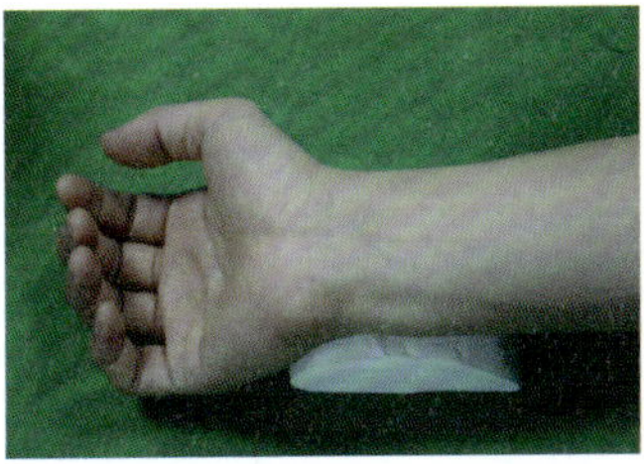

1. Allen test 시행 후 손목 아래를 충분히 신전(Extension)시킨다.

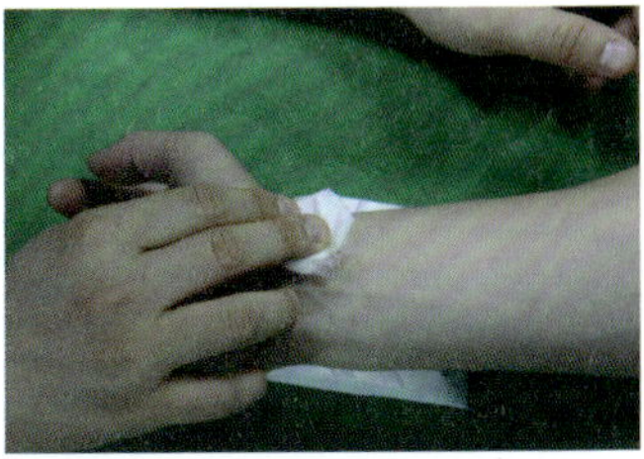

2. 알콜솜 등으로 소독한다.

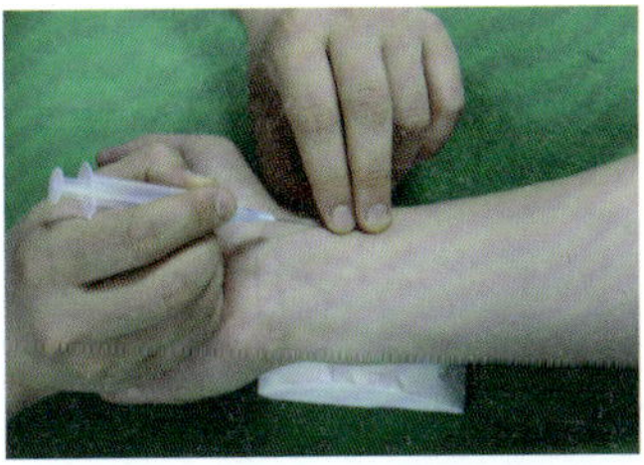

3. 검지와 중지를 이용하여 맥박을 확인하고 두 손가락 사이 또는 하단에 60° 각도로 주사침을 삽입한다.

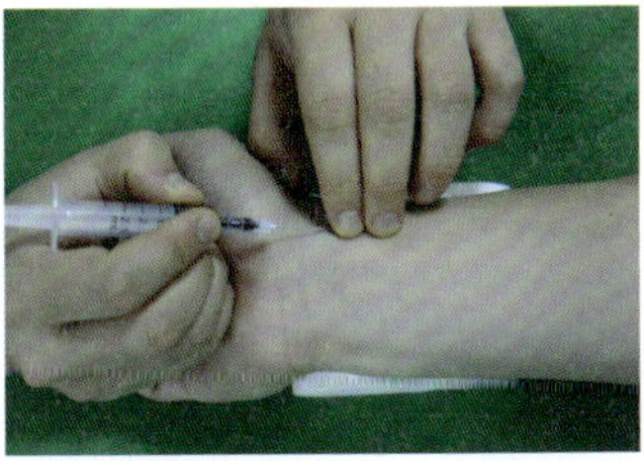

4. 주사 밑단에 혈액이 맺히는 걸 확인하고 채취한다. 정상인의 경우 혈압에 의해 자동으로 채취된다.

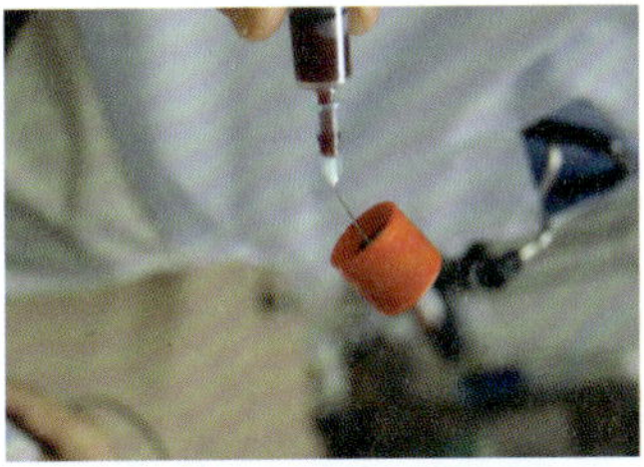

5. 공기의 유입을 막기 위해 고무마개로 주사침을 막고 꺾는다. ABGA기계가 현장에 있는 경우는 바로 삽입하여 검사한다(p. 31 참조).

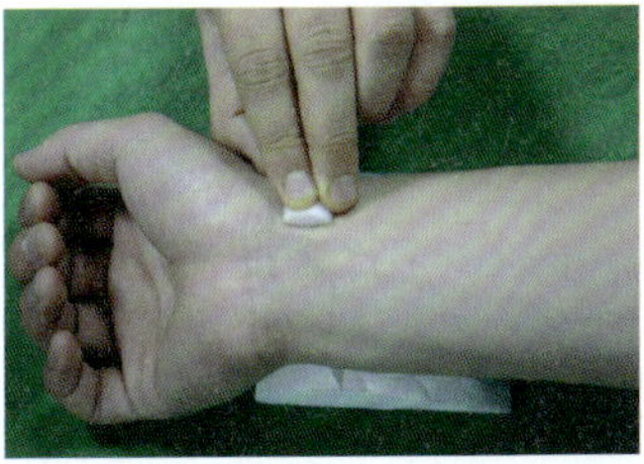

6. 채취 후 주사를 제거하고 5분간 알콜솜 및 거즈 등으로 압박한다.

대퇴동맥(Femoral artery)

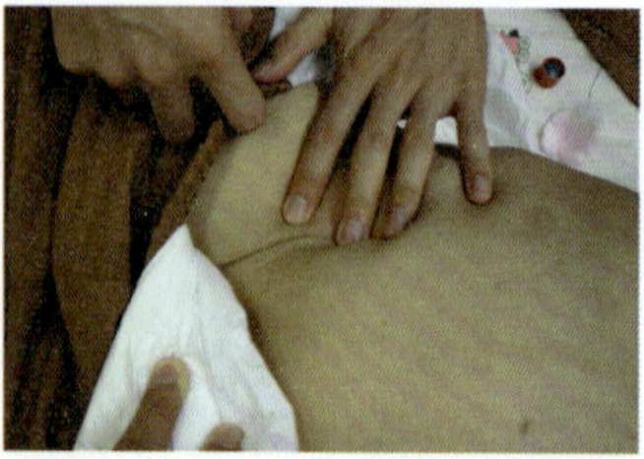

위치

- 외측부터 NAVY-N(신경), A(동맥), V(정맥), Y(사타구니)임을 인지하고 맥박을 확인한다(서혜부 정중앙 2횡지 아래에서 촉지한다).
- 혈압이 낮은 경우나 비대한 경우 촉지 불능-해부학적 지식 숙지 필요(너무 외측 또는 상부로 접근 금지).

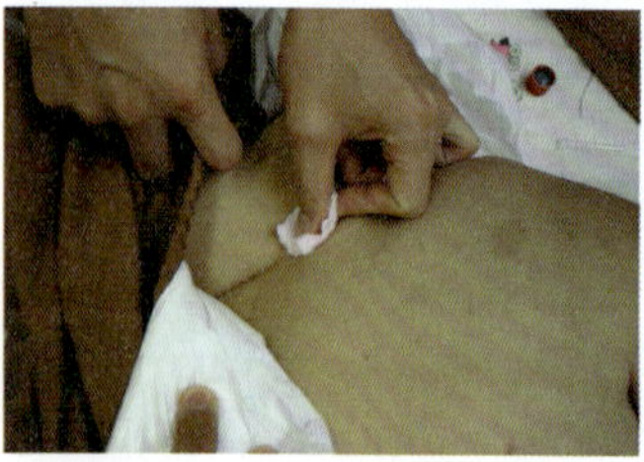

1. 알코올솜 등으로 소독한다.

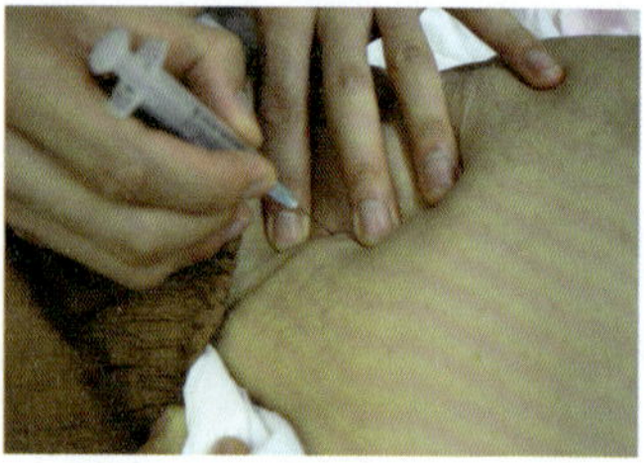

2. 검지와 중지를 이용하여 맥박을 확인하고 두 손가락 사이 또는 하단에 거의 직각으로 주사침을 삽입한다.

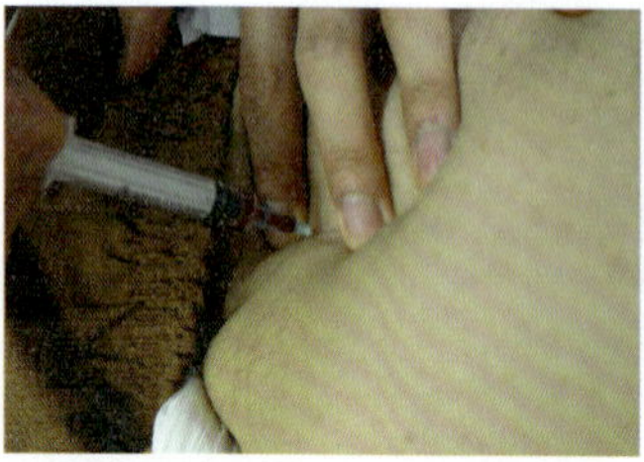

3. 주사 밑단에 혈액이 맺히는 걸 확인하고 채취한다. 정상인의 경우 혈압에 의해 자동으로 채취된다.

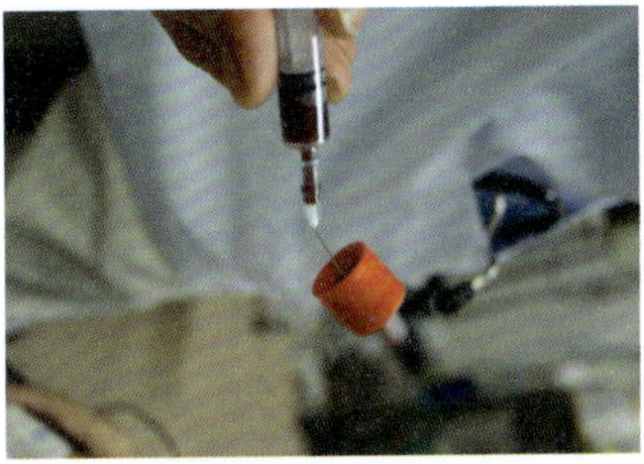

4. 공기의 유입을 막기 위해 고무마개로 주사침을 막고 꺾는다. ABGA기계가 현장에 있는 경우는 바로 삽입하여 검사한다(p. 31 참조).

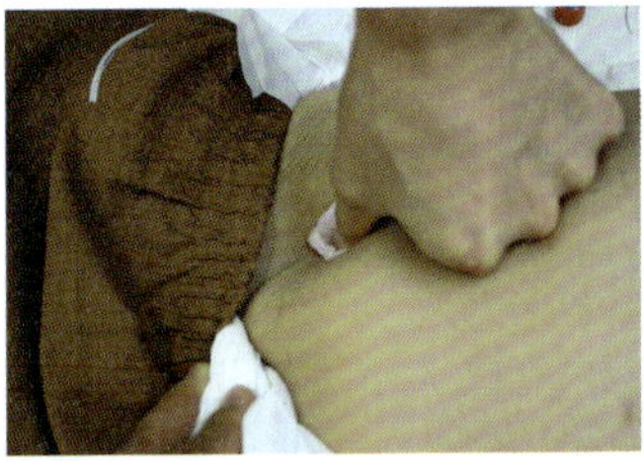

5. 주사침 제거 후 5분동안 압박한다.

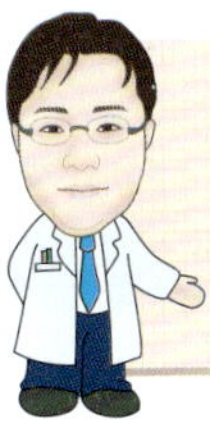

동맥은 손상시 치명적인 결과를 낳을 수 있으므로 반드시 해부학적 위치와 술기를 구체적으로 습득하는 것이 중요하다.

11 도관 삽입

정맥 도관 삽입

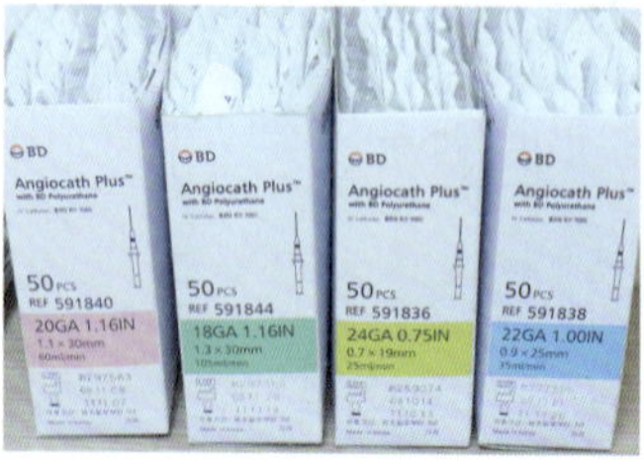

1. 적당한 카테터를 선택한다.

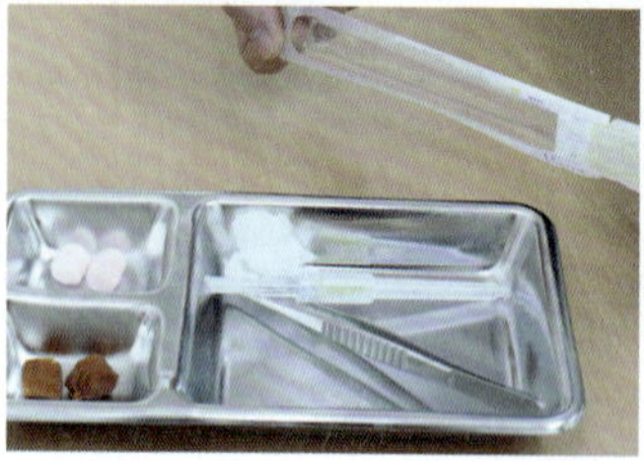

2. 준비물을 정리한다.

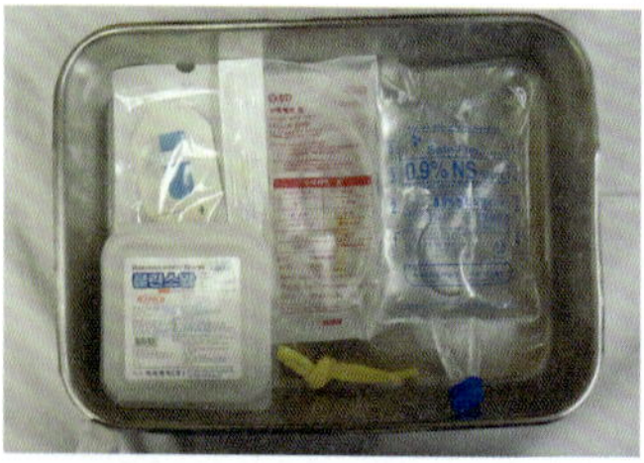

3. 수액세트도 확인하고 정리한다.

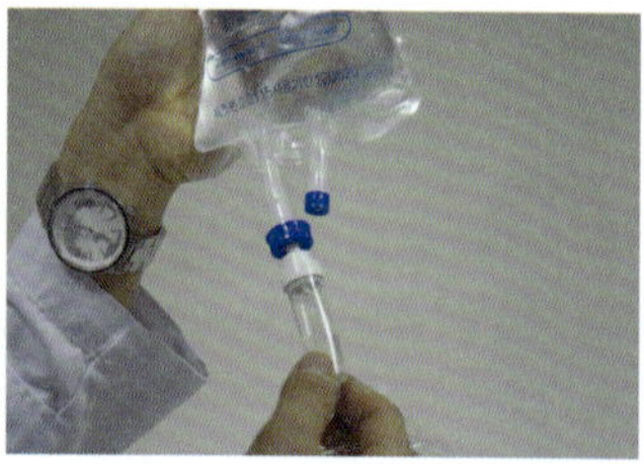

4. 수액을 미리 연결해둔다.

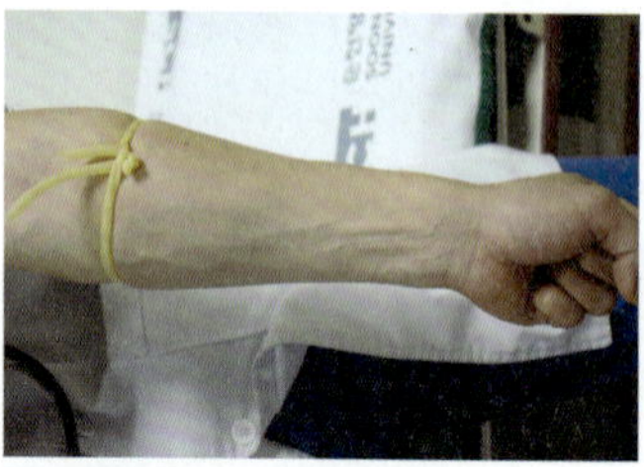

5. 고무줄(tomiquete)을 감는다.

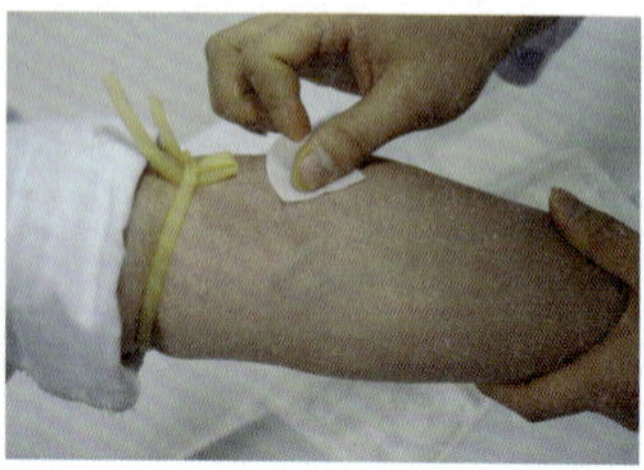

6. 천자 위치를 확인하고 알콜로 소독한다.

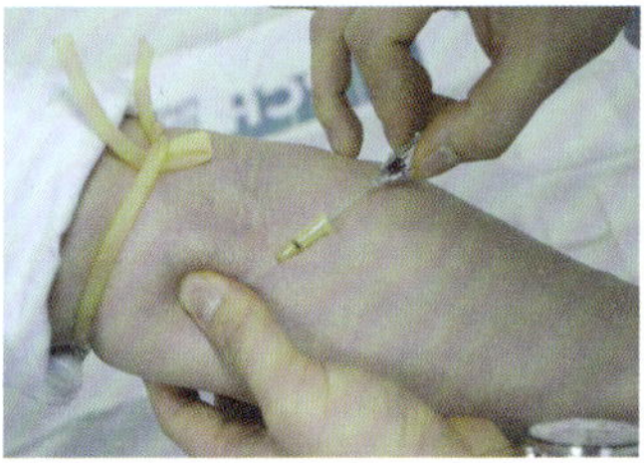

7. 천자를 시행하고 속침을 제거한다.

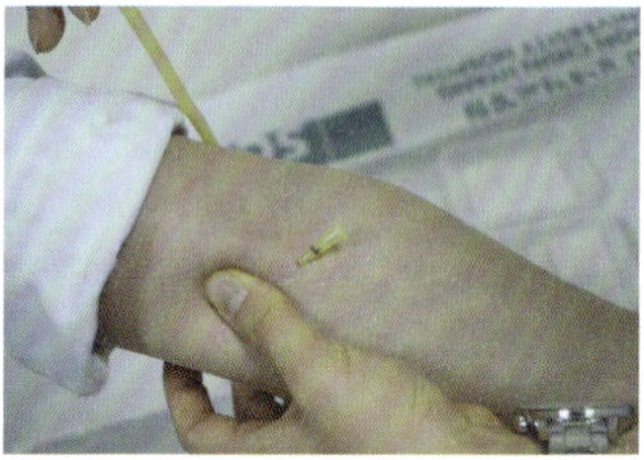

8. 이때 침 끝부분을 압박하여 혈액이 누출되지 않도록 한다.

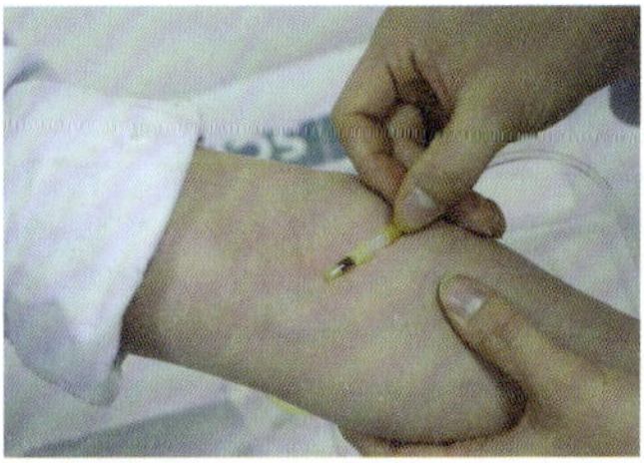

9. 수액선을 연결한다.

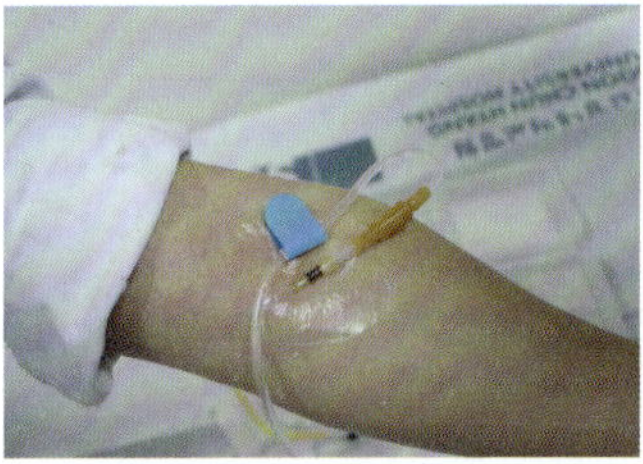

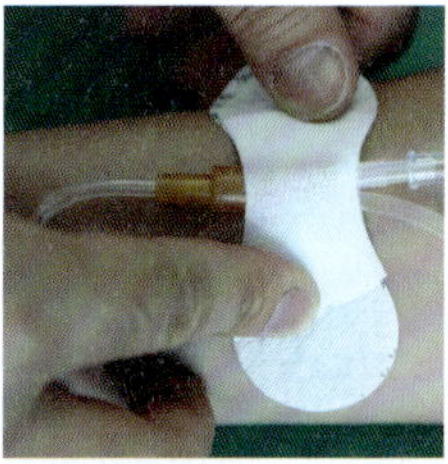

10. 테이프로 적당히 고정하고 수액량을 조절한다.

골내 도관 삽입

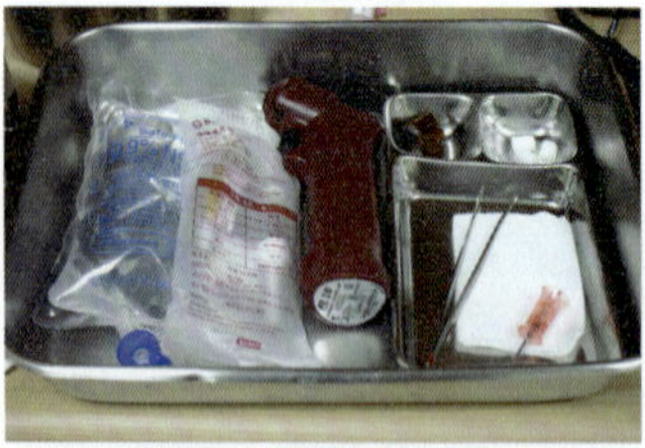

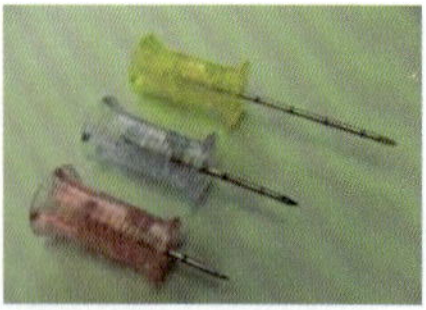

1. 준비물: 수액선, 수액, EZIO, 전용바늘, 소독세트.
2. 바늘을 선택한다.

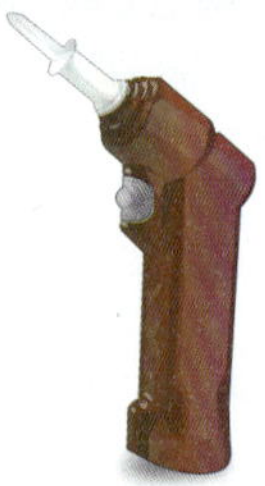

3. 본체와 자석으로 연결한다.

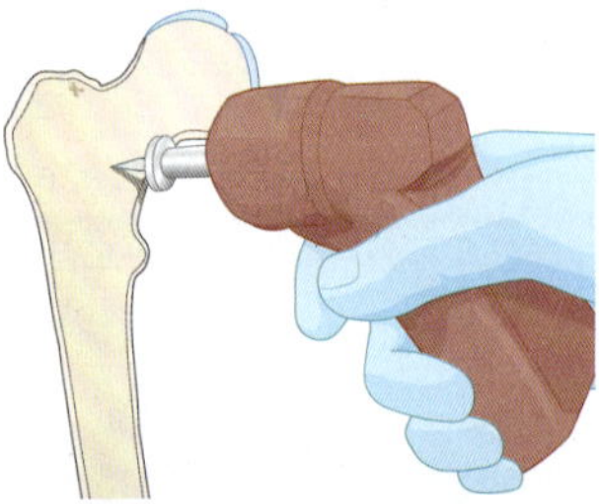

4. 직각으로 방아쇠를 당겨 삽입하고 가이드침을 제거하고 수액을 연결한다.

수액 연결 (꺽임방지)

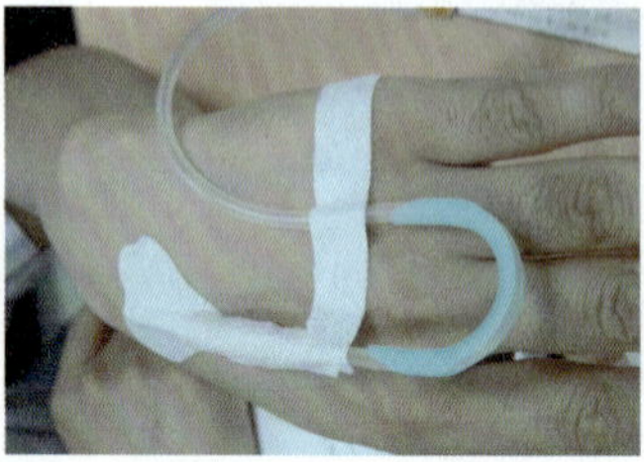

꺽임 방지기를 "U" 자형으로 끼워넣는다.

수액량 조절

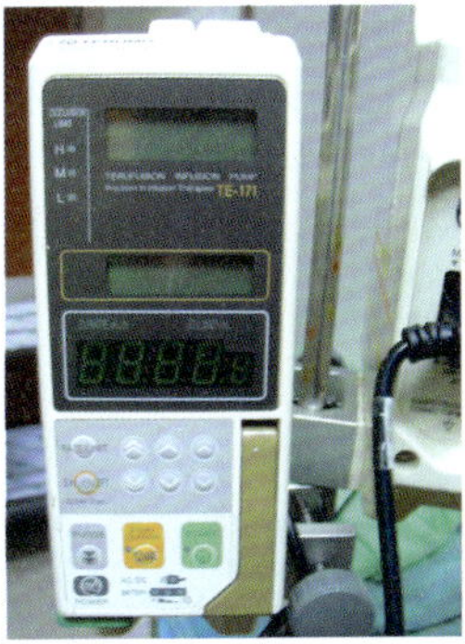

환자 상태에 따라 수액량 조절은 매우 중요하다(ml 또는 gtt를 잘 구분할 것).

혈액 담기

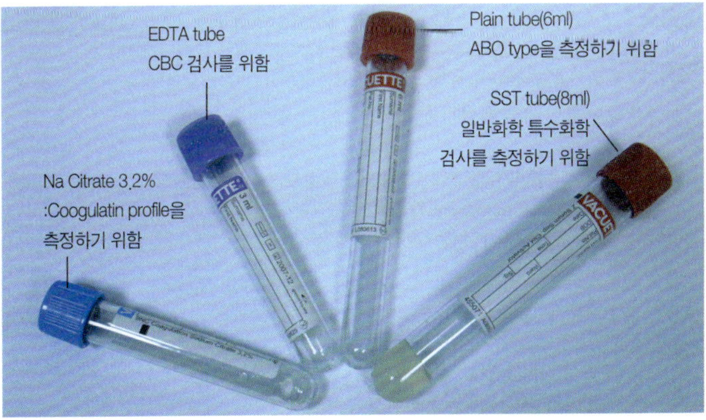

전체용기

대체로 4가지의 특수 용기를 사용하여 검사용도에 맞게 혈액을 담는다.

12 결박

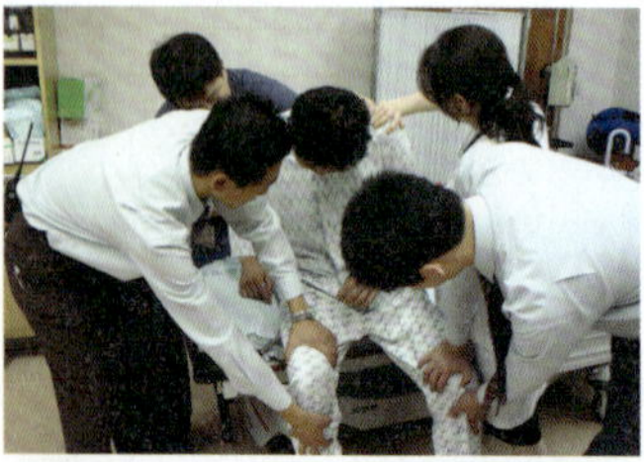

1. 4명 이상의 의료진과 경비원 등이 함께 환자 사지를 제압한다. 제압과 동시에 간호사등이 주사제등으로 진정을 시도할 수 있다. 무엇보다 의료진의 안전을 우선으로 한다.

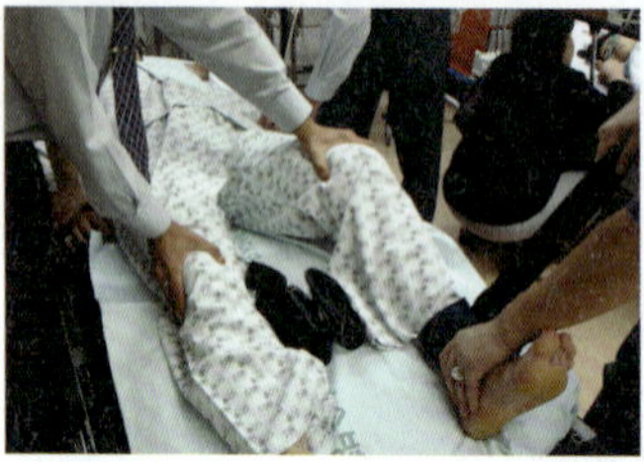

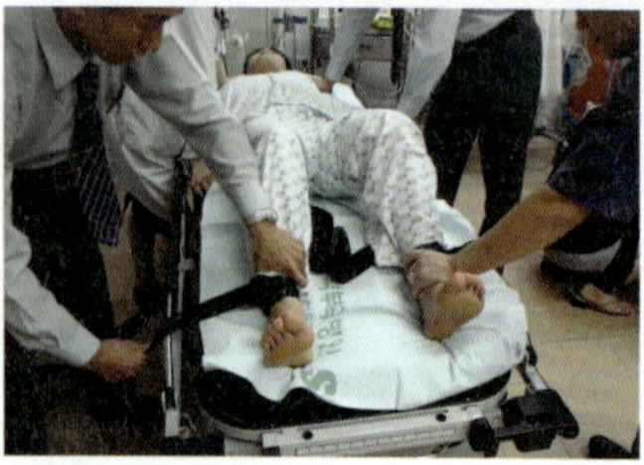

2. 하지부터 고정끈이나 기구로 양측을 묶되 되도록 동시에 시행한다. 이 때 허벅지를 다른 보조자가 압박해주면 쉽게 할 수 있다. 전용기구가 아닐 경우 혈류에 이상이 없도록 화상용 패드 등의 완충장치를 해준다.

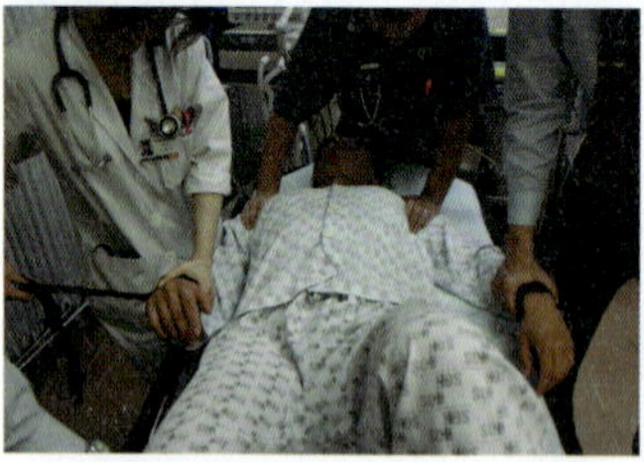

3. 상지도 동일하게 동시에 양측에 시행한다. 이 때도 흉부를 내부장기에 이상이 없도록 적절히 지지해준다.

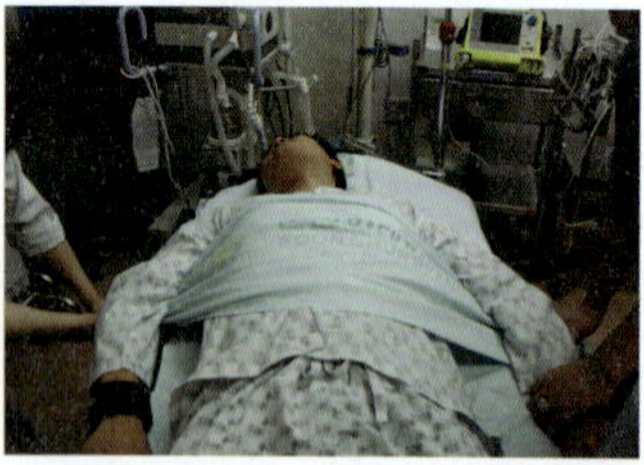

4. 상체 고정을 위해 침대커버 등을 접어서 이용한다. 이 때, 호흡곤란이 발생하지 않도록 주의와 집중관찰이 필요하다.

HAPTER 03

기도 확보

1 Airway anatomy

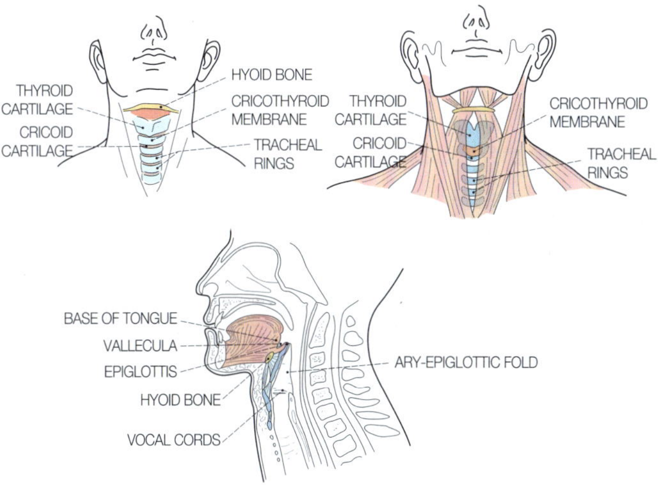

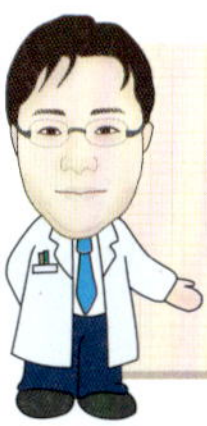

응급질환 처치에 있어서 "기도 확보"라는 술기는 모든 의료진이 항상 준비되어 있어야 하는 필수적인 내용이다. 특히 해부학적 지식은 반드시 인지하고 있어야 한다.

2 일반 현장 장비

1) Artificial Airway

- 역할: 혀에 의해 기도가 막히는 것을 방지함.
- 종류: 구강인두(oropharyngeal), 비강인두(nasopharyngeal)
- 길이재기: 입술 가장자리에서 T-M joint까지의 길이가 적당한 크기이다.
- 삽입방법(구강인두형)

  첫째는 구강에 hard palate를 따라 거꾸로 집어넣고 입속으로 잘 들어간 후 180° 회전시킨다. 끝이 hypopharynx에 위치하게 한다.

  둘째는 jaw thrust maneuver를 사용하여 단순하게 바로 집어넣는다.

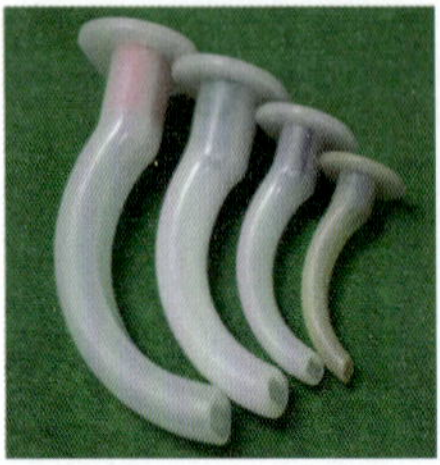
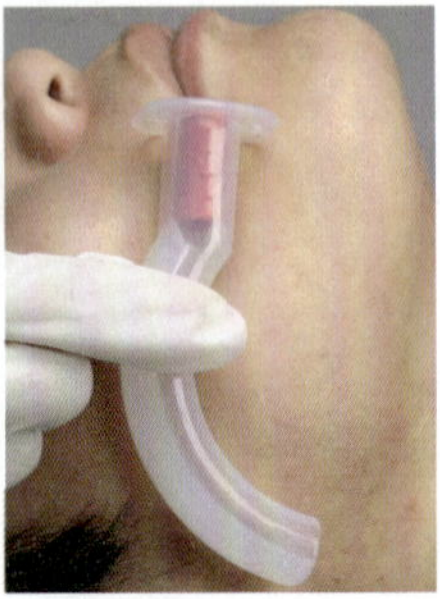
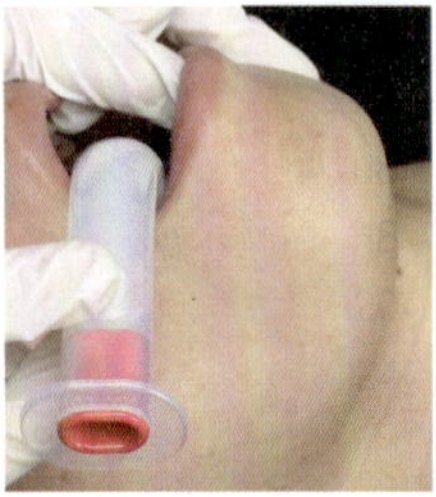

2) Facial Shield

삽입방법

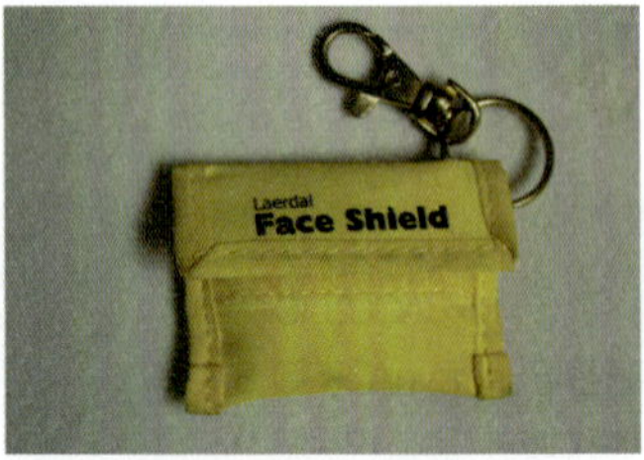

"This is side up" 또는 "앞면" 으로 표시된 곳을 기준으로 공기 주입구를 환자의 입에 맞추고 주입한다.

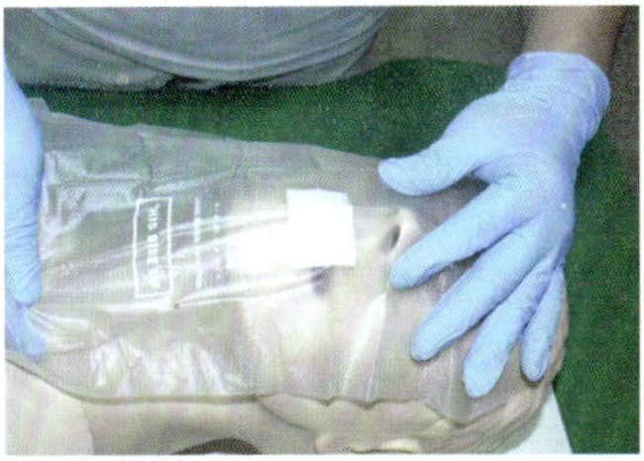

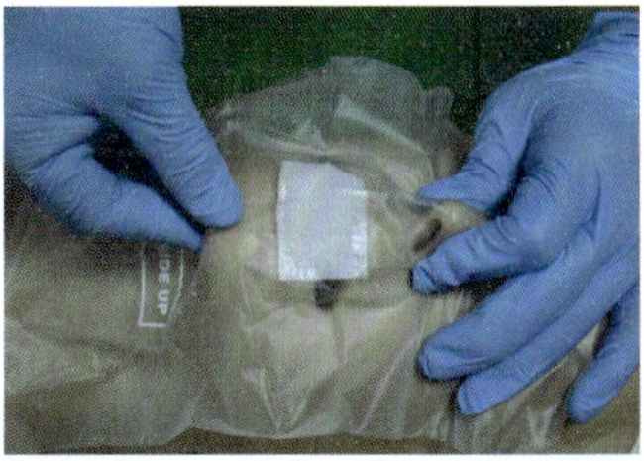

3) Micro Shield

완전히 펴서 airway 부분을 구강에 삽입한다. 이 때 혀를 아래로 젖히고 시도한다.

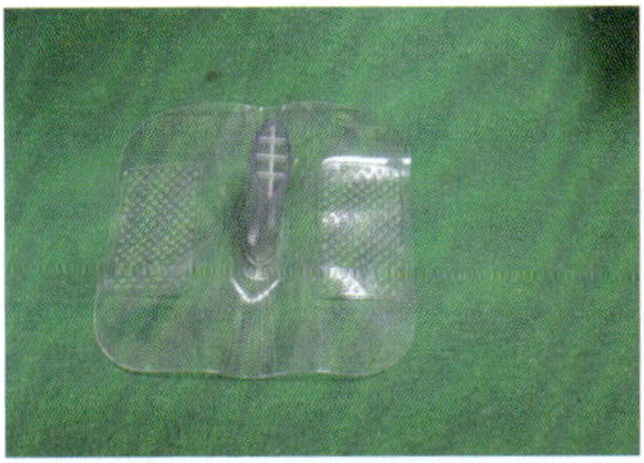

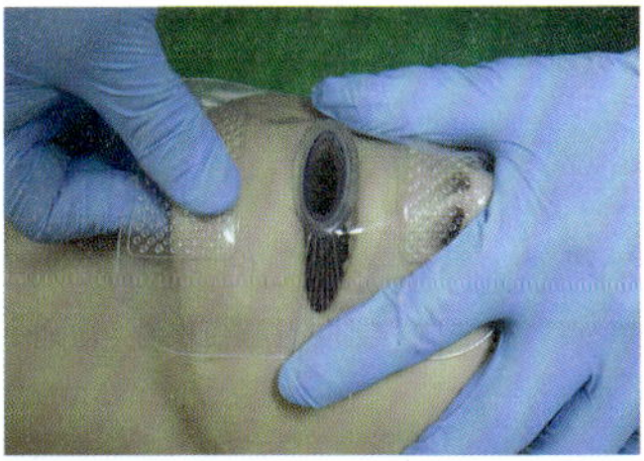

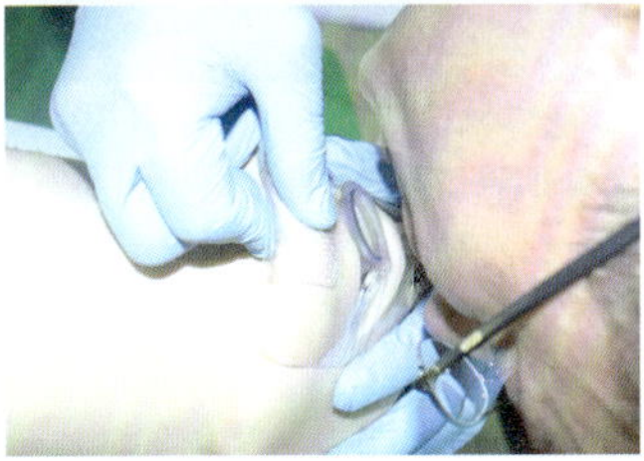

엄지와 검지, 중지로 하악을 함께 잡는다. 코를 막고 구강을 열어 2초 가량 공기를 충분히 주입한다.

4) Pocket Mask

내부소개

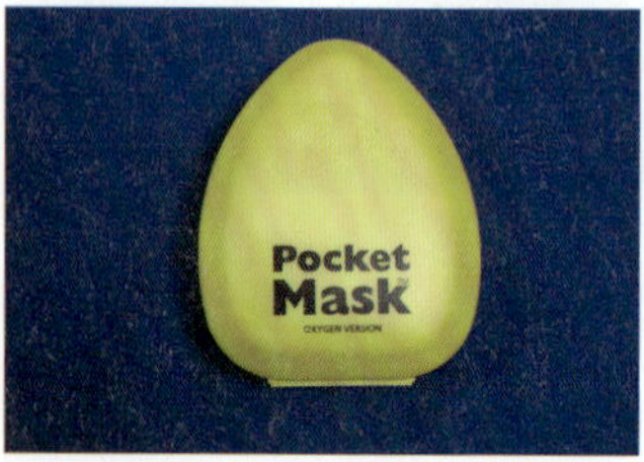

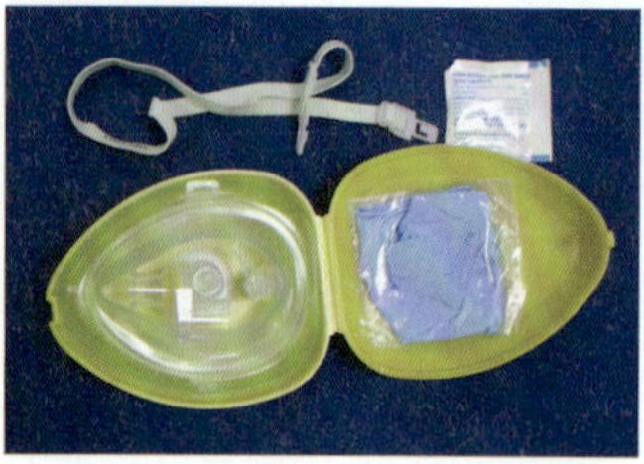

장갑, 마스크, 마스크 연결관, 고정 끈

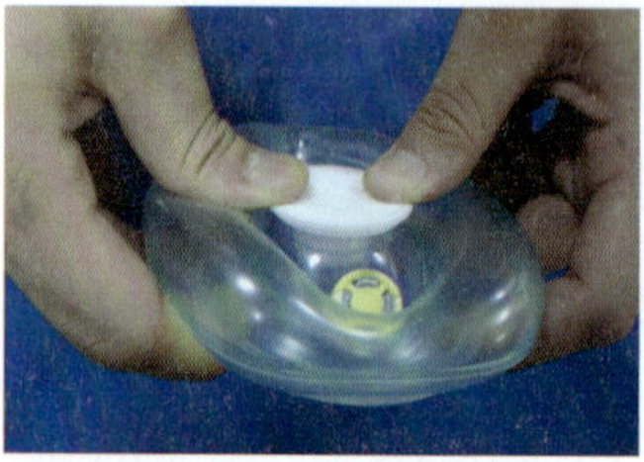

1. Filter 부위를 양 엄지로 눌러서 편다.

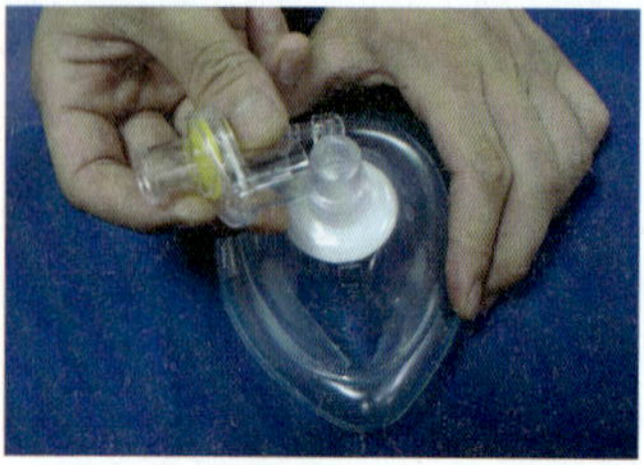

2. 주입구에 대롱을 연결한다(주입구와 대롱이 붙어있는 제품도 많다).

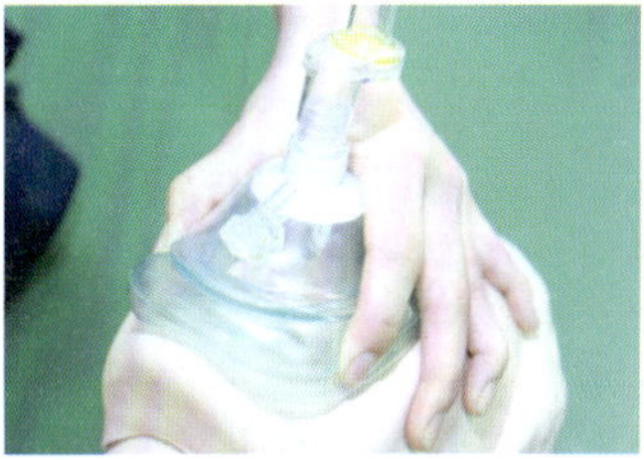

3. 양측을 살짝 집듯이 엄지, 검지로 턱선에 맞게 위치시킨다.

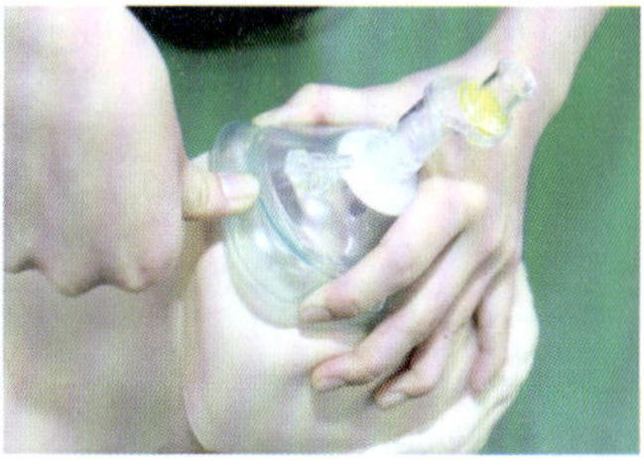

4. 엄지로 아랫단을 누르면서 하악골을 들어올려 기도를 같이 확보한다.

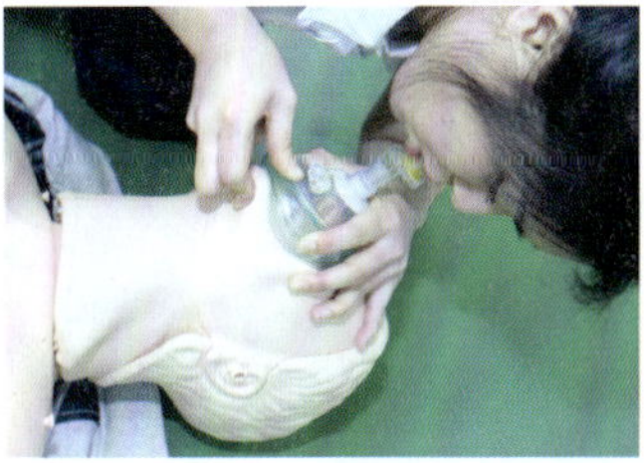

5. 공기를 주입한다.

5) Bag Mask

비교적 사용방법은 간단하고 대단히 효과적인 공급방법이다.
그러나 사용해보지 않았다면 다른 방법을 택해야한다.

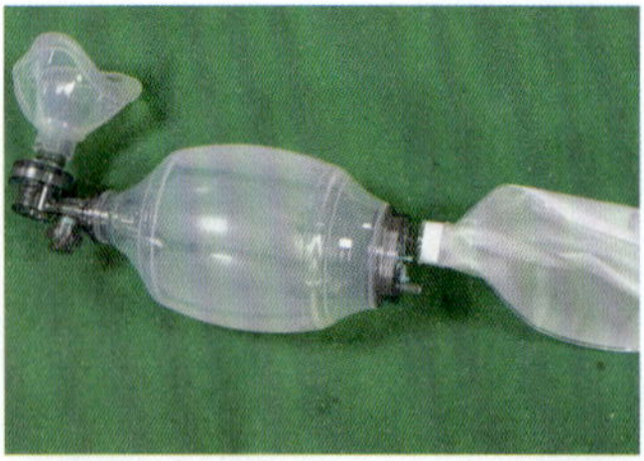

사용방법

대부분 airway를 삽입 후 사용한다.
C-E형으로 마스크를 안면에 고정하여 공기가 옆으로 새는 것을 막고 지지한 뒤 Bag를 짠다.

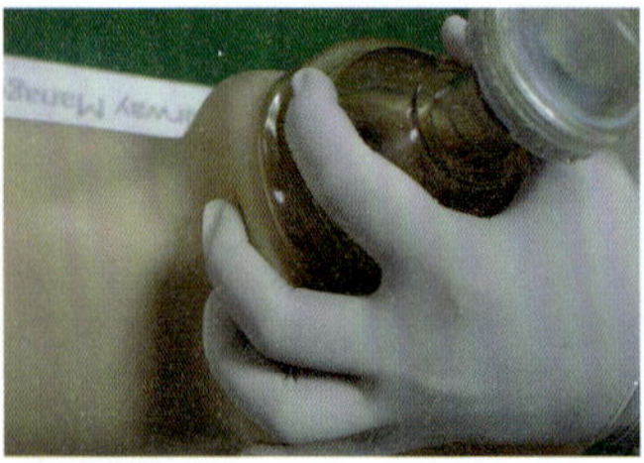

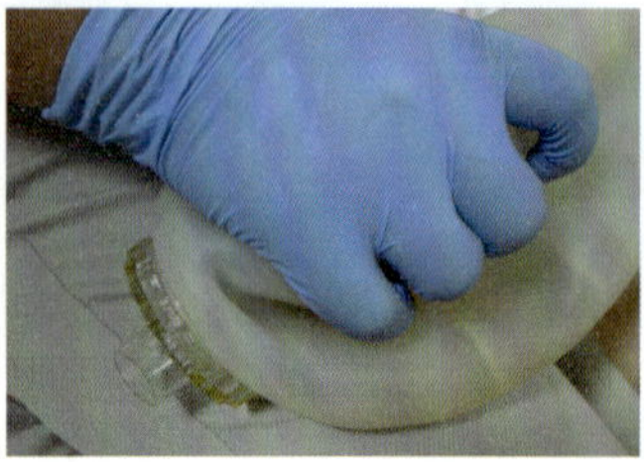

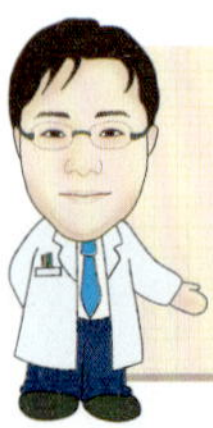

실제로 많은 의료진들이 쉽게 사용할 수 있을 것으로 착각하는 중요 술기법이다.
사실 교육하다 보면 대부분 힘들어 하는 술기이므로 반드시 직접 시도해 보길 바란다.

3 응급 현장 장비(Intermediate airway)

Blind하게 삽입할 수 있고 연구결과상 효과적인 것으로 밝혀진 방법들이다.

- 성공율: 전문가 평균 5초, 비전문가 평균 20초
  (Don Michael TA: Med Instrum 11:231, 1977)
- 실패율: 경기관삽관 19.4%, EOA 1.7%
  (Goldenberg IF, Campion BC, Siebold CM, et al: Minn Med 69:707, 1986)

1) Laryngeal Mask Airway(LMA)

- 기관삽관에 대체방법으로 자주 사용된다
  (95%의 성공율: Brimacombe J. Anaesth Intensive Care 1993).
- 특히 삽관이 곤란한 환자가 적응증이 될 수 있다.
- cuff에 공기를 주입하여도 위내용물의 역류를 예방할 수 없는 단점이 있다.
- 금기는 입을 벌릴 수 없거나 구토하는 환자이다.

사용방법

- 적절한 사이즈를 선택하고 LMA를 삽입한다.
- 검지를 indicator로 사용할 수 있다.

LMA Size 선택

체중(kg)	LMA Size
<5	1
5-10	1.5
10-20	2
20-30	2.5
30-50	3
50-70	4
>70	5

LMA with endotracheal tube insertion

첫째, LMA를 삽입하고 관을 통해 기과삽관 튜브를 삽입한다(90%의 성공율: Heath ML. European J Anaesthesiol 1991).
둘째, traheal tube exchanger를 사용한다.

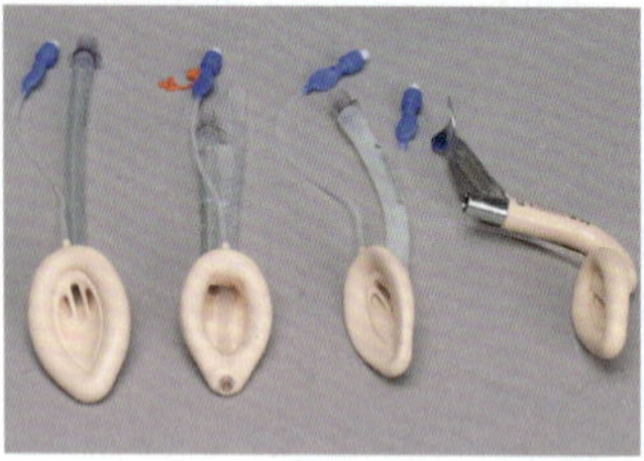

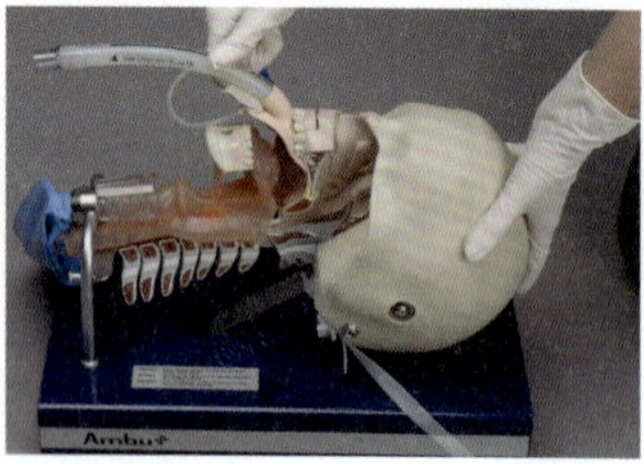

LMA 삽입 순서

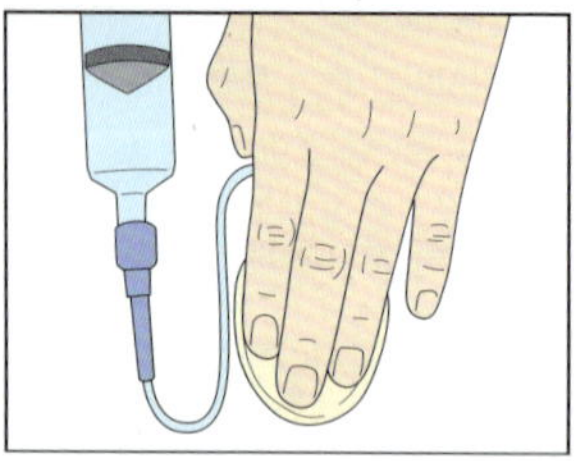

1. 커프를 누르면서 공기를 완전히 제거한다.

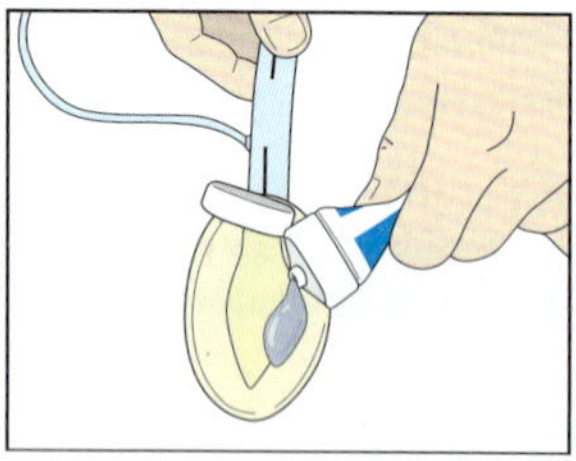

2. 커프의 뒷면에 윤활용 젤리를 바른다.

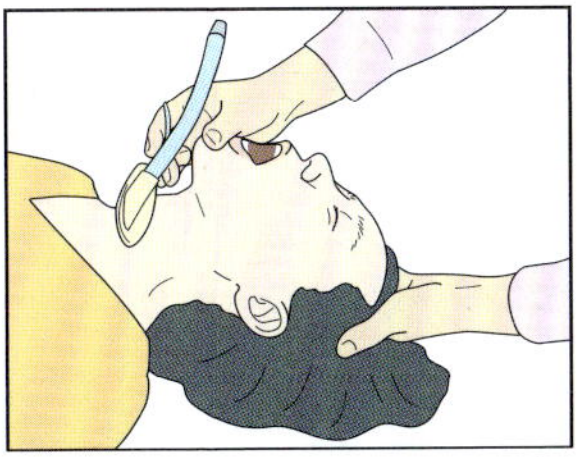

3. 환자의 입천정이 보이게 한다.

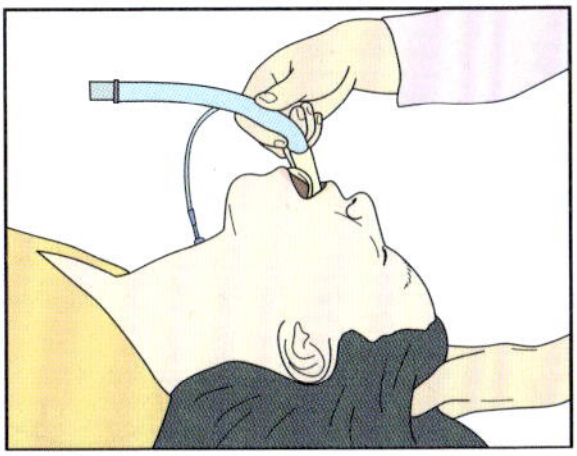

4. 커프를 입천정에 바짝 밀착하여 삽입한다.

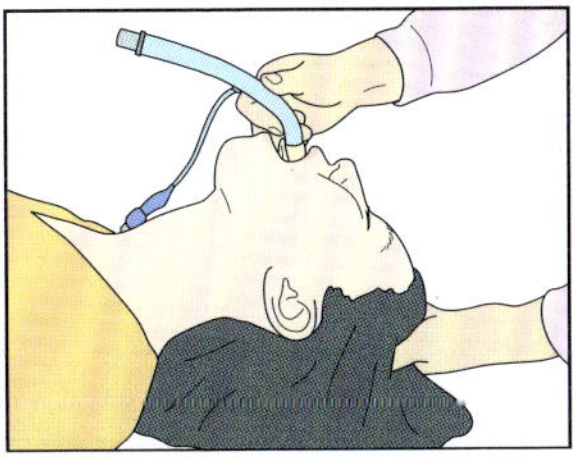

5. 커프를 입천정에 바짝 밀착하여 삽입한다.

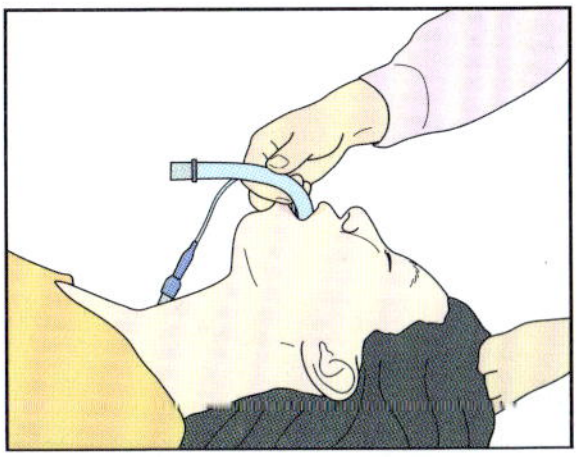

6. 튜브에 저항을 느낄 때까지 충분히 삽입한다.

7. 삽입 후 위치
LMA는 후두와 해부적으로 흡사하여 저항을 느낄 때까지 충분히 삽입하면 상부식도괄약근위에서 더이상 들어가지 않고 멈춘다.

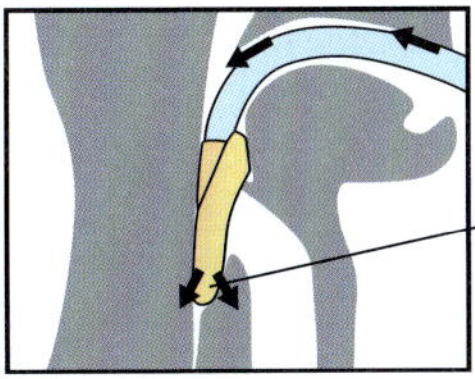

2) Esophageal obturator airway(EOA)

구강을 통해 삽입한 후 풍선을 부풀려 고정시킨다.
이때 근위부에 배치된 구멍을 통해 공기가 기도로 들어갈 수 있도록 설계되어 있다.

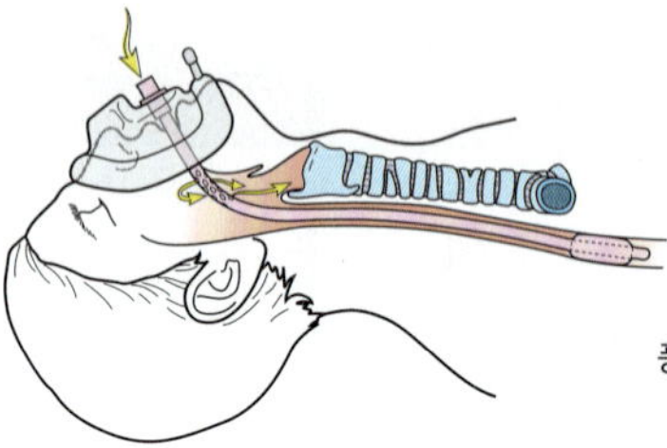

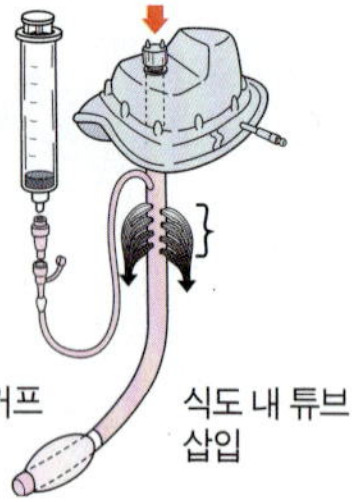

3) Esophageal-tracheal combitube(ETC)

구성

평행하게 가는 두 개의 관이 있고 풍선이 두 개가 있다.

사용방법

엄지와 검지 손가락으로 부드럽게 둥그런 원표시가 치아 사이에 오도록 삽입한다.

- 위풍선(pharyngeal balloon): 공기를 100cc 주입하여 tongue과 soft palate에 위치
- 아래풍선(distal cuff): 공기를 10~15cc 주입하여 기도나 식도에 위치
- 확인방법: 흉부상승 및 호흡음 청진이 같이 있어야 함. 그렇지않으면 다시 시도할 것.

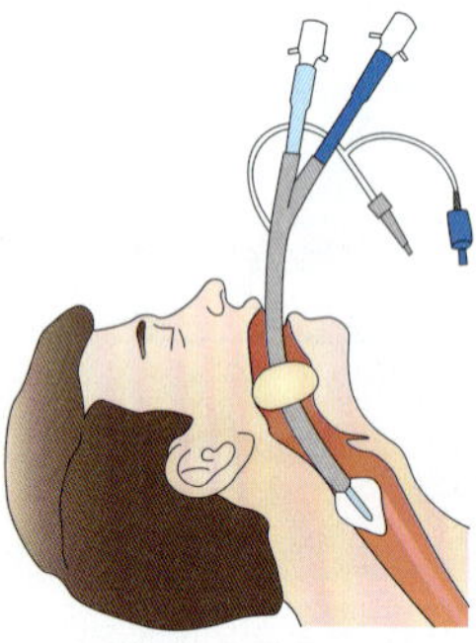

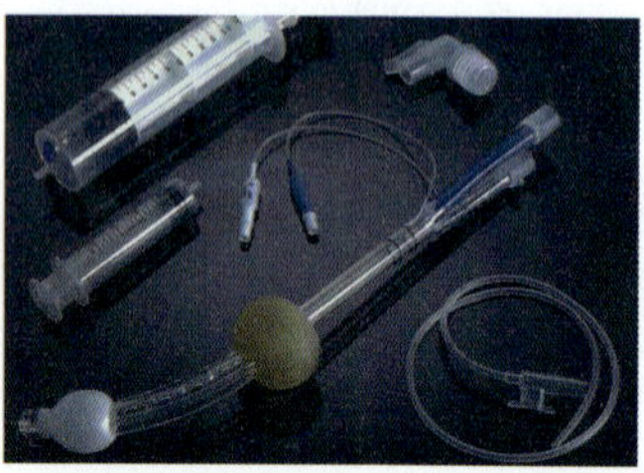

4) Laryngeal tube(king tube®)

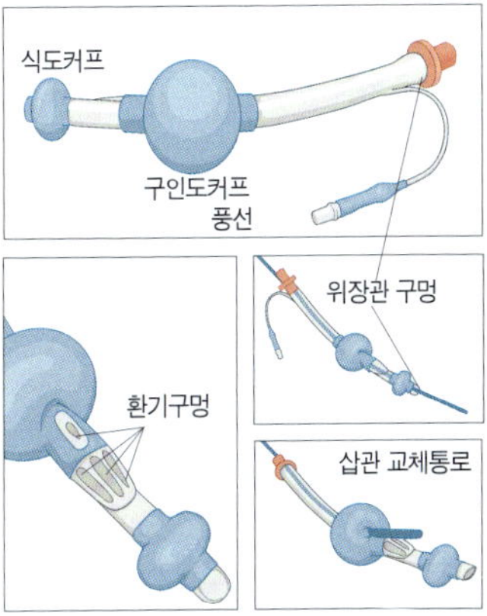

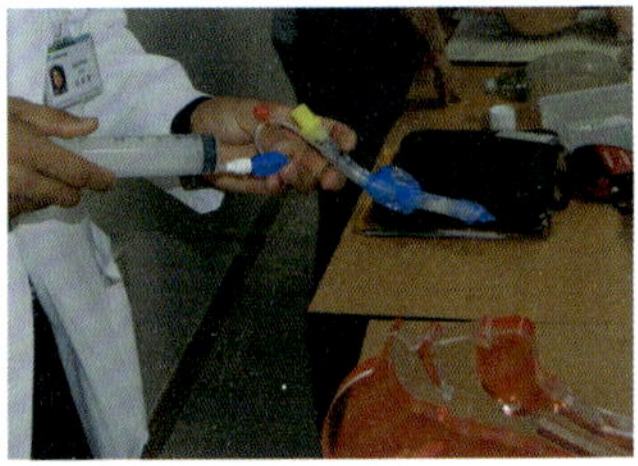

1. King LT: 사이즈가 3, 4, 5번으로 구성된다.
2. 풍선을 불어 장비를 확인한다. 이때 풍선은 60ml가량 필요하다.

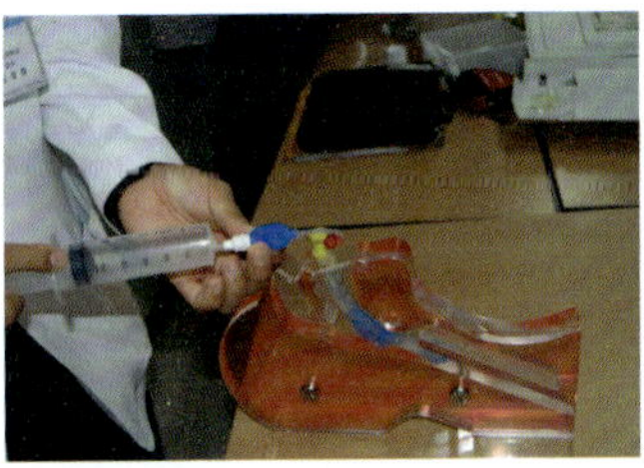

3. 젤을 도포하고 표시된 부위가 치아에 위치할 때까지 삽입한 뒤 풍선을 불어 고정한다.

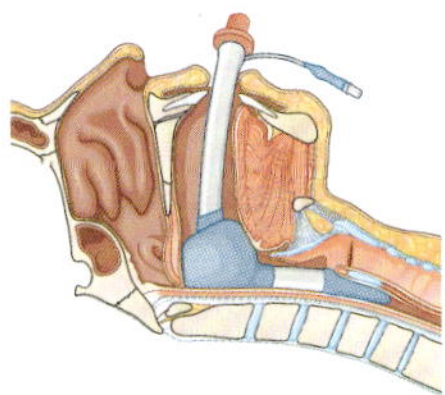

4. 삽입시 방향에 유의해야 한다.

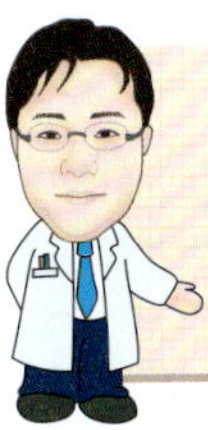

경우에 따라서 기관 삽관보다 빠르고 효과적인 방법이고,
기구가 기도나 식도 어디로 들어가든지 환기가 가능한 방법이다.

4 Endotracheal intubation

가장 확실한 기도확보 방법이다.
"Preparation(준비)" 이 가장 중요하다(첫째는 정신적 물리적 준비, 둘째는 기본 장비에 대한 준비).

적응증

확실하게 기도를 확보해야하는 어떠한 경우도 적응증이 된다.
단, 경추불안정은 상대적 금기이다.

장비 개요

1) 후두경(layngoscope)

- 연령에 따라 다양하게 준비되어 있다.
- 크게, 곡선형(curved, macintosh)과 직선형(straight, miller and Wisconsin)있다.
- 직선형은 epiglottis아래에 끝이 위치해서 바로 들어올리게 된다.

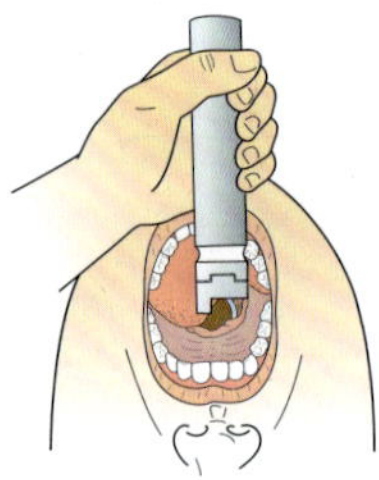

한방향으로 혀를 젖히고 지렛대 형태로 윗니에 기대어 들어올리지 말고 똑바로 치켜올린다.

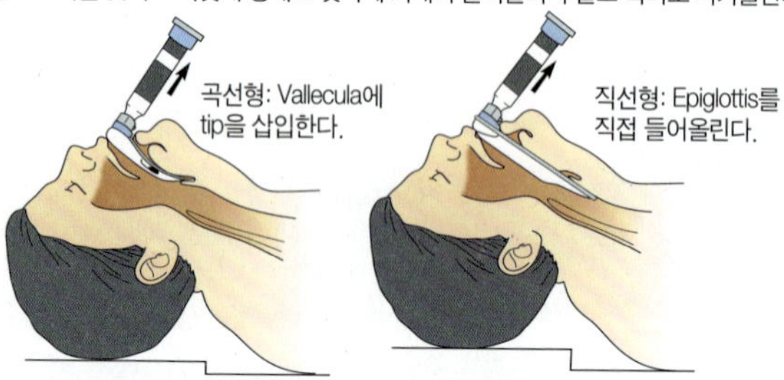

2) 튜브(Tracheal tube)

길이는 30cm, 2~20mm의 직경을 가지고 있다.
대개 남자는 7.5~9.0mm, 여자는 7.0~8.0mm를 사용한다.
유아와 소아는 "커프(유) = 4+age/4" 공식을 사용한다.
"커프(무) = 3.5+age/4"
평균적으로 응급상황에서 약간 작은 사이즈를 선택하게 되는데 화상환자는 반대다.
깊이도 성인과 소아가 다르다.
성인: 남=23cm, 여=21cm 소아(cm): age(years)/2+12

3) 속침(Stylet)

tube 속에 넣어 제대로 삽입되도록 도와 주는 역할을 한다. 길이는 tube보다 손가락 한마디가량 짧다. 절대로 tube 밖으로 나오게 해서는 안 된다.

기관삽관튜브(E-tube)

Size별로 나뉘어 있다.

속침(stylette)

속침의 끝이 tube 밖으로 나와서는 안 된다. 삽입시 기도 손상을 줄 수 있다.

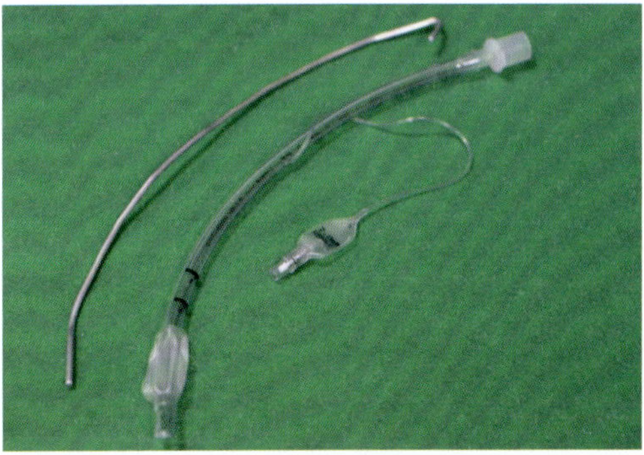

4) 고정(Taping and Tube holder)

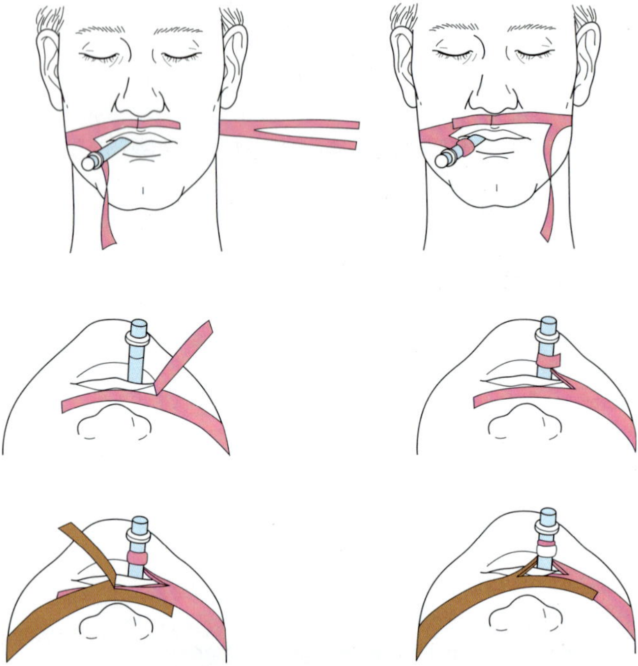

• Taping: plaster 2개를 이용한다. 하나는 한쪽 끝을 뺨에 붙이고 반대측을 tube에 감아서 고정하고 다른 하나도 반대 뺨에서 시작하여 같은 방식으로 고정한다.

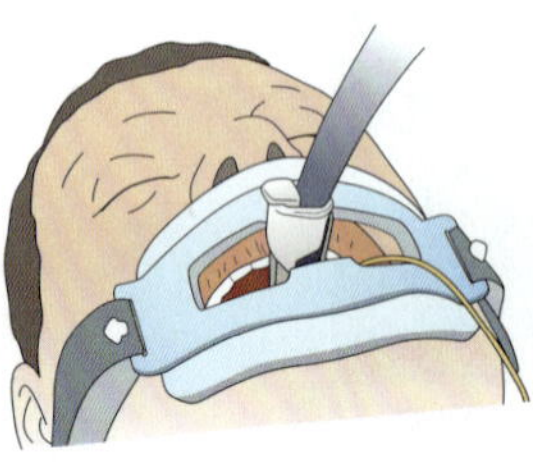

• Tube holder: plaster를 대신해서 사용할 수 있고 물림방지기능을 겸비한 것도 있다.

5) 확인장치(Detecting devices)

- End-tidal CO_2 Detector(p.10 참조): tracheal tube adapter에 연결해서 CO_2를 측정한다. Colorimetric device: 경우에 따라 두가지 색으로 변하여 구별할 수 있다. 결과에 대한 민감도가 80%, 특이도가 96%로 알려져 있다. 단, 분비물 등에 의해 구분이 정확하지 않을 수 있다.
- Syringe esophageal detector device: 실린지를 통해 공기를 주입하거나 흡인하여 확인하는 방법으로 Et-CO_2에 비해 방법이나 실행 속도가 편하고 빠르다.
- 호흡감지기

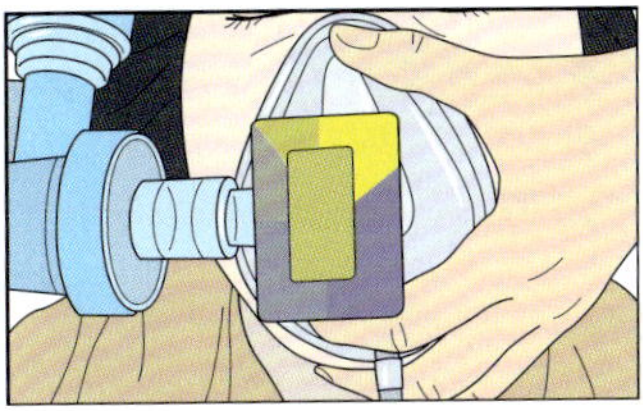

기도확보시(색이 변함)

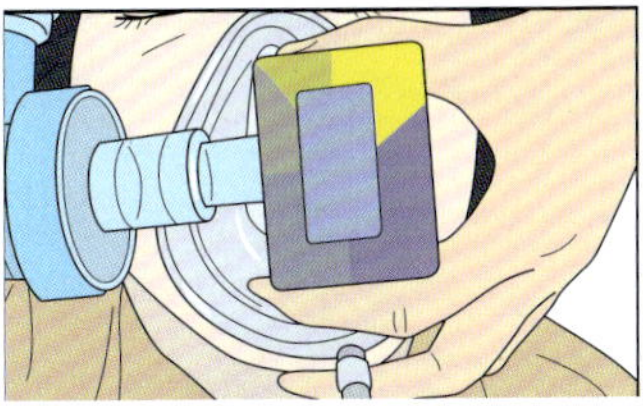

기도폐쇄시(색이 변하지 않음)

삽입방법

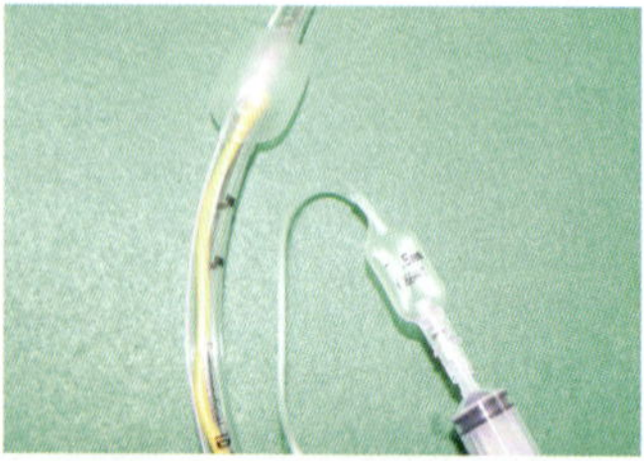

1. 후두경의 전원, 튜브 사이즈, 풍선기능 및 stylette 장착 여부 등을 꼭 체크한다.

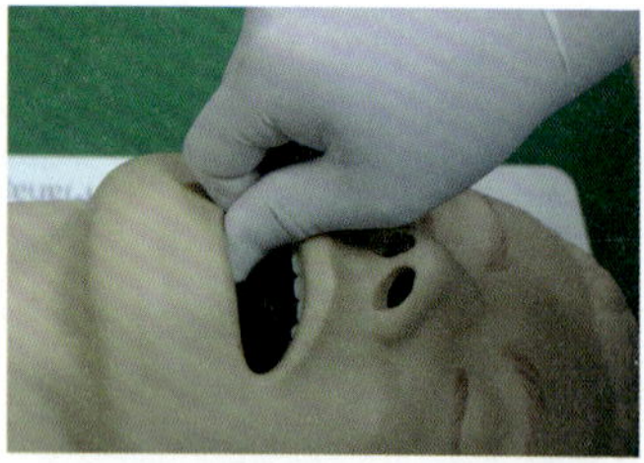

2. 머리 밑에 10cm 가량의 베게를 대고 Sniffing position을 취한다. 100% 산소를 충분히 공급(P_aO_2〉 90%)하고 엄지와 검지를 이용해 혀를 재치고 구강을 넓힌다.

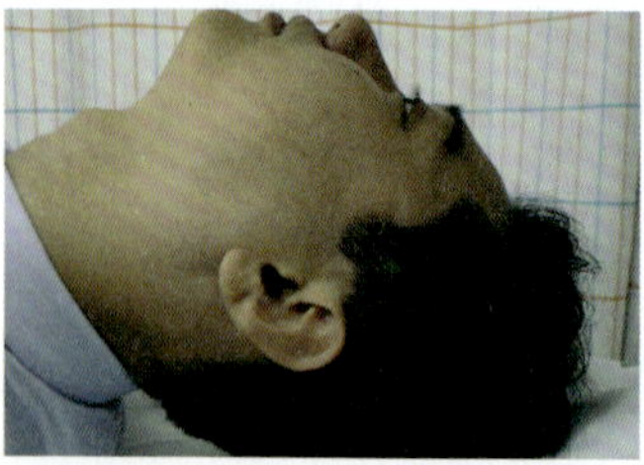

Sniffing position

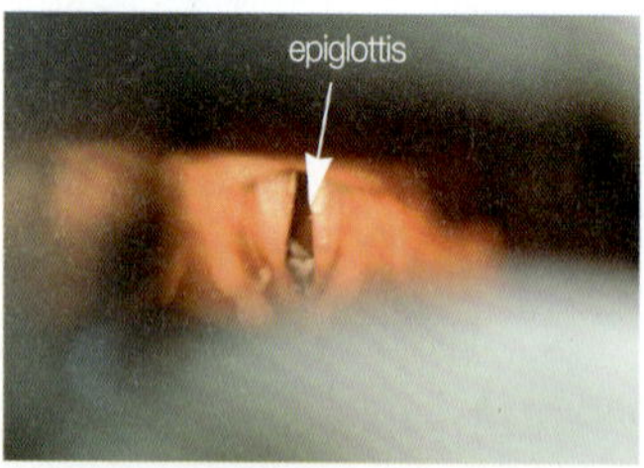

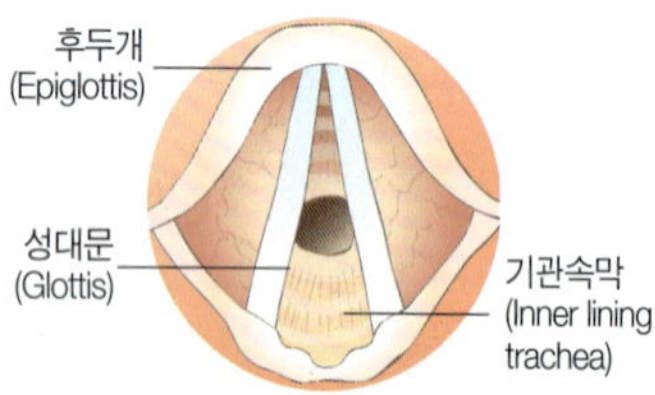

Vocal cord(마네킨)

곡선형: 후두개 상방에 후두경 끝이 위치하게 한다.

직선형: 후두개를 같이 들어 올려 준다.

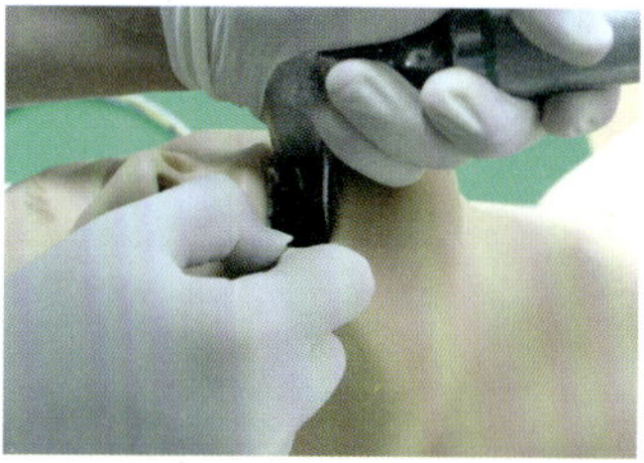

3. 인두경으로 혀를 좌상방으로 들어올리며 삽입한다. 치아 손상을 방지하기 위해 45° 상방으로 하악전체를 들어올리며 Vocal cord를 확인한다. 성인 곡선형, 8세 이하는 직선형을 사용한다.

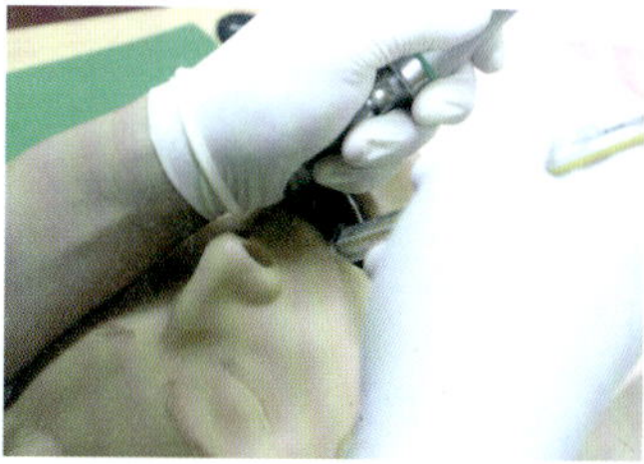

4. 왼손에 Tube를 잡고 Blade를 따라 Vocal cord 안으로 조심스럽게 삽입한다. Stylette은 Vocal cord를 지나면서 동시에 제거한다. 옅은 호흡이 있고 Vocal cord가 안보이는 경우 tube 밖으로 Expiration 되는 것을 확인하고 그 위치에서 밀어 넣는다.

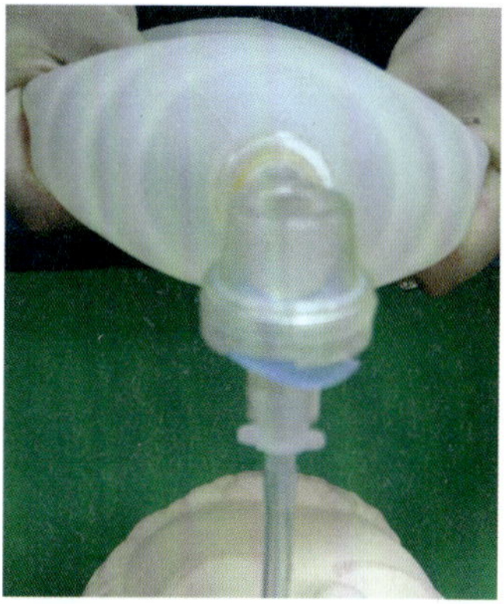

5. Connector를 통해 100% 산소를 공급하고 흉곽의 팽창 여부를 확인한다.

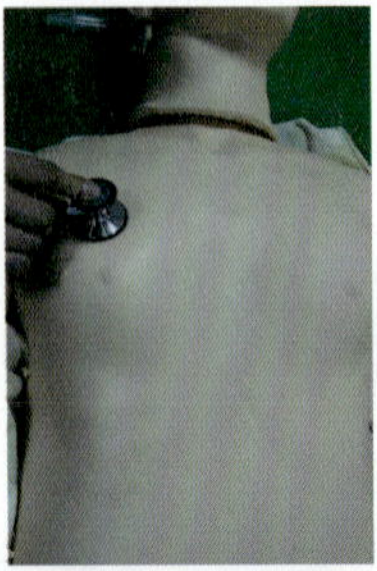

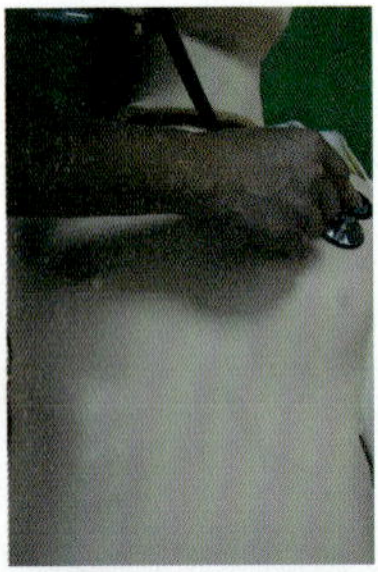

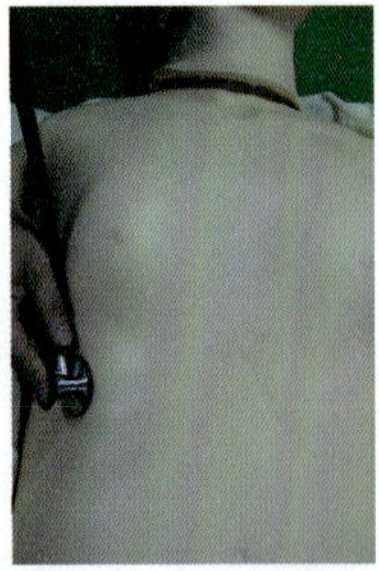

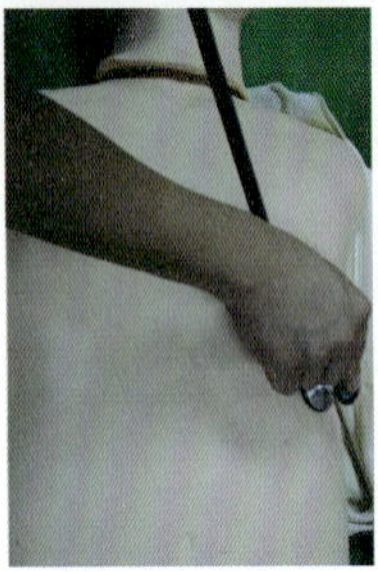

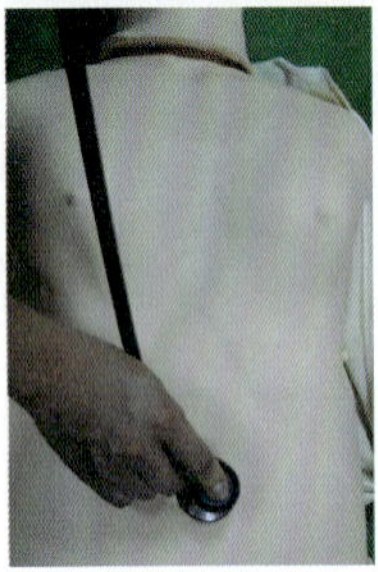

6. tube 끝의 위치를 5 point(흉부양측 상 · 하부, 검상돌기 아래) 청진을 통해 확인하고 깊이를 조절한다(대개 남자 23cm, 여자 21cm).

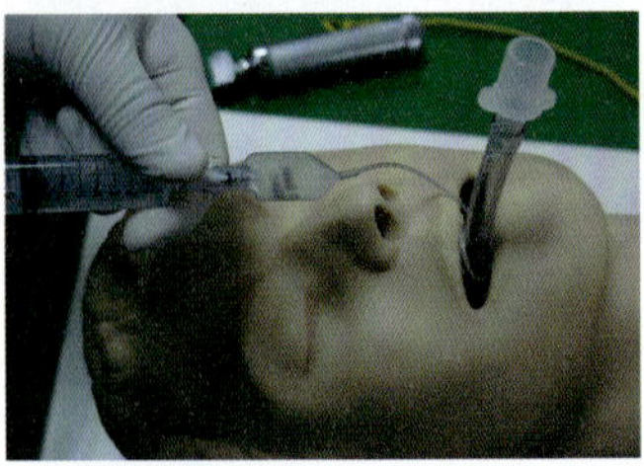

7. Tube를 balloon시킨다(25mmHg 이상, 40mmHg 이하).

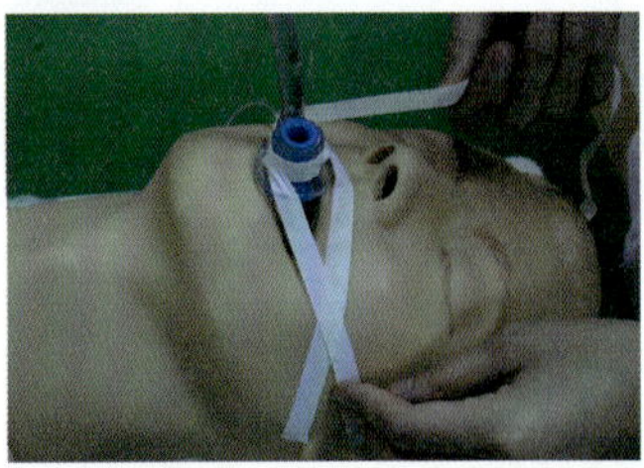

8. Airway 또는 Tongue bite와 함께 plaster 등으로 고정한다.

5 Rapid Sequence Intubation (RSI)

보다 신속하고 안정적인 기관삽관을 목적으로 한다.
병원 외에서도 시도 되고 있으나 주로 병원 내 응급실 등에서 시행 가능한 술기이다.

7P

1. Preparation

Sniffing position을 취한 후 airway를 삽입하고 Ambu.bag을 통해 100% 산소를 공급한다.

2. Preoxygenation

몇가지 연구에서 100% 산소를 3분간 투여하면 유효포화도를 8분간 지속할 수 있다거나 4번의 100% 산소를 최대한 공급하면 6분간을 유지한다는 설이 있으나 현재까지는 할 수 있는 한 최대한 공급하는 것이 유일한 방법이다.

3. Pretreatment/Premedication

Fentanyl 2~3 ug/kg
Atropine 0.01 mg/kg
Lidocaine 1.5~2.0 mg/kg

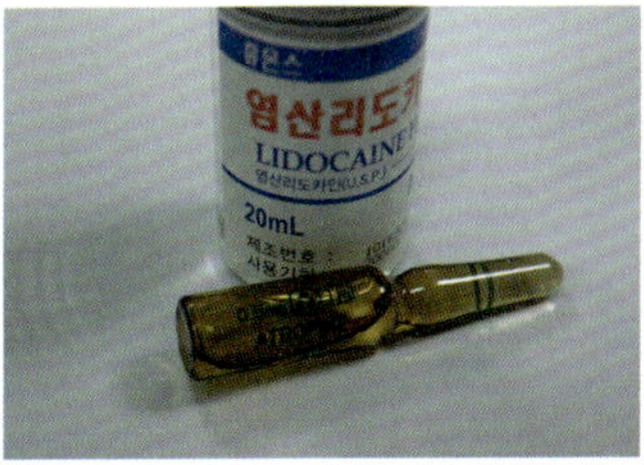

환자 모니터를 감시하며 전처치 약물(lidocaine or atropine)을 투여한다.

4. **P**aralyze after sedation

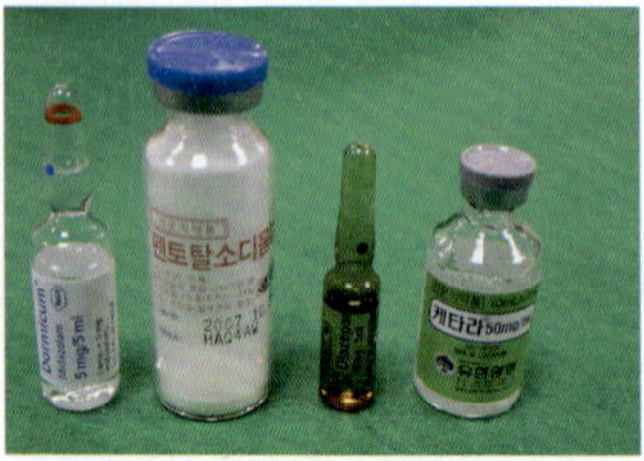

진정마취제(Domicome, thiopental, Diazepam, ketamine, Etomidate, Propofol 등)를 선택하여 투여한다.

Thiopental 3~5 mg/kg IV

Ketamine 1~2 mg/kg IV

Etomidate 0.3 mg/kg IV

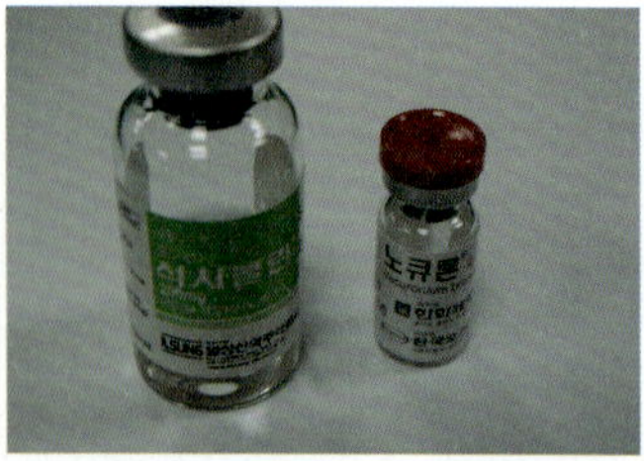

근이완제(Succinylcholine or Vecuronium 등)를 투여한다.

Succinylcholine 1.5 mg/kg IV

Ketamine 1.5 mg/kg IV(영유아 2.0 mg/kg)

Vecuronium 0.1 mg/kg IV

5. **P**rotection/Positioning

기관삽관의 방법과 동일하게 시술한다.

6. **P**lacement of tracheal tube

7. **P**ostintubation management

기관삽관 후 처치를 한다.

두부손상환자의 RSI Protocol

1. Preparation

2. Preoxygenation

2~3분간 100% 산소 투여

3. Pretreatment/Premedication

1.5~2 mg/kg lidocaine

3~5 mg/kg fentanyl

4. paralyze after sedation

0.3 mg/kg etomidate

1.5 mg/kg Succinylcholine

5. Protection/Positioning

Cricoid Pressure 유지

6. Intubation

7. Postintubation management

Vecuronicum 0.1 mg/kg

6 변형된 기관삽관법

1) Nasotracheal intubation

1920년대에 magil에 의해서 소개되어졌다. 이 방법은 blind하게 진행할 수 있다는 것과 목의 움직임을 최소화하고 입을 벌릴 필요가 없다는 장점이 있다.

사용방법

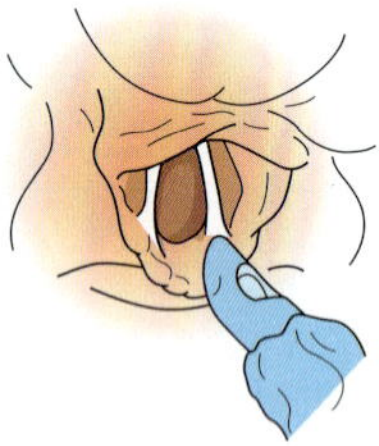

1. 코로 부드럽게 삽입 후 호기되는 공기가 가장 세게 나오는 지점에서 환자의 흡기시에 삽입하는 방법

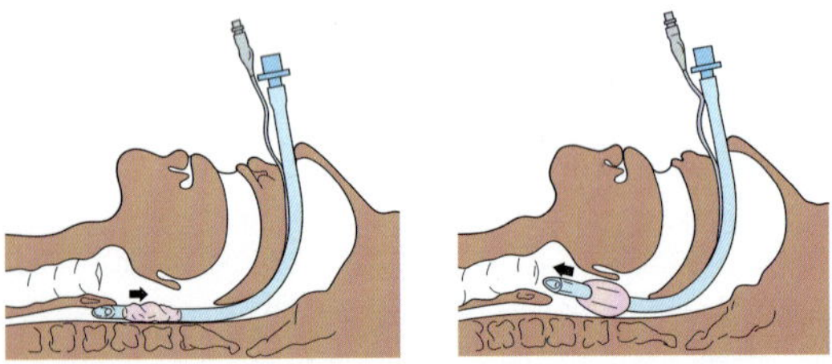

2. 이것이 용이치 않을 시에는 식도로 통과된 경우 약간 뒤로 뺀 뒤, cuff를 부풀린 후 삽입하는 방법

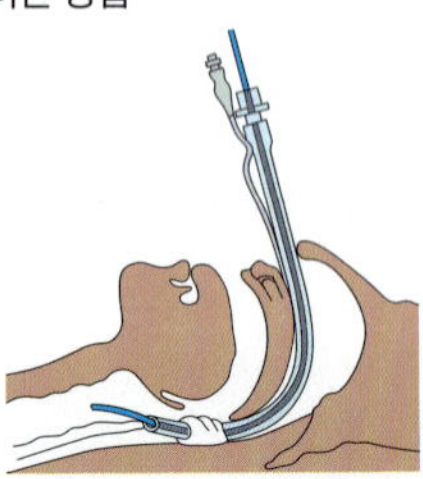

3. Suction catheter를 tube에 삽입하여 indicator로 사용하는 방법

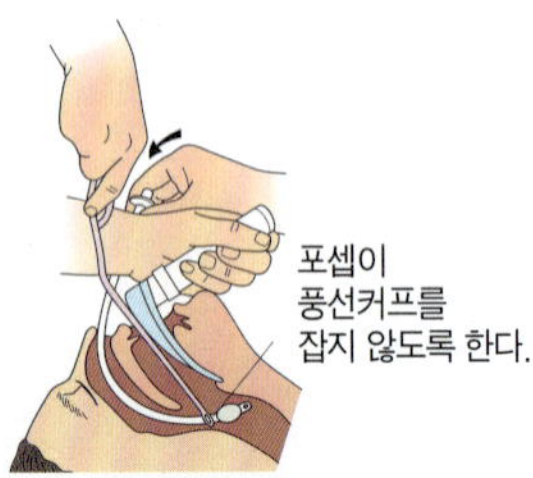

4. Magil forcep을 이용하여 cuff 위쪽을 포셉으로 잡고 삽입하는 방법

2) Bullard laryngoscope

주로 difficult airway에서 사용되는 것으로 해부학적인 구조로 제작된 rigid fiberoptic laryngoscope를 이용하여 larynx를 직접 보면서 삽입하는 방법이다. 환자의 머리나 목의 구조에 관계없이 시행할 수 있다. 만약 혈액 등에 의해 larynx가 보이지 않을시에는 사용해서는 안 된다.

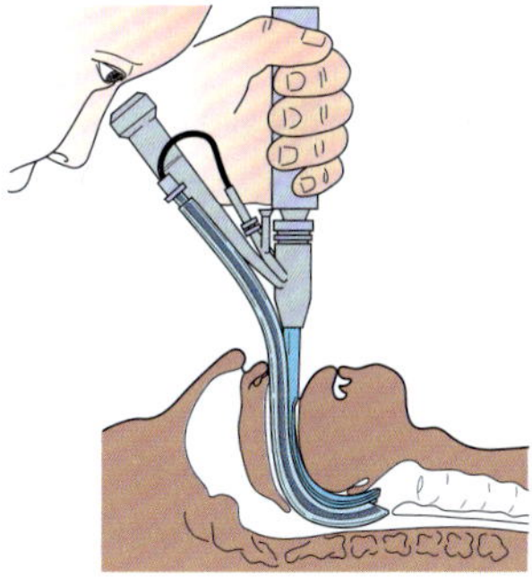

3) Digital intubation

검지와 중지를 indicator로 사용하여 두 손가락 사이에 tube를 위치하고 후두에 삽입하는 방법이다.
대상은 deep coma상태로 후두가 안보이면서 비강삽입이 불가능한 환자이다.

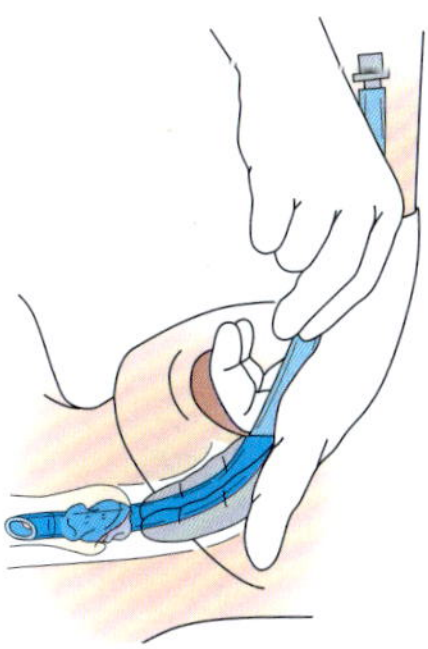

4) Lighted stylet intubation

1957년에 Macintosh와 Richards에 의해 소개된 것으로 blind하게 전지로 밝혀진 불빛이 달린 stylet을 이용하여 삽입하는 방법이다. 이것은 끝이 하키처럼 90°로 굽어져 있으므로 이빨로 물리지 않게 삽입하고 불빛이 목앞쪽의 연부조직을 통해 비춰지는 것(transillumination)이 정확한 위치를 잡는데 있어서 중요한 부분이다. 더 잘 보이기 위해서는 cricoid pressure를 하면 되고 혹시 보이지 않을 경우는 식도 등으로 들어갔을 가능성이 크므로 뒤로 빼야한다.

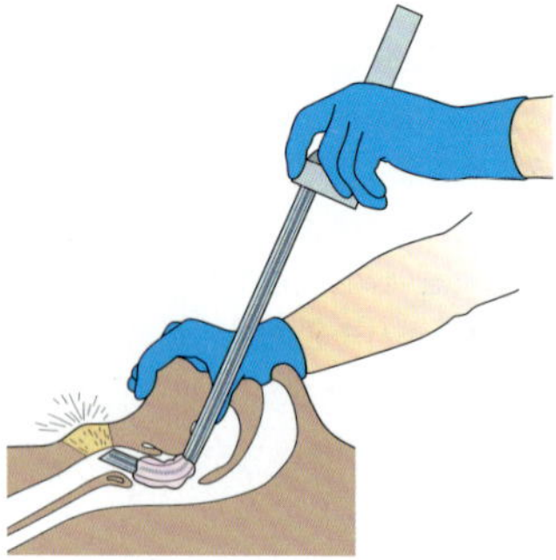

5) Fiberoptic bronchoscope intubation

의식있는 difficult airway 환자의 삽관법 중 가장 좋은 방법이고 직접 보면서 시행하므로 실패율이 낮다. 이것은 구강 및 비강 모두에 적용할 수 있고 다른 방법이 실패한 경우 시행해 볼 수 있다. 실패한 경우는 보는 장비를 사용하였기 때문에 입김이나 혈액, 분비물 등이 보는 것을 방해할 때 생길 수 있다. 또한 다른 장비와 마찬가지로 시행자가 기구를 능숙하게 다룰 수 있어야 한다.

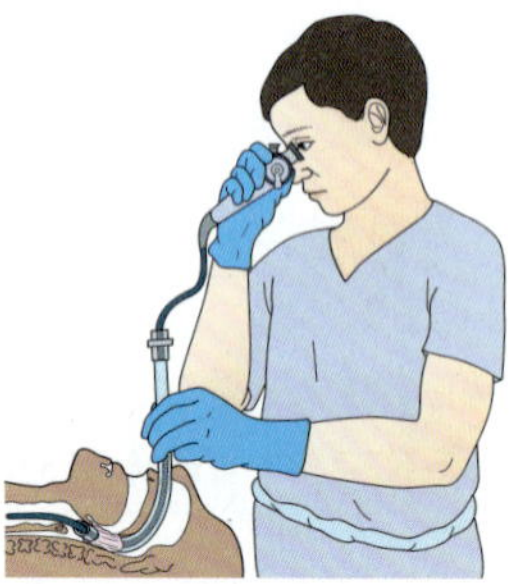

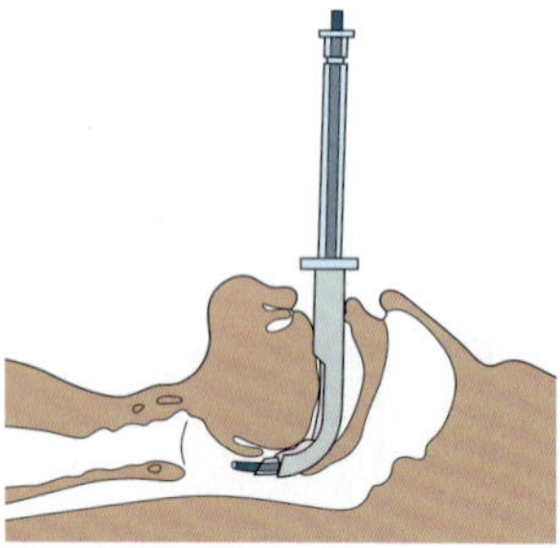

6) Retrograde intubation

이방법은 1960년에 Butler와 Cirillo에 의해 소개된 것으로 Cricothyroid membrane 또는 high trachea를 통해 가이드 철심이나 카테터를 이용해 삽관하는 방법이다. 특히 Glottis를 볼 수 없을 정도의 기도내 출혈시 사용될 수 있다.

방법

Cricothyroid membrane 하단을 촉지하고 seldinger 방법의 가이드철심을 삽입하고 laryngoscopy를 이용해 구강내로 철심이 들어오는 것을 확인한 뒤 magil forcep을 이용해 철심을 확보하고 그 곳에 tube를 넣어 삽입한다.

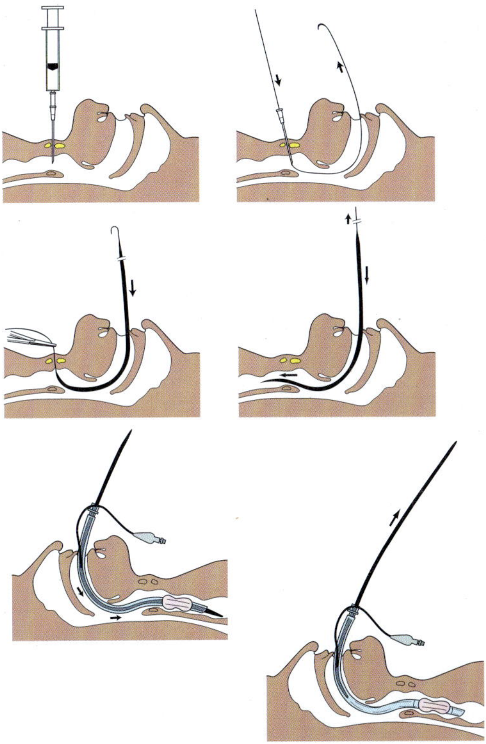

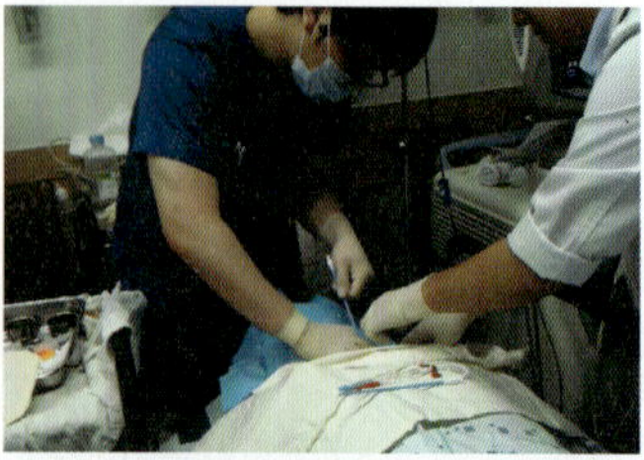

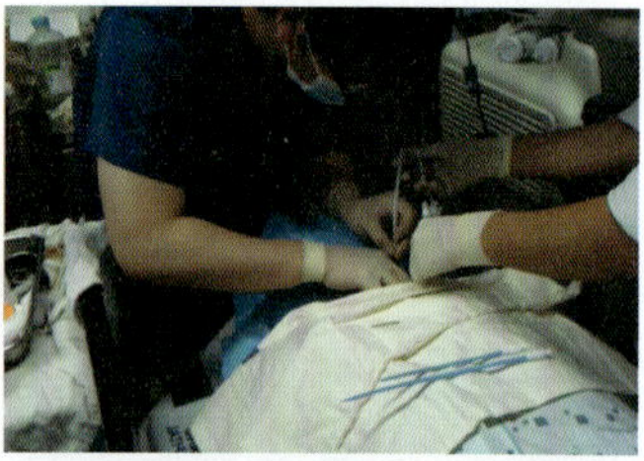

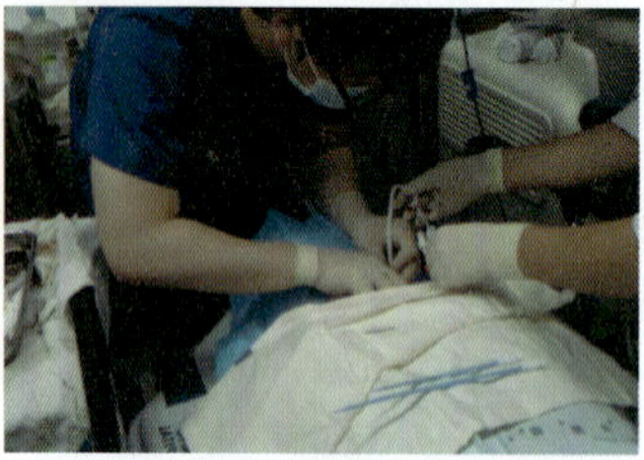

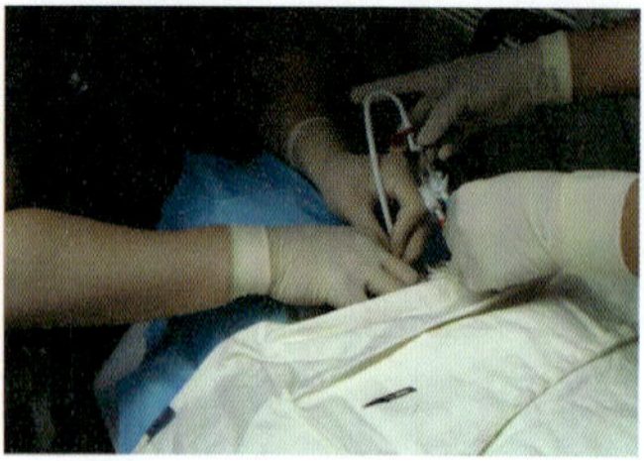

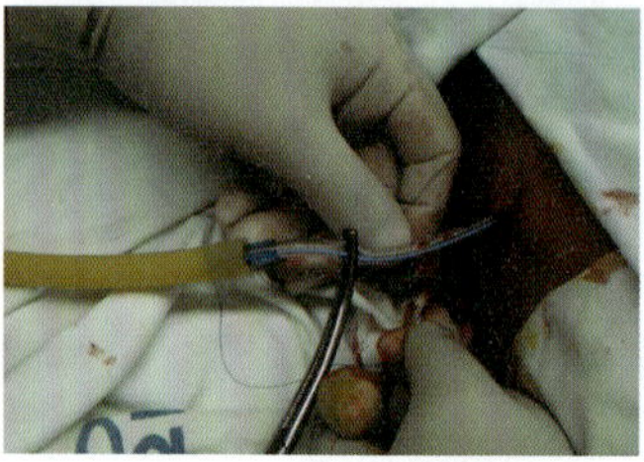

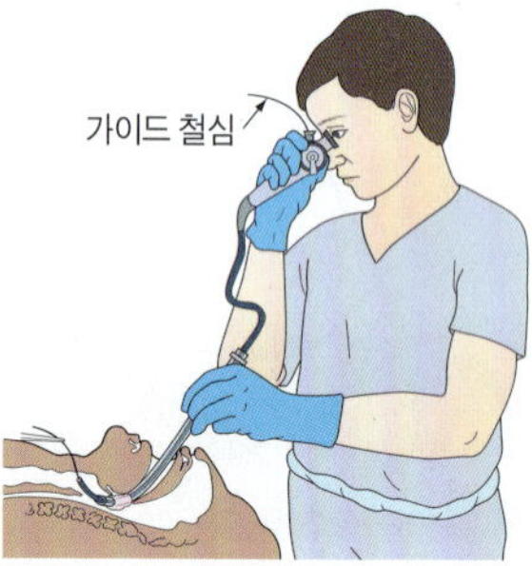

철심(Guide Wire)과 Fiberoptic Scope을 동시에 사용해서 삽입할 수도 있다.

7) 손상된 tube change

가이드철심이나 catheter를 tube에 삽입하여 길을 만든 후 손상된 tube를 서서히 빼내고 새로운 tube를 삽입한다.

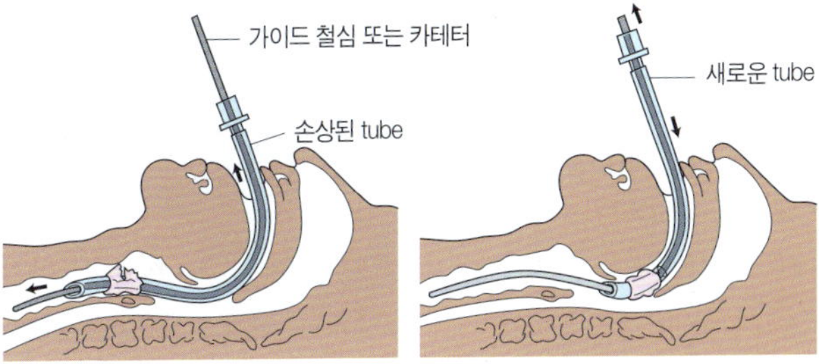

8) LMA-RT

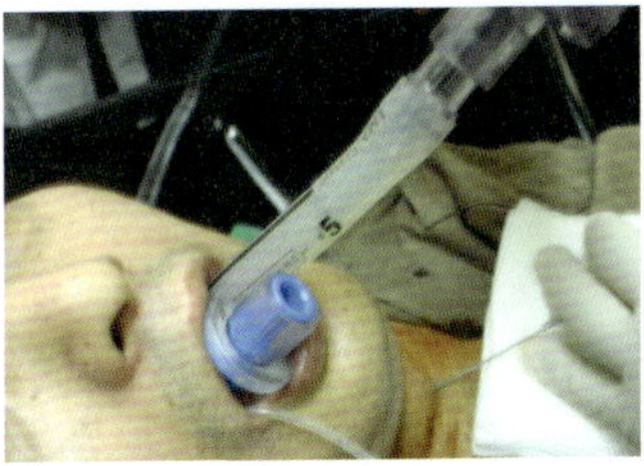

1. LMA를 먼저 삽입한 뒤 윤상연골 하부를 통해 셀딩거법으로 유도철사를 삽입하고 LMA로 올라오는 것을 확인하다.

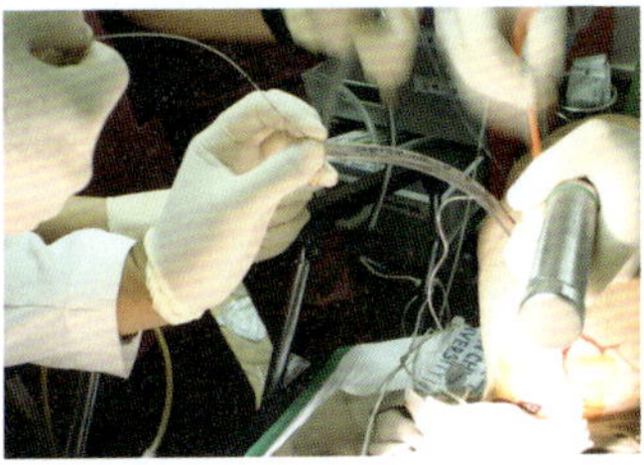

2. 유도철사를 통해 튜브를 삽입하고 철사를 제거한다.

7 외과적 삽입 방법

1) Cricothyrotomy

Seldinger technique으로 주사침을 삽입 후 가이드 와이어를 통해 기관 tube를 삽입하고 속침을 제거한다. 기관 tube 양 옆의 고리에 줄을 연결하여 묶어 고정한다.
주사침 삽입 시 피부 절개가 필요한 경우가 많다.

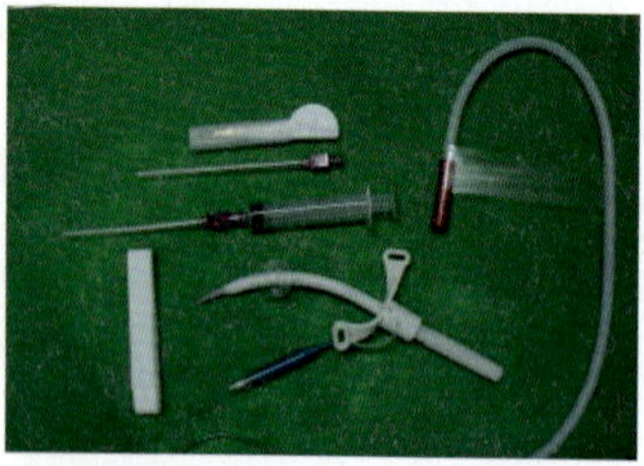

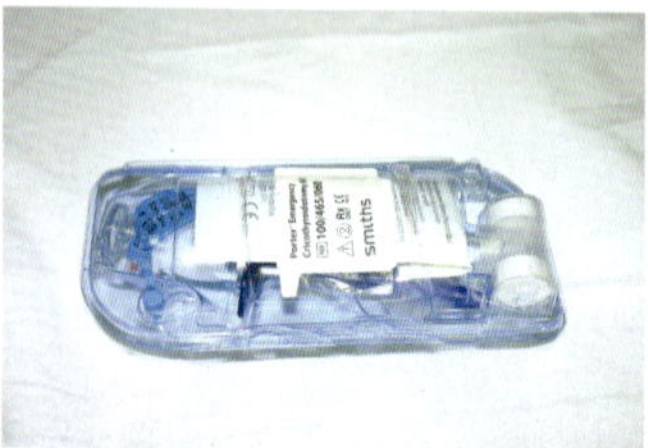

1. 장비 준비

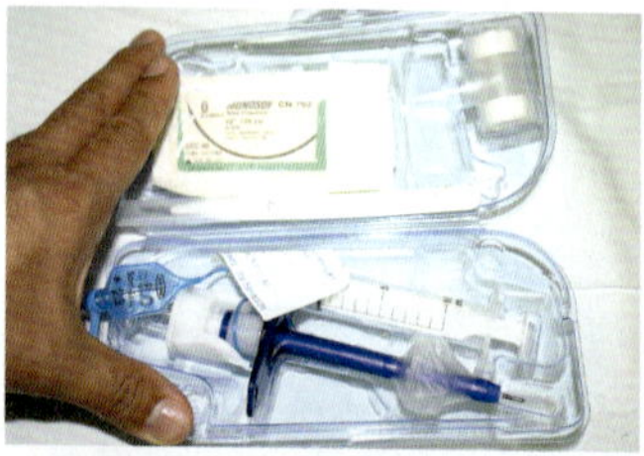

2. 내용물을 확인한다.

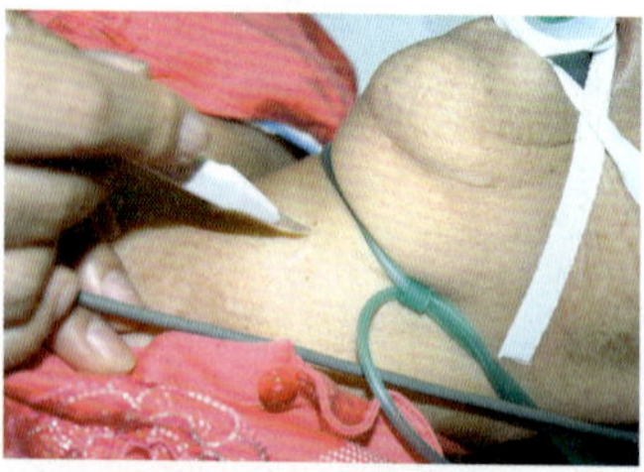

3. 윤상성대막을 찾아 횡으로 절개한다.

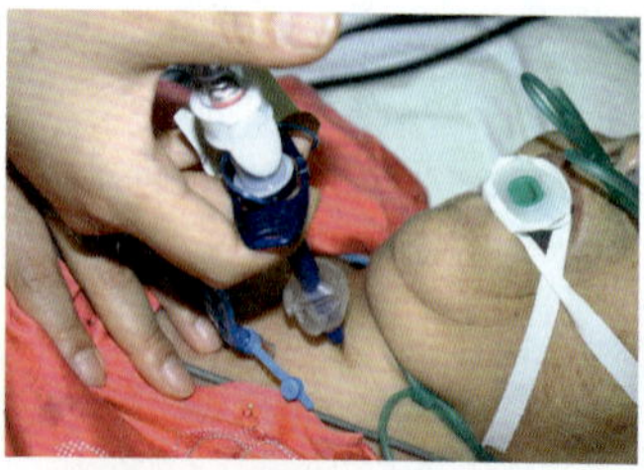

4. 장비를 엄지과 검지, 중지로 목표부위에 직각으로 위치한다. 이때 위치가 변경되지 않도록 주의한다.

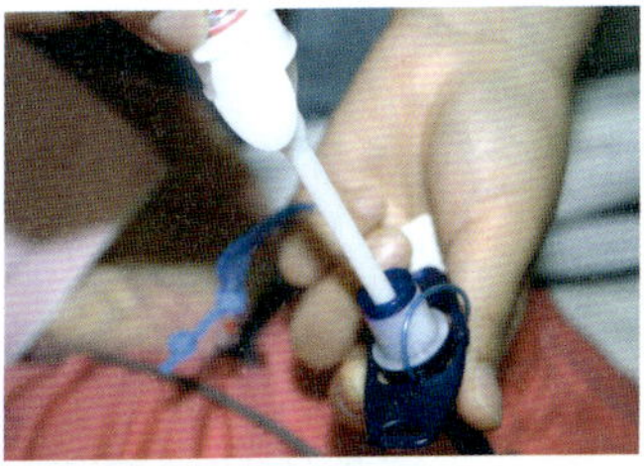

5. 삽입 후 가이드침을 제거한다.

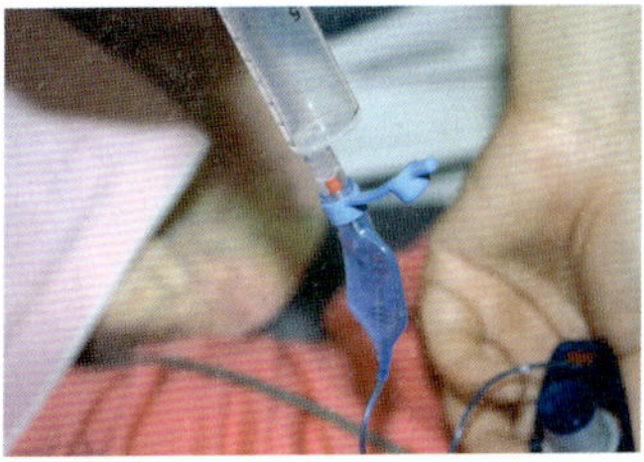

6. 공기를 부풀려 장착을 완료한다.

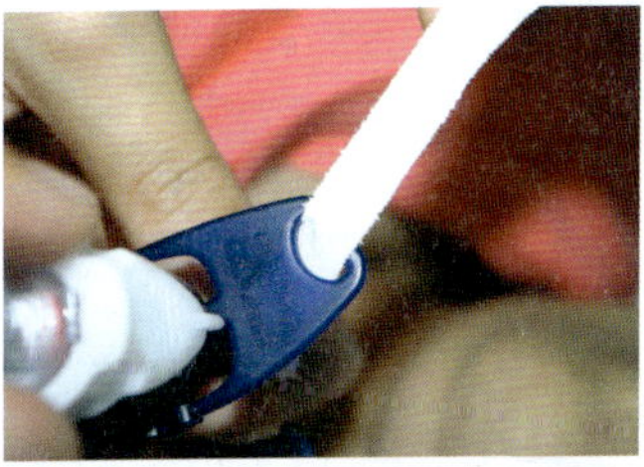

7. 고정끈을 이용해 고정한다.

2) Tracheostomy

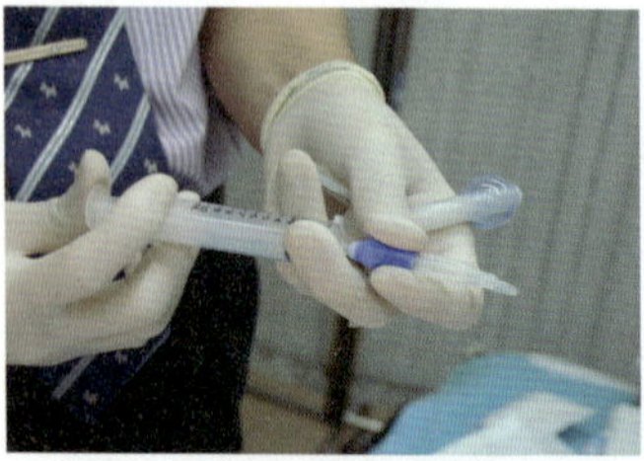

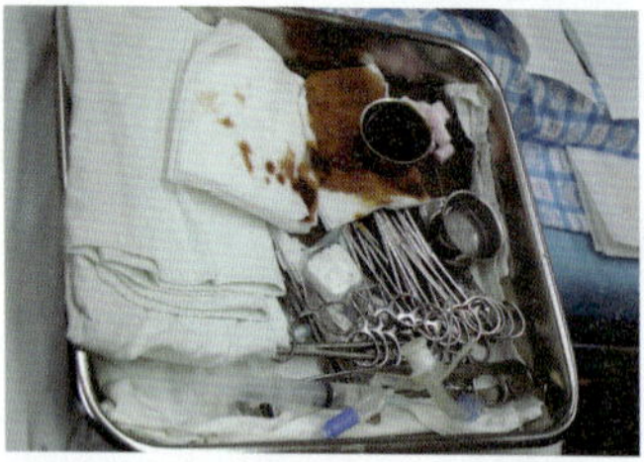

1. 기구를 점검한다. 박리 및 지혈도구와 특히 캐뉼라(Cannula)의 기능을 점검한다.

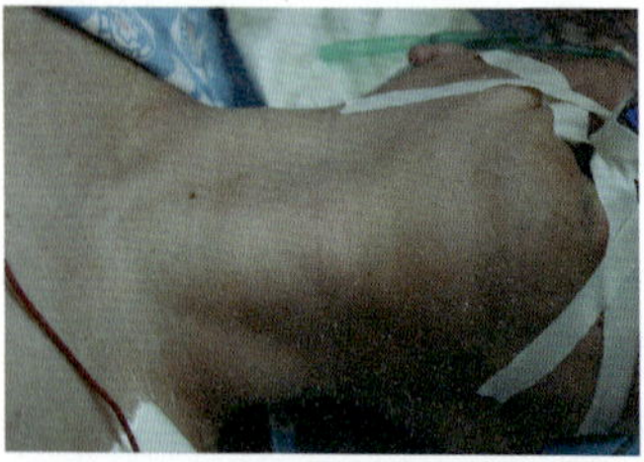

2. 자세: 앙와위, 목의 신전 및 목이 정중선에 오도록 한다. 촉지로 해부학적 위치를 확인한다. 목의 신전을 위해 어깨 아래에 포를 겹쳐서 끼워둔다.

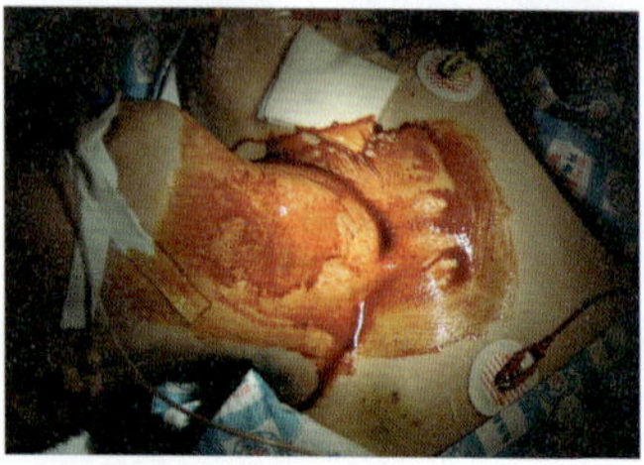

3. 소독: 하악골에서 쇄골까지 시행 후 시술부를 제외하고 멸균포를 덮는다.

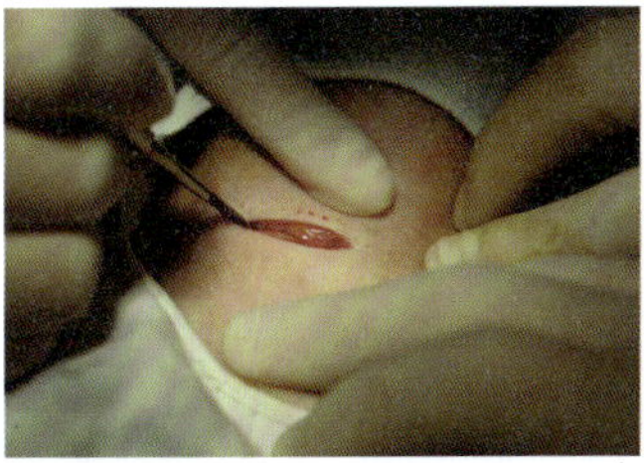

4. 피부절개: 3번째 기관륜 부위에 시야가 넓게 확보되도록 시행한다(응급시 1~5번 기관륜 위치까지 수직절개).
- 종절개: 시야 넓고 조작 용이
- 횡절개: 창상 치료가 쉽고 흉터가 작다.

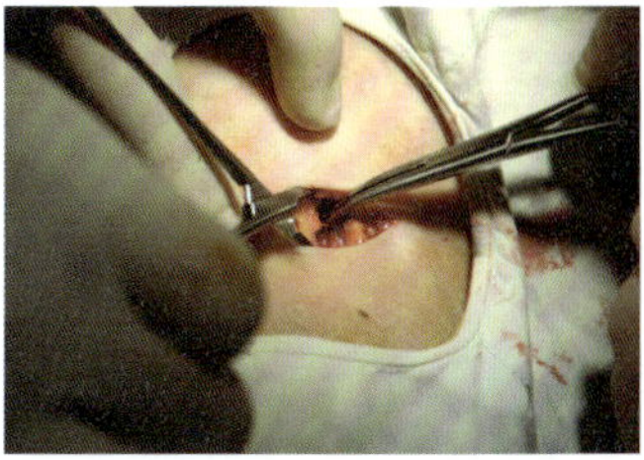

5. 피하 및 근육 박리: 촉지를 통해 기관륜의 위치를 정중앙선상에 오도록 확인하며 박리한다. 이 때 갑상선 협부는 절개하여도 무방하나 피막손상은 출혈을 유발할 수 있다.

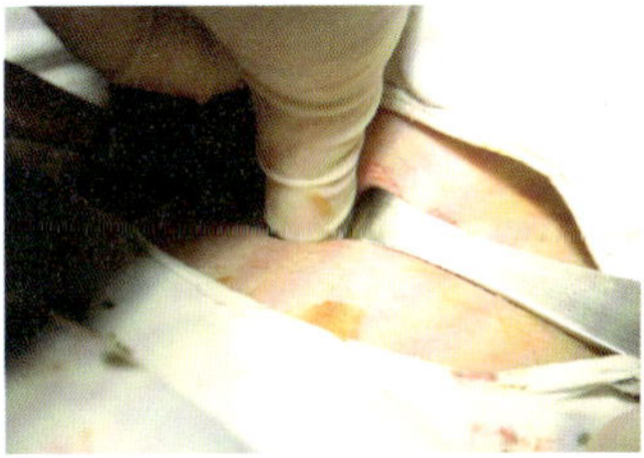

6. 손가락으로 정중선을 수시로 확인한다.

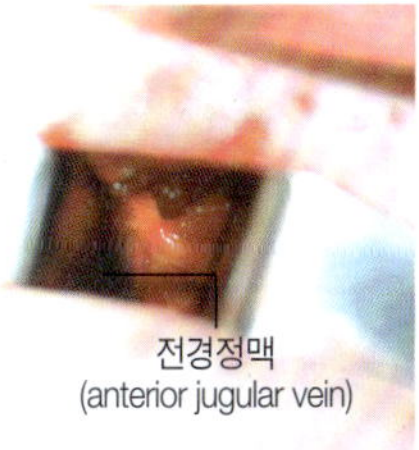

혈관조심

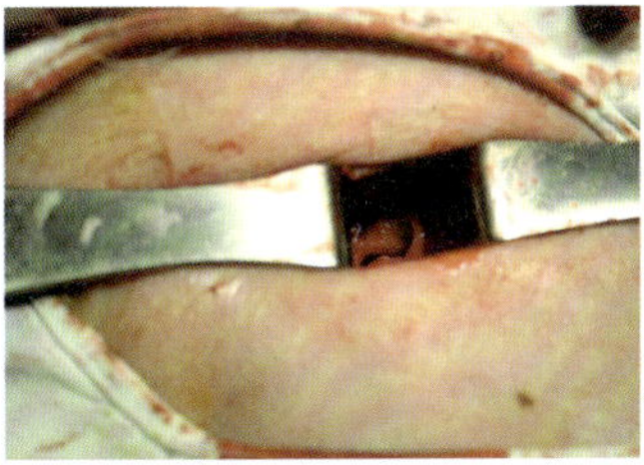

7. 기관 절개: 제2~3번 사이 기관륜을 절개한다.

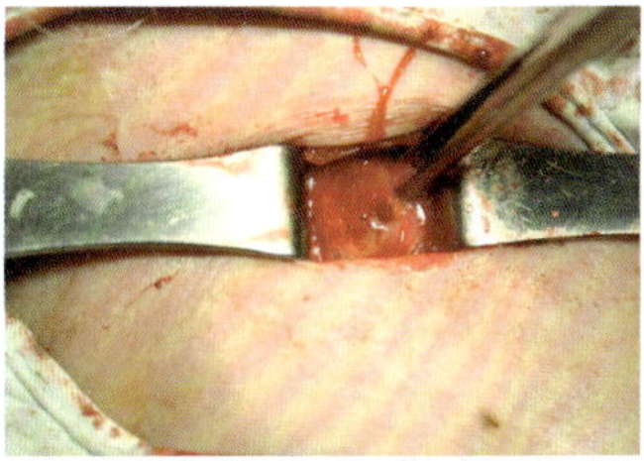

8. 메스로 정중앙에 일차적인 열상을 가하고 Allis나 집게로 들어올린 뒤 U자로 절개한다.

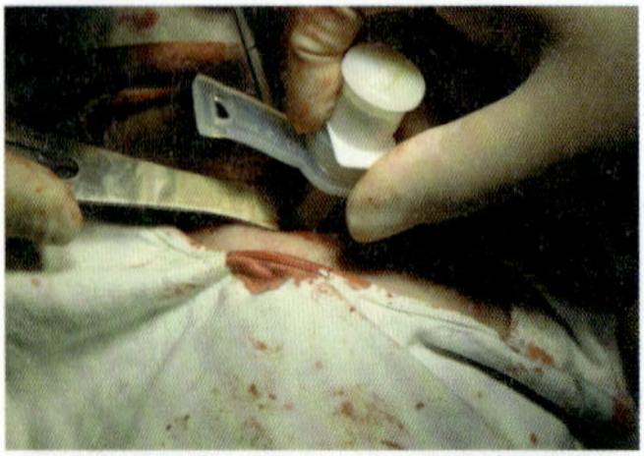

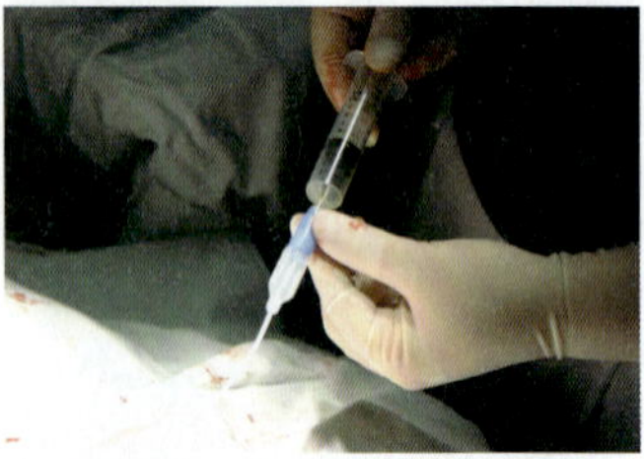

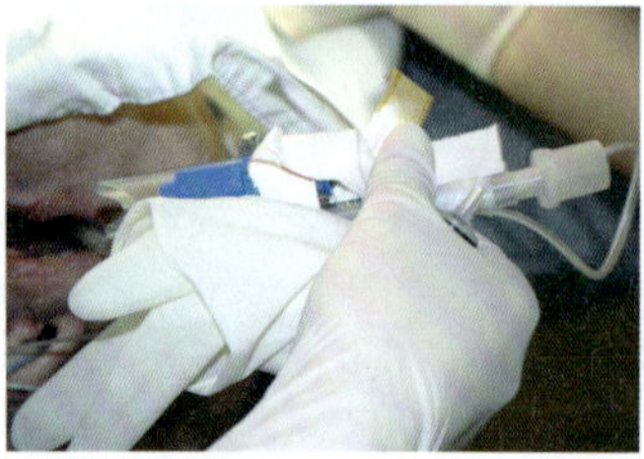

9. 절개 후 캐뉼러를 삽입하고 전자(obturator)를 제거한 후 풍선을 부풀린다. 특히 기관내 삽관이 삽입된 환자에서는 삽입과 동시에 기관내 삽관 튜브를 제거한다.

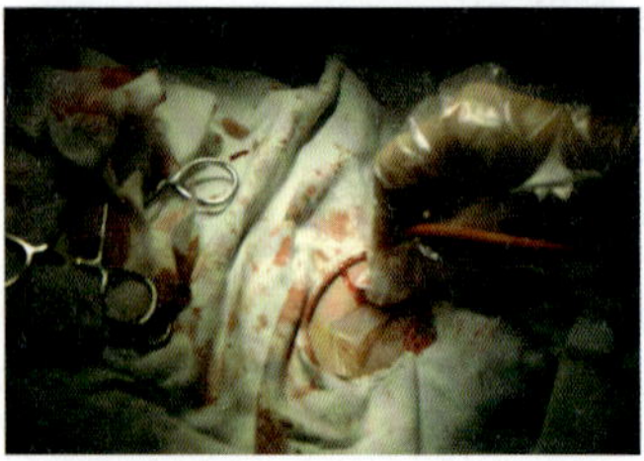

10. 흡기 및 호기를 확인하고 신속하게 기관분비물을 충분히 흡인을 해준다. 캐뉼라 주위는 느슨한 봉합 또는 그대로 둔다.

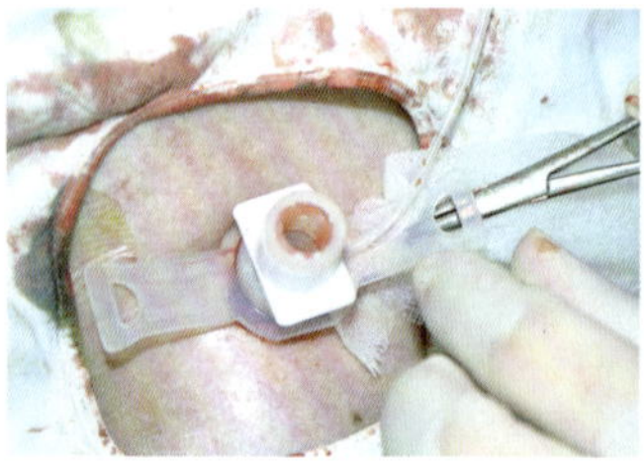

11. 캐뉼라 주위에 바세린 거즈를 집어 넣고 산소를 공급한다.

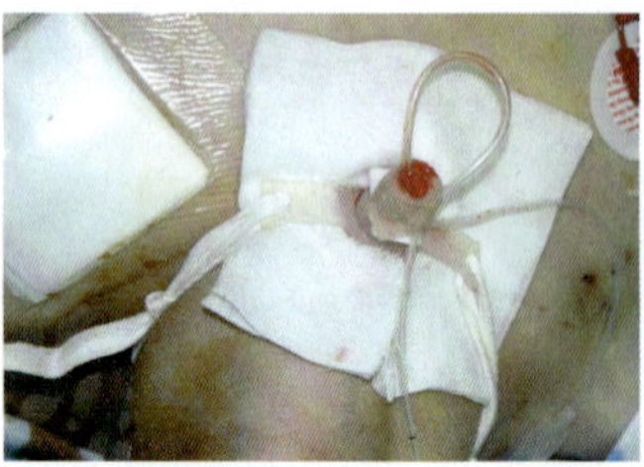

12. 창상 주위를 소독한 뒤 거즈를 대고 줄로 고정한다(p.123 고정줄 매듭법 참조).

고정줄 매듭법

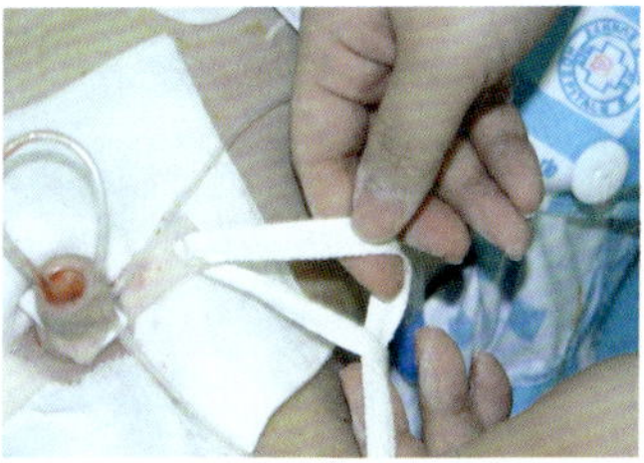

1. 한쪽은 일반 매듭을 단단히 시행하고 목에 두른 뒤 반대측에서 고리에 연결 후 목 두른 줄 아래로 통과시킨다.

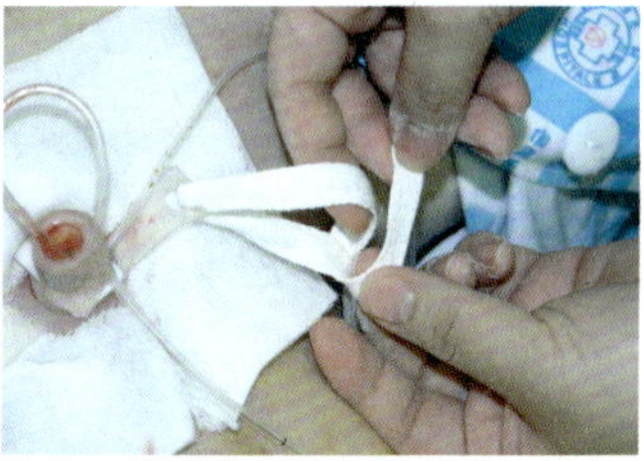

2. 통과 후 다시 목 두른 줄 위로 지나게 한다.

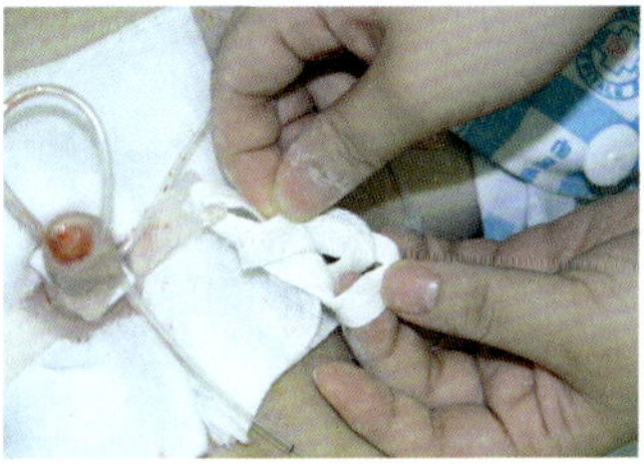

3. 목 두른 줄과의 사이로 통과시킨다.

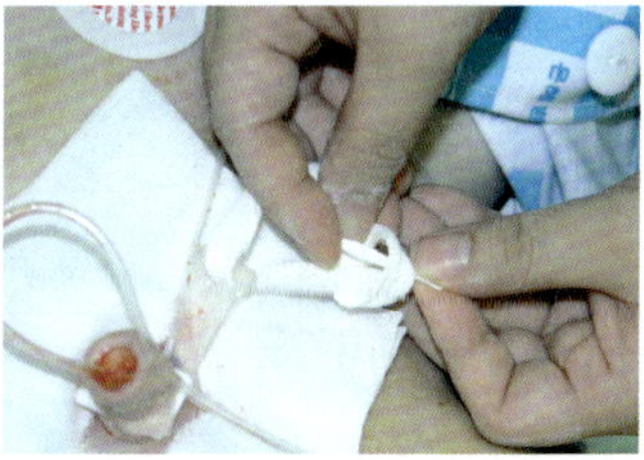

4. 목 두른 줄을 감싸고 있는 아래의 둥근 홈으로 통과시킨다.

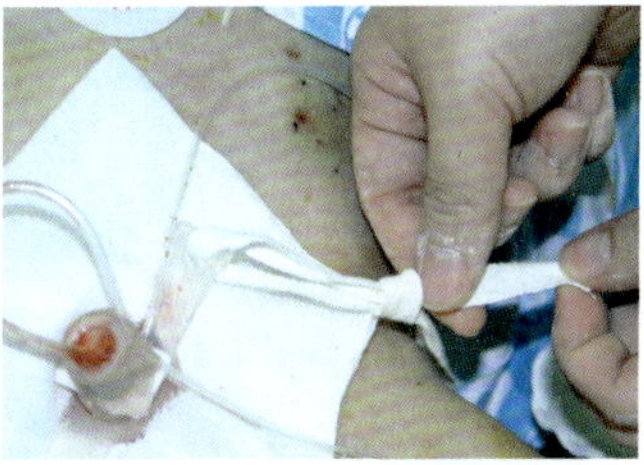

5. 잡아 당긴 후 목 두른 줄로 적당히 조절한다.

8 Ventilator

종류

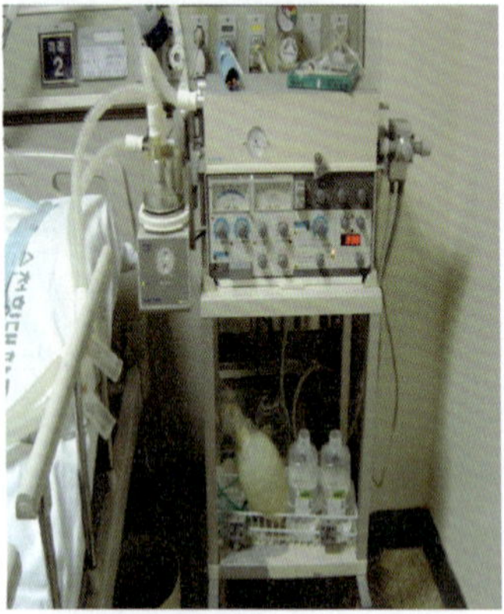

Servo 900(SIEMENS)

사용이 편리하고 많이 사용하지만 Tidal Volume 설정이 쉽지 않다.

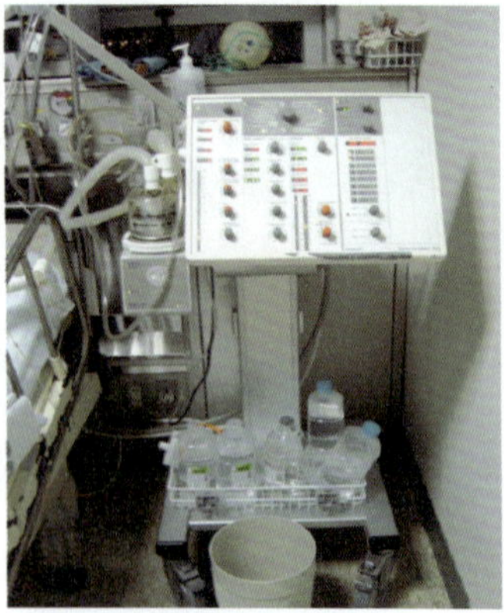

Servo 300(SIEMENS)

한면에서 조절이 가능하고 사용이 쉽다.

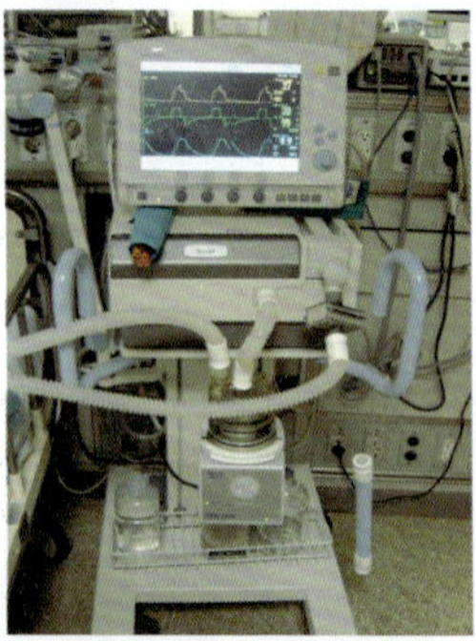

Servo S(SIEMENS)

대체로 디지털 방식과 수동방식이 접목된 제품이다. 사용은 비교적 편리하다.

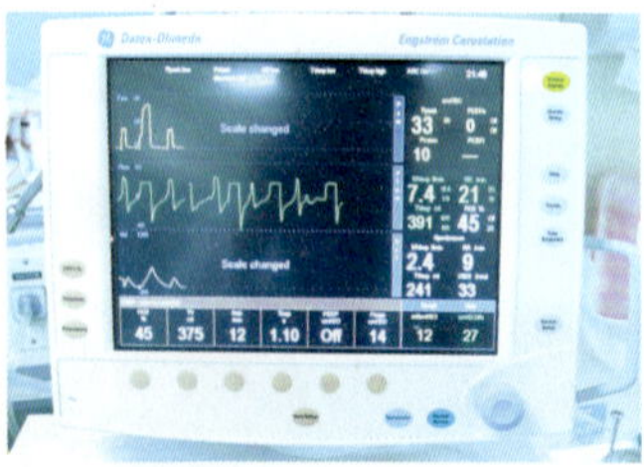

Engstrom(GE-OHMEDA)

모두 Digital화 되어 있고 Dial 방식의 조작으로 편리하다.

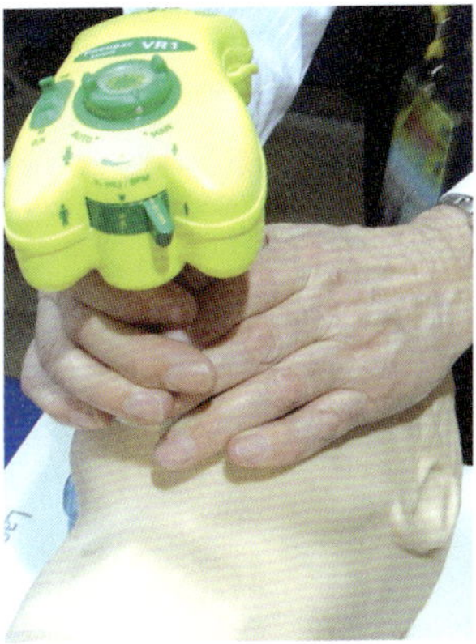

Portable

이동시 사용이 용이하고 특히 Mask나 tube에 모두 바로 장착이 가능하다.

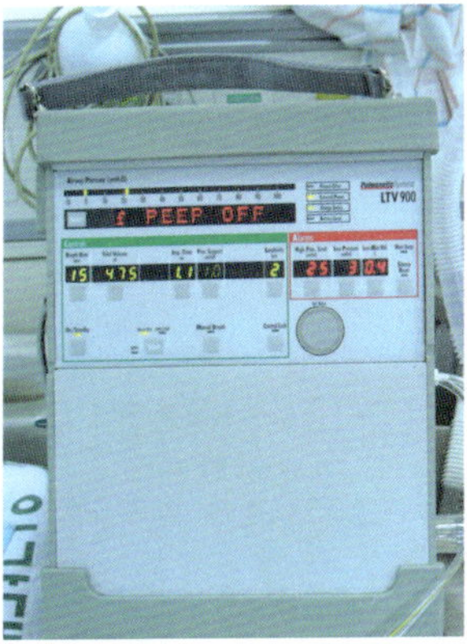

HOME

가정용 장비로 세밀한 조작보다 기본 사양으로 설계되어 있다.

Portable Ventilator

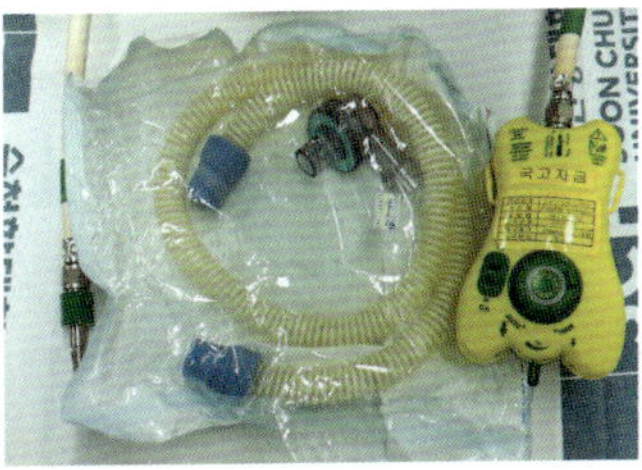

1. 장비확인

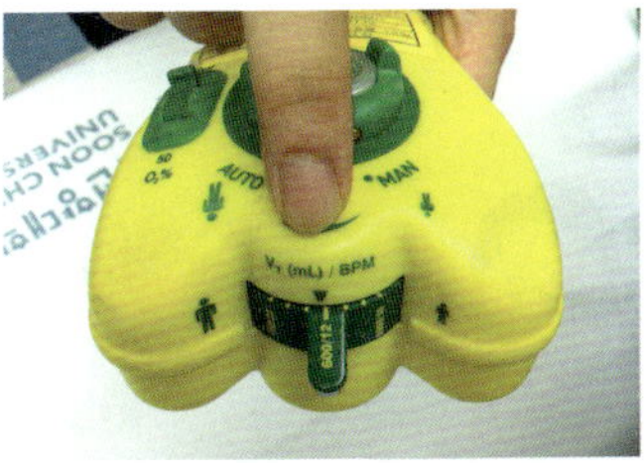

2. 용량을 조절한다.

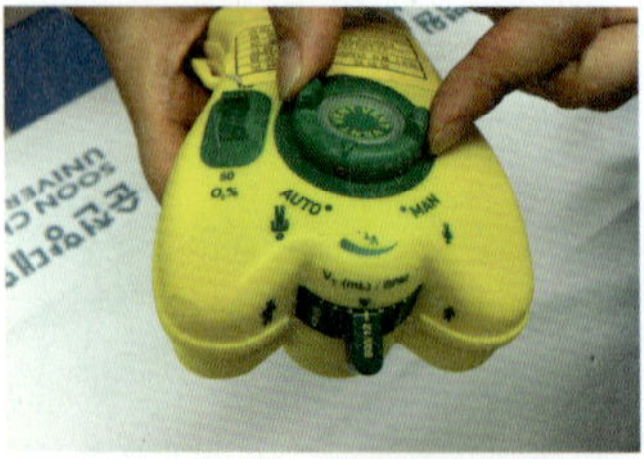

3. 메뉴를 선택한다. 자동 또는 수동

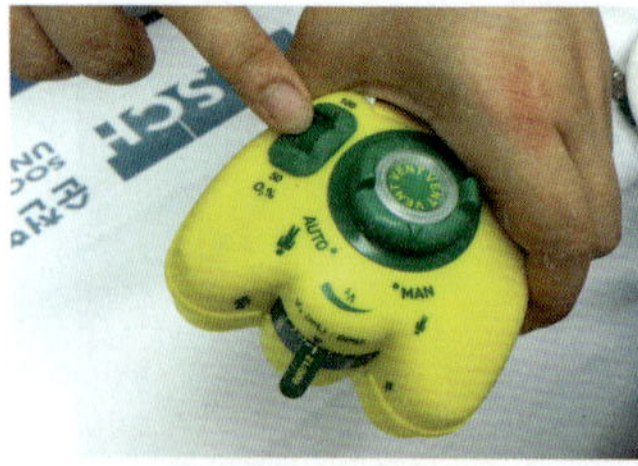

4. 산소농도 조절한다.

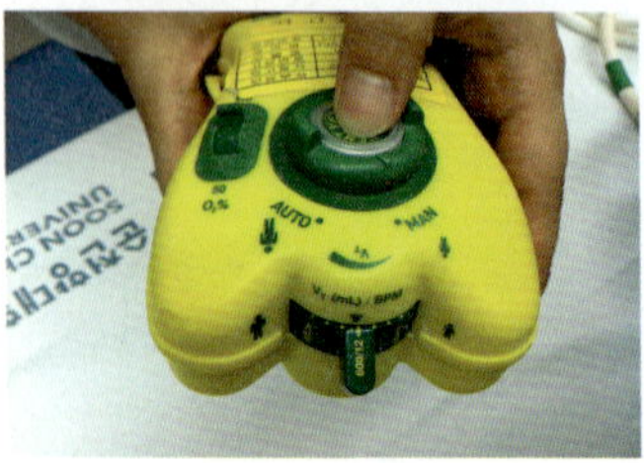

5. 수동으로 주입할 수 있다.

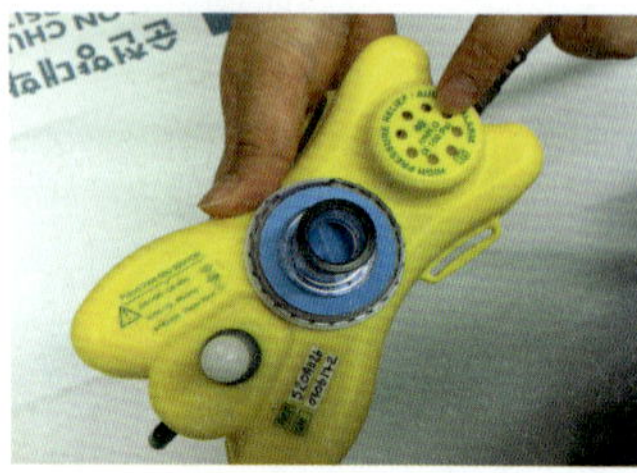

6. 뒷면에 튜브연결부와 고압 알람부위가 있다.

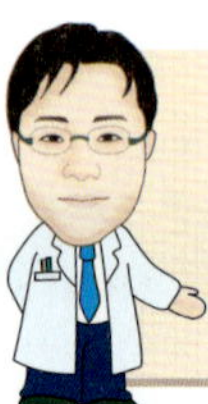

Ventilator의 종류는 굉장히 다양하다. 이중 많이 사용하는 것 만을 소개하였고 더 편리하고 좋은 장비들이 많이 나오고 있다.

HAPTER 04

심폐소생술

1 기본인명소생술(Basic Life Support, BLS)

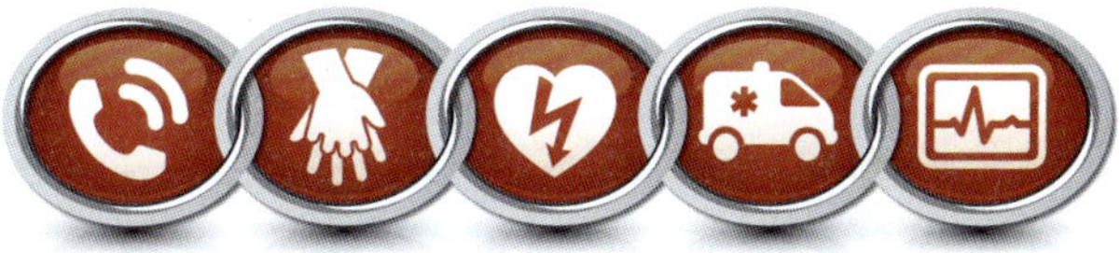

빠른신고 | 빠른흉부압박 | 빠른 제세동 | 빠른 이송 및 전문치료 | 소생 후 치료

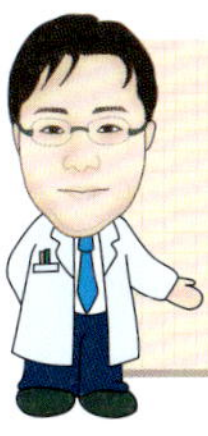

BLS: 구조자가 다른 장비와 약물 없이 Collapse 된 사람을 구조하는 방법
ACLS: 사람, 약, 장비가 모두 있는 상황에서 Collapse 된 사람을 구하는 방법

2 성인 BLS

Simplified Adult BLS Algorithm

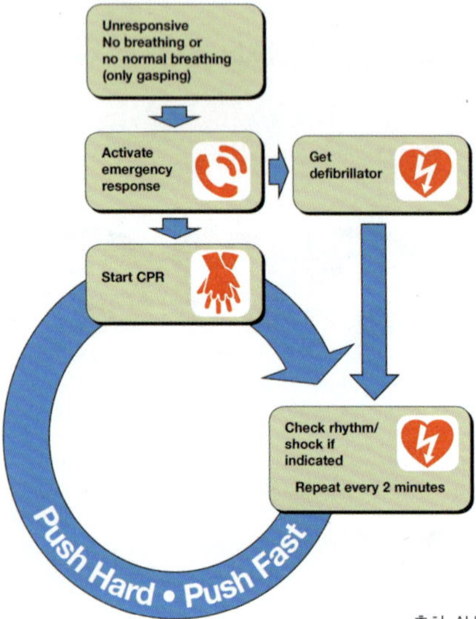

출처: AHA 2010 가이드라인

Adult BLS Healthcare Providers

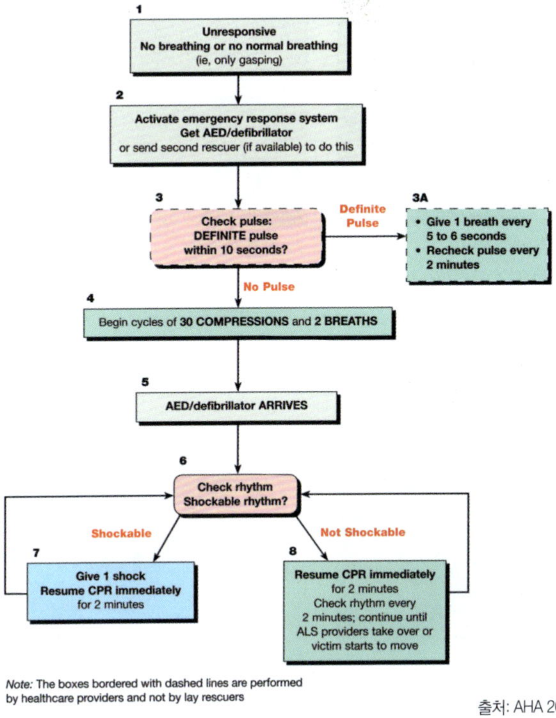

출처: AHA 2010 가이드라인

순서

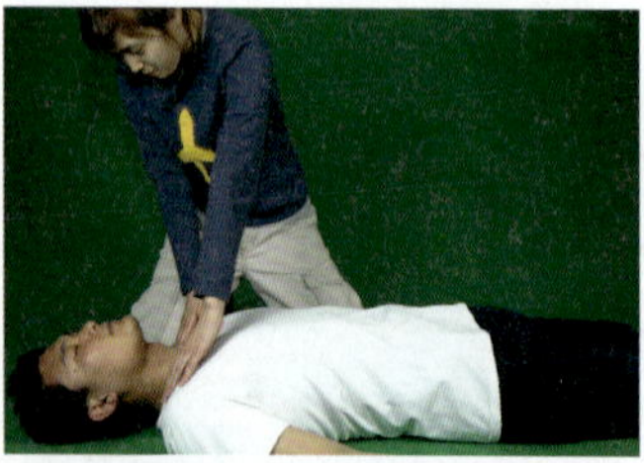

1. 의식확인

(큰소리로) "여보세요, 괜찮으세요."

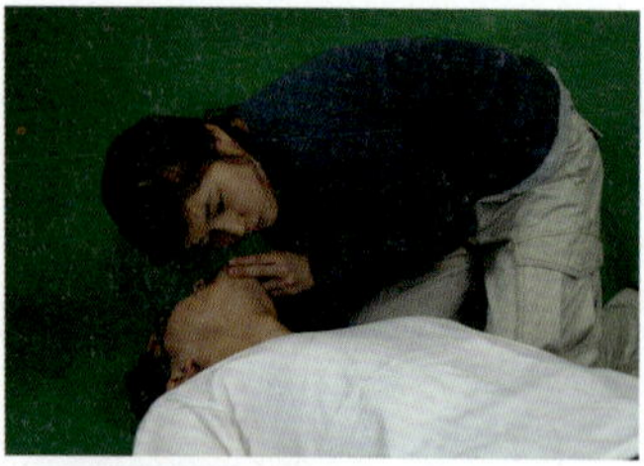

2. 호흡확인

기도를 열지 않고 단순히 가슴과 배가 올라오는 지를 확인한다.

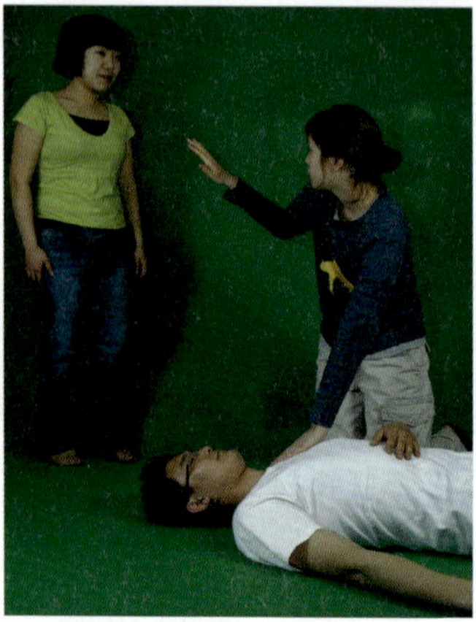

3. 도움요청

(큰소리로) "도와주세요
119 또는 1339에 전화해 주세요."

- 규정된 사항은 아니나 핸드폰을 이용할 수도 있다. 미리 지역번호)119, 1339 또는 근처 응급실 번호를 입력해 두면 편리하다.

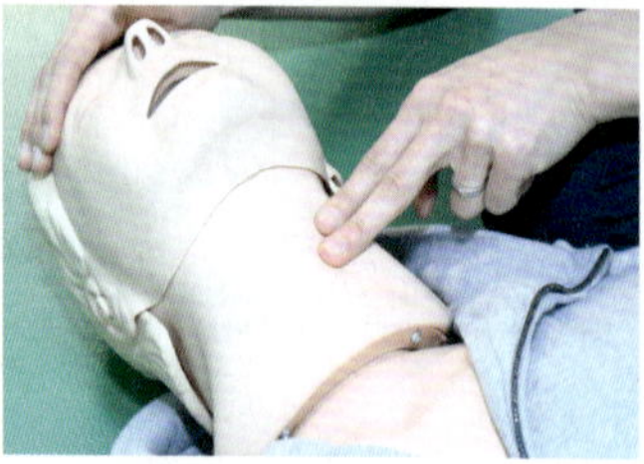

4. 맥박 확인

맥박확인은 일반인은 하지 않는 술기이다. 한손은 환자의 이마에 올려놓고 다른 손의 손가락으로 목의 중앙에서 흉쇄유돌근까지 긁어 내려가듯 위치시킨 뒤 5초 이상 10초 이내로 조심스럽게 확인한다.

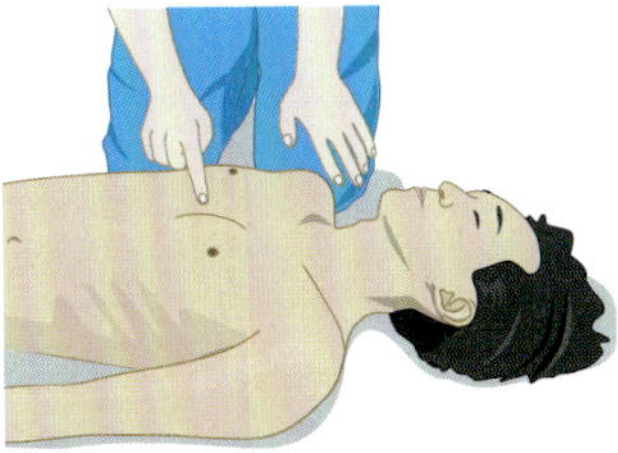

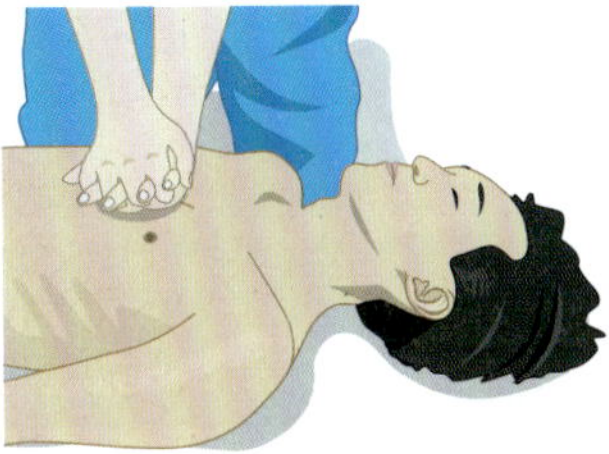

5. 흉부 압박 위치 확인

흉골 아래 중간에 손꿈치가 위치하도록 한다.

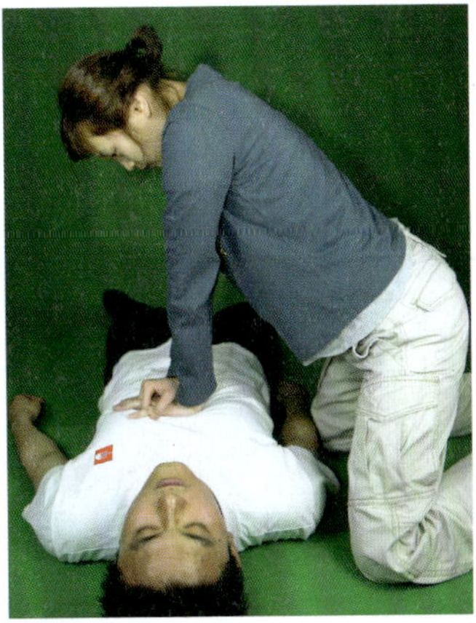

6. 흉부 압박 실시

흉부압박 : 인공호흡 = 30 : 2

구조자의 팔과 환자의 몸통이 직각이 되도록 하고 팔이 굽혀지지 않도록 한다(환자의 윗옷을 벗기고 시행함).

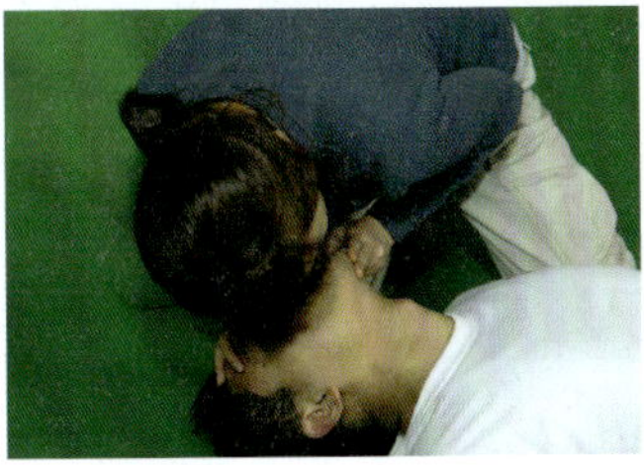

7. 구명호흡(Rescue breathing)

1초에 한번씩 정상호흡량으로 2번 반복한다(입에서 나오는 산소의 양은 환자의 소생에 충분하다).

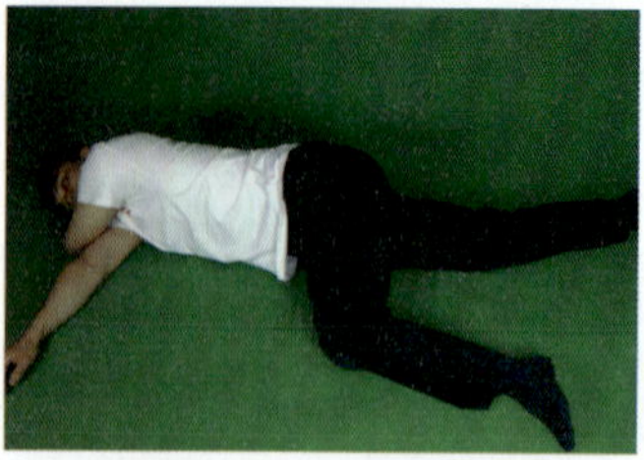

8. 회복자세

호흡 맥박이 돌아온 경우 회복자세를 취한다. 환자를 옆으로 돌려 눕히고 한쪽 손바닥으로 머리를 받치는 자세를 취하게 한다.

일반적 기도확보법

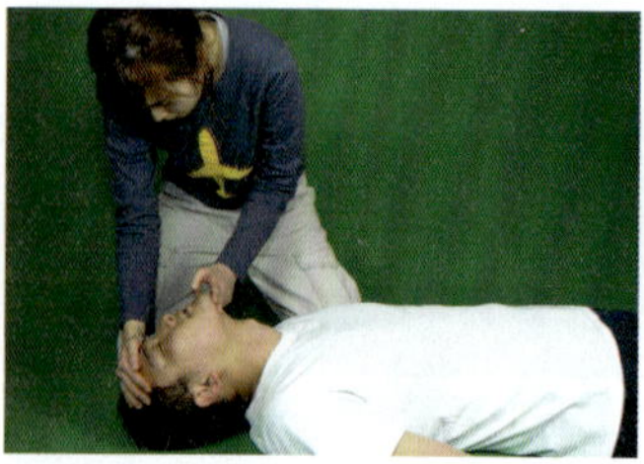

두부후굴-Head tilt chin lift 법

외상시 한손은 이마에 대고 다른 손의 검지 · 중지로 하악골을 들어 올려준다. jaw thrust법을 사용한다.

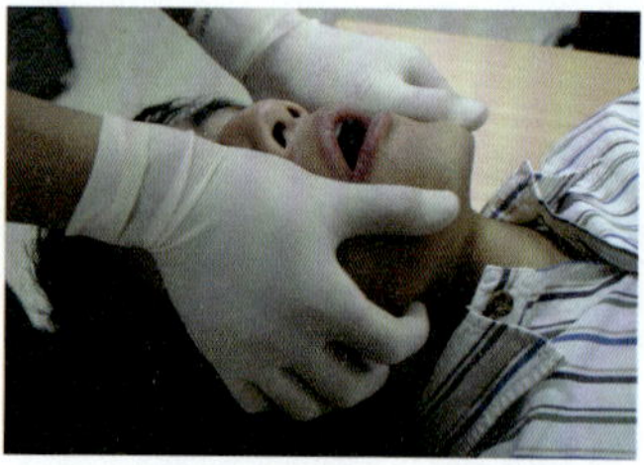

하악거상-Jaw thrust 법

하악관절을 잡아당기며 양엄지로 하악을 밀어 입을 열어준다.

3 영아 BLS

성인과 거의 비슷하나 몇 가지 차이점이 있다.

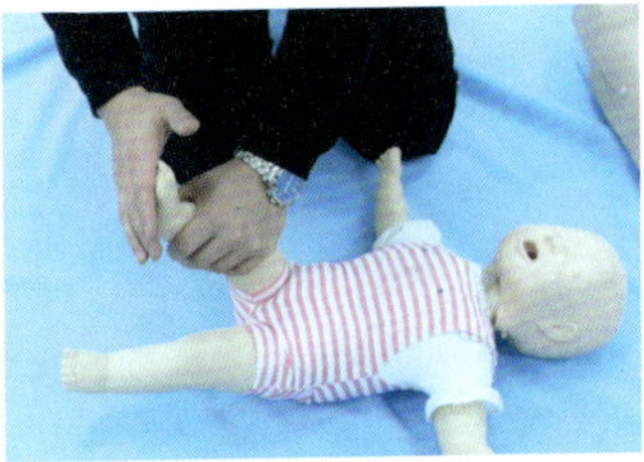

1. 발바닥을 두드려 의식과 반응을 확인한다.

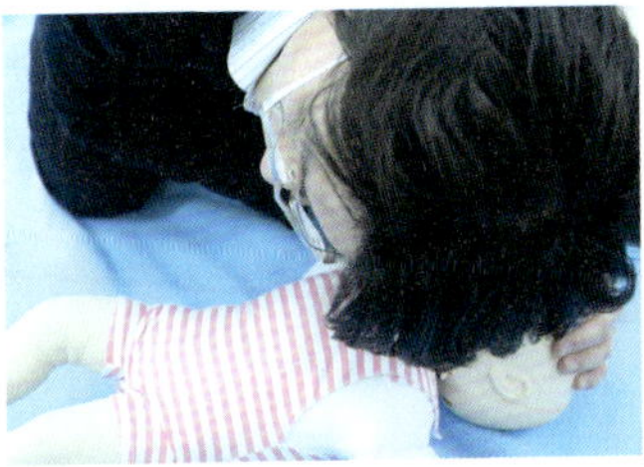

2. 호흡을 확인한 후 구조요청한다.

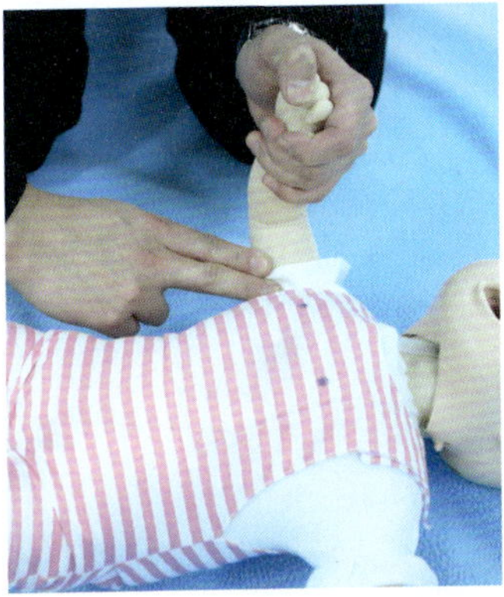

3. 맥박 확인

일반인은 하지 않는다. 한손으로 손가락을 잡고 다른 손으로 brachial artey를 촉지한다.

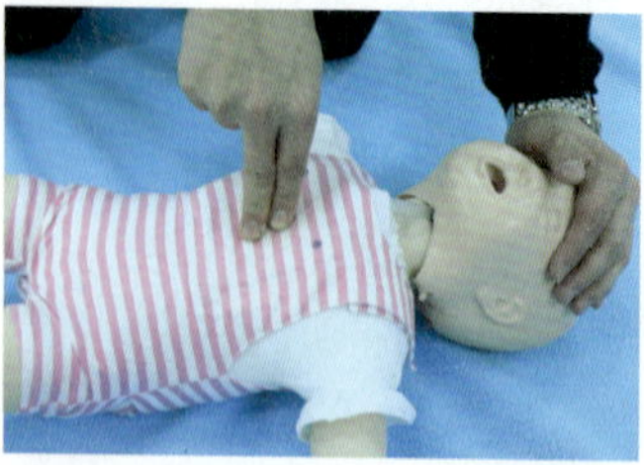

4. 흉부 압박

30:2로 압박과 호흡을 시행한다. 위치는 젖꼭지 잇는 선 바로 아래로하고 손가락 두 개를 이용해 압박한다.

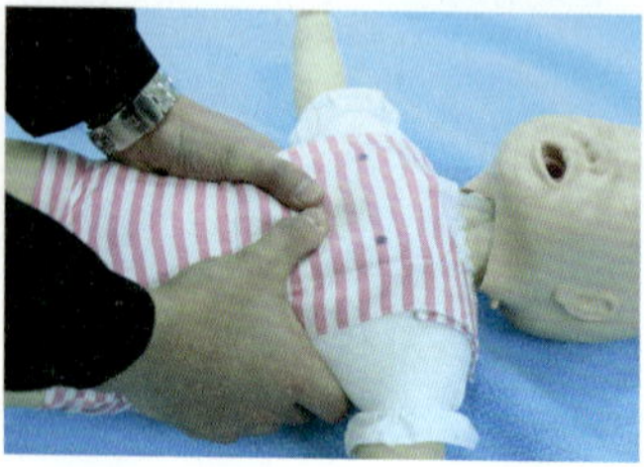

구조자 도착 후 2인 CPR 시행시

- 첫 압박시행자: Amba를 들고 환아 머리로 이동하여 환기를 담당한다.
- 도착한 구조자: 두손으로 감싸안으며 엄지손가락 두개로 같은 위치를 압박한다. 이때 압박:환기비율이 15:2로 변경된다.

4 기도이물삽입 (Foreipn body Airway Obstruction(FBAO))

의식 있음

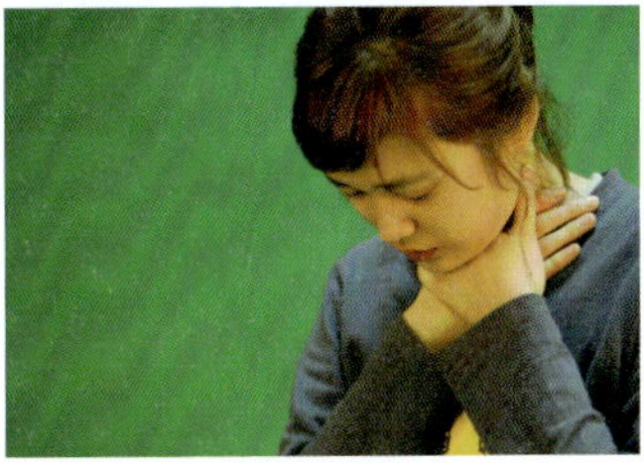

1. 목에 뭐가 걸렸어요? 라고만 묻는다.

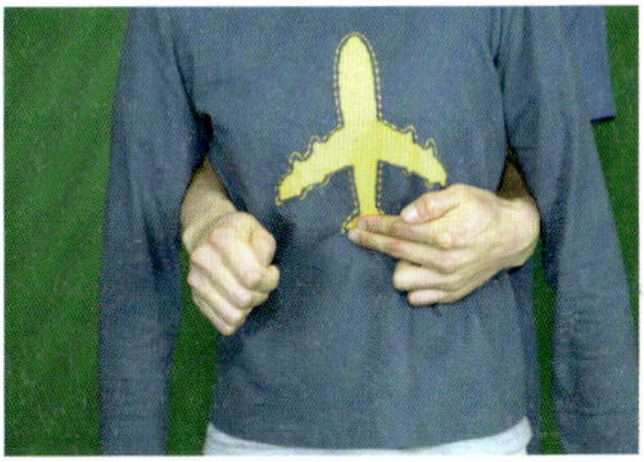

2. 고개를 끄덕거리면 환자 뒤로 돌아간다.

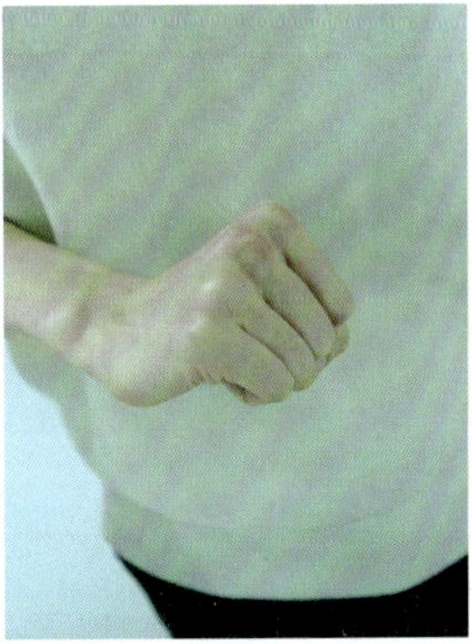

3. 주먹을 쥐고 배꼽 바로 위에 엄지 부위를 직각으로 댄다.

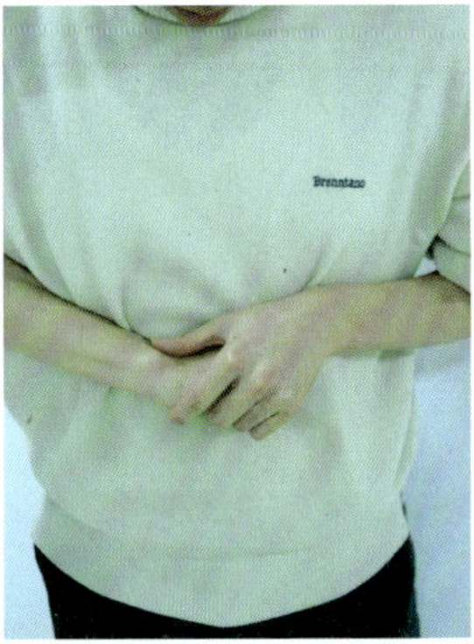

4. 새끼 손가락 부위를 다른 손으로 움켜쥐고 이물질이 나오거나 의식을 잃을때까지 반복해서 잡아당긴다.

의식 없음

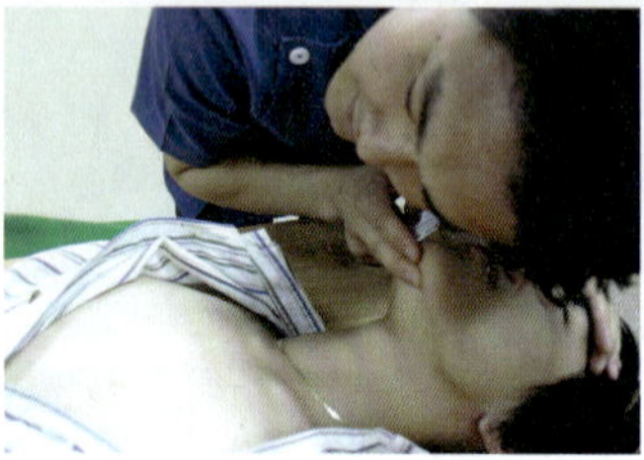

1. 구조 요청을 한 뒤 입을 열어 확인하고 구조 호흡을 1번 한 뒤 목은 tiltting시켜 자세를 바로 잡는다.

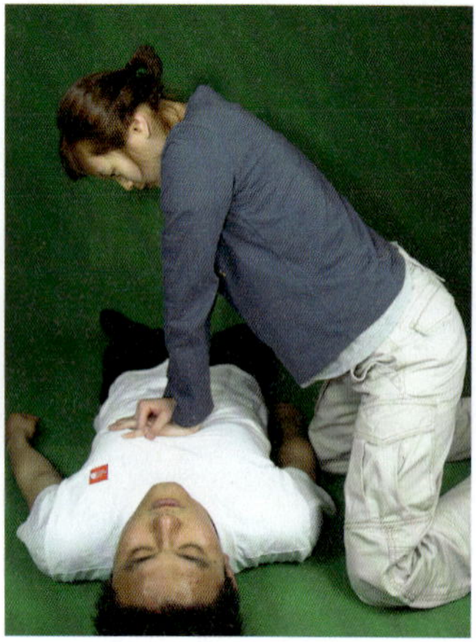

2. 흉부 압박을 실시한다.

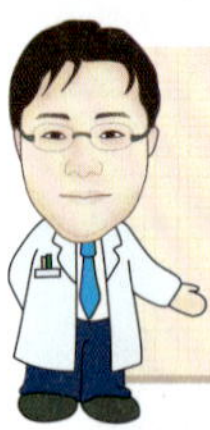

눈에 이물질이 보이면 제거를 시도할 수 있으나, 보이지 않는 상태에서 무작정 손가락으로 꺼내려는 시도는 절대 금기!!!

5 영아 기도 폐쇄

의식 있음

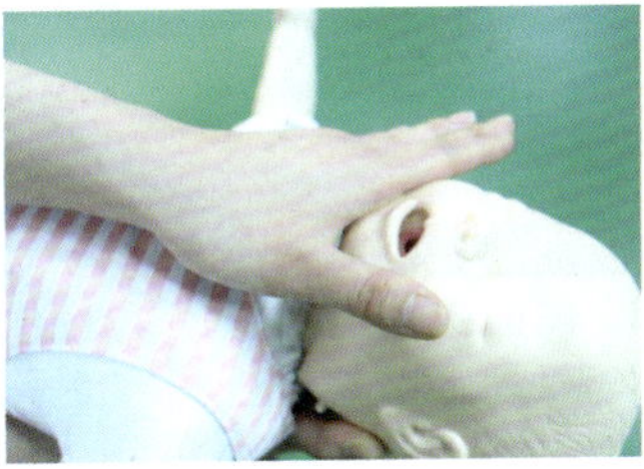

1. 환아를 허벅지에 올리고 엄지와 검지 사이에 하악부위를 대고 환아를 뒤집는다.

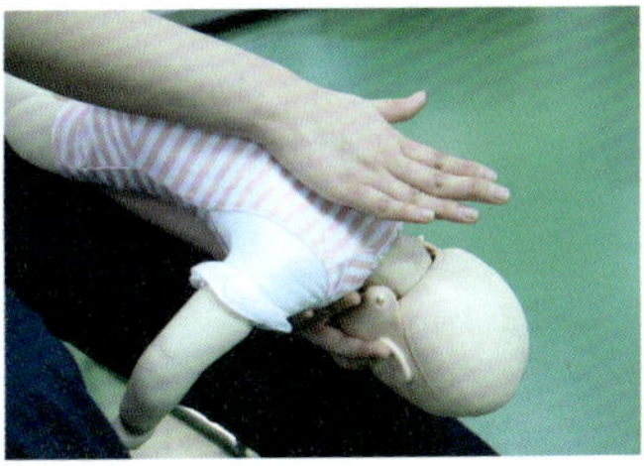

2. 머리가 아래로 가도록 잘 받친 뒤 손바닥의 heel로 5번 세게 밀듯이 내려 친다.

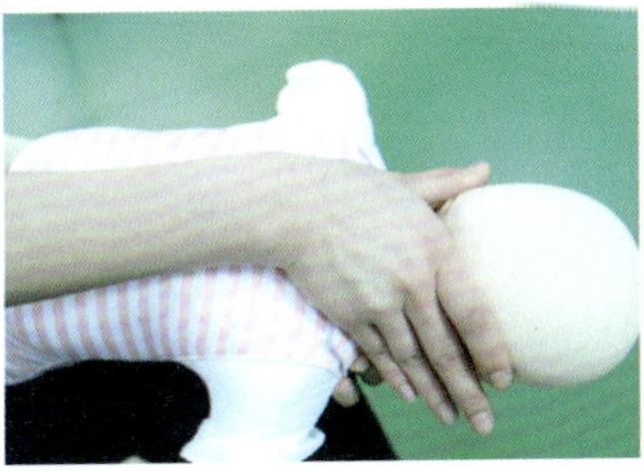

3. 목덜미를 엄지와 검지 사이로 받치고 뒤집는다.

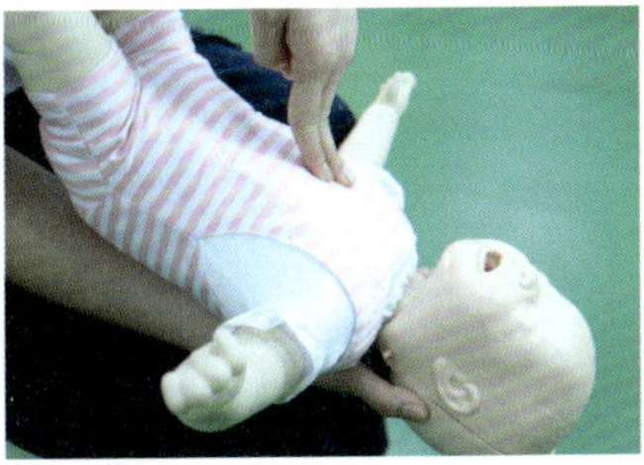

4. 손가락 두개로 흉부압박 위치를 5회 압박한다.

의식 없음

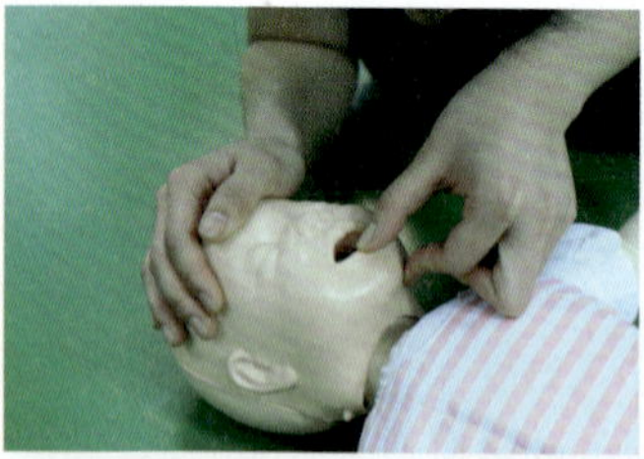

1. 구조요청을 한 뒤 기도를 열어주고 의식 및 호흡을 확인한다. 이물질이 보이면 제거한다. 보이지 않을 시 제거하지 말 것. 구조호흡 한번 후 목자세를 다시 잡아 준다.

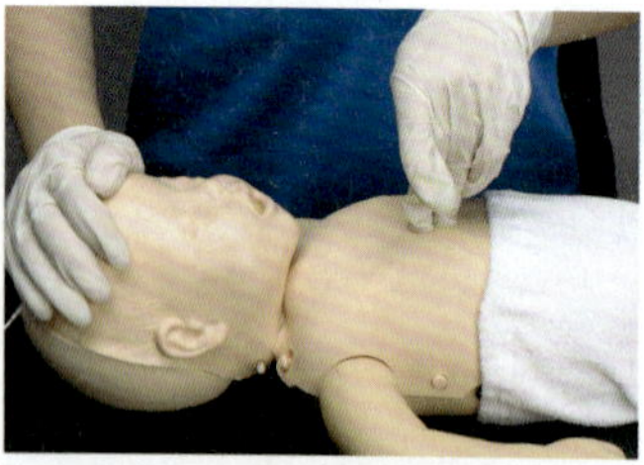

2. 딱딱한 판위에 반듯이 눕히고 한손은 같은 위치에서 압박하며 다른 손은 목의 굴곡이 생기지 않도록 머리를 잡아 준다.

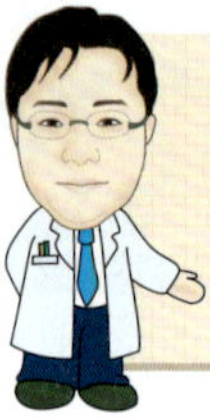

의식 있는 경우에 2, 4번을 환아의 이물질이 나오거나 의식을 잃을 때까지 시행한다.

6 전문심장소생술(Advanced Cardiac Life Support (ACLS))

Adult Cardiac Arrest

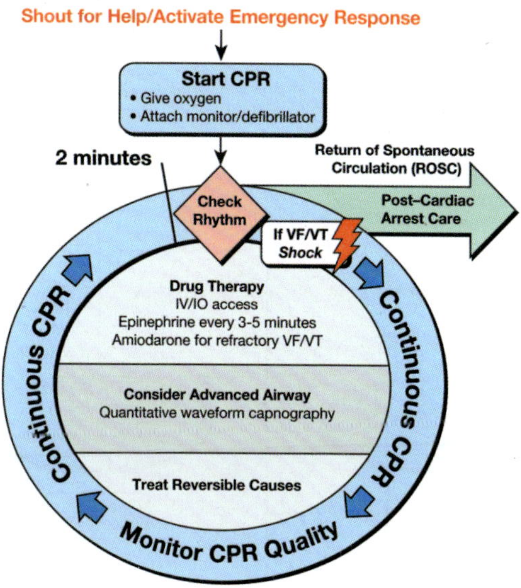

출처: AHA 2010 가이드라인

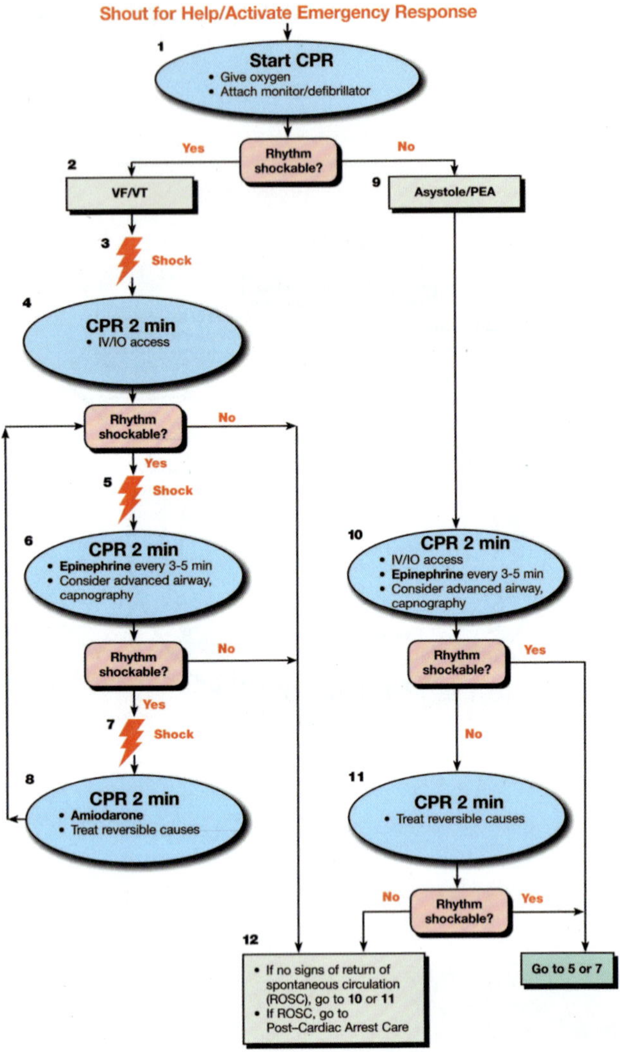

출처: AHA 2010 가이드라인

Adult Tachycardia(with pulse)

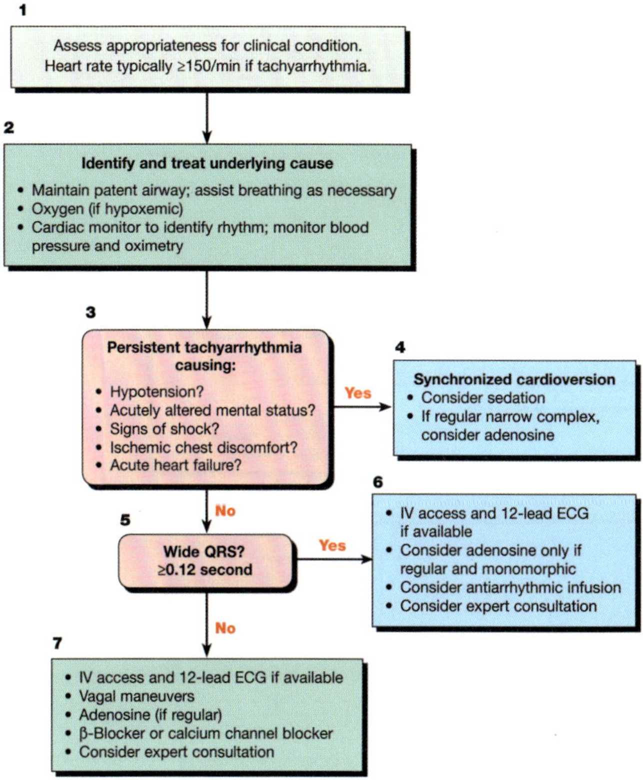

출처: AHA 2010 가이드라인

Adult Bradycardia(with pulse)

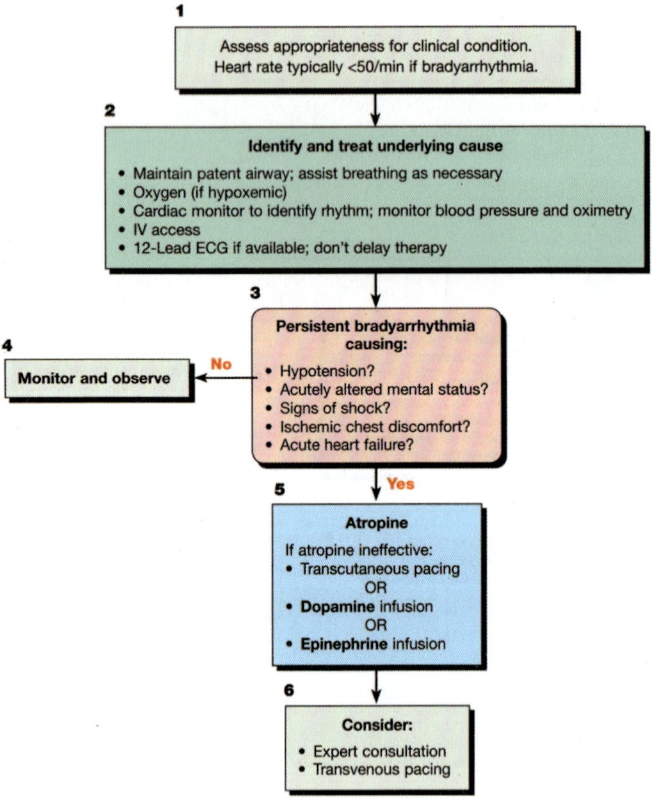

출처: AHA 2010 가이드라인

Adult Immediate Post-Cardiac Arrest Care

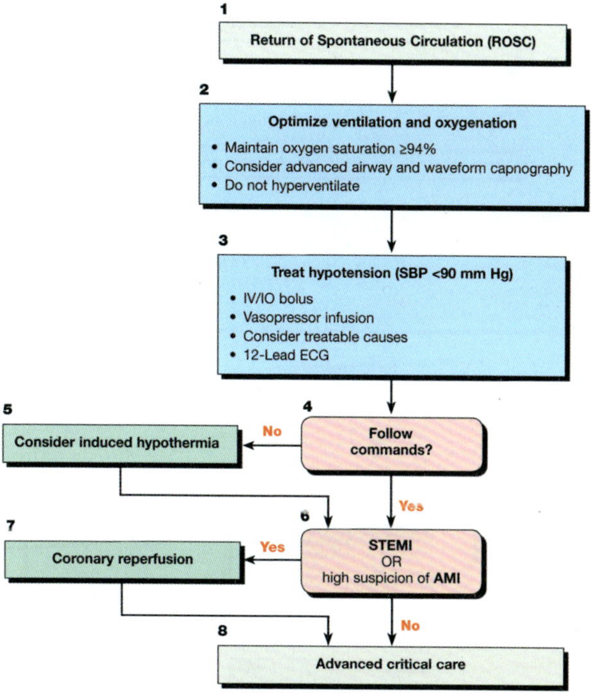

출처: AHA 2010 가이드라인

Acute Coronary Syndromes

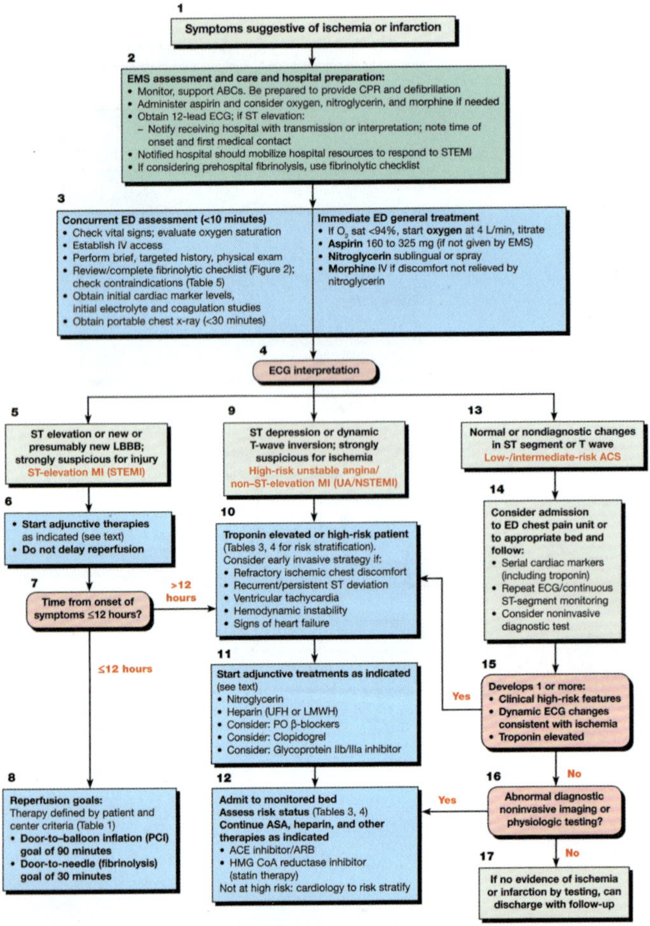

출처: AHA 2010 가이드라인

Adult Suspected Stroke

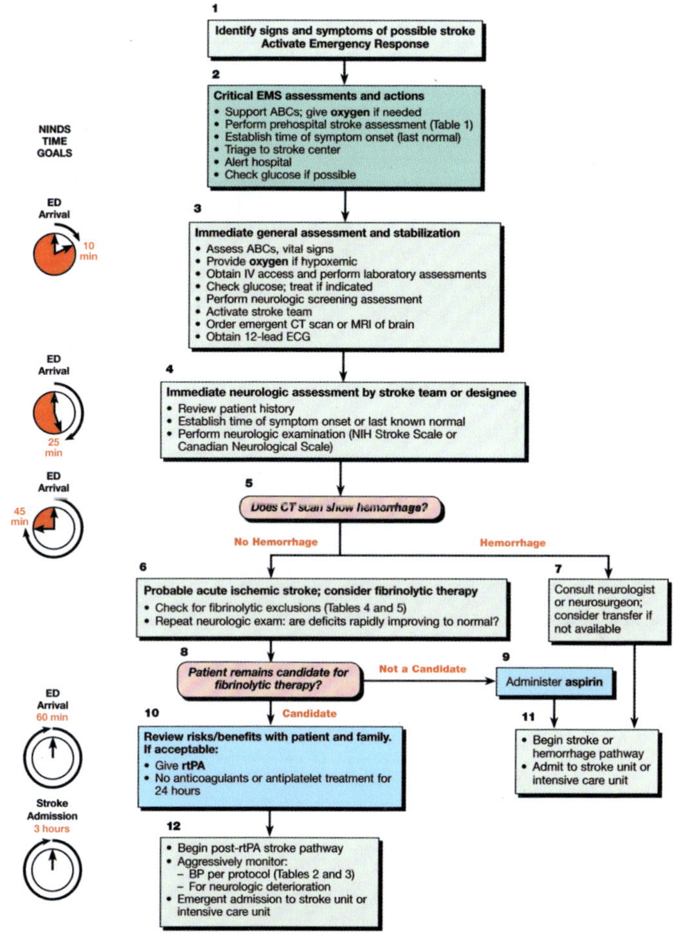

출처: AHA 2010 가이드라인

산모 CPR

Maternal Cardiac Arrest

First Responder

- Activate maternal cardiac arrest team
- Document time of onset of maternal cardiac arrest
- Place the patient supine
- Start chest compressions as per BLS algorithm; place hands slightly higher on sternum than usual

Subsequent Responders

Maternal Interventions

Treat per BLS and ACLS Algorithms

- Do not delay defibrillation
- Give typical ACLS drugs and doses
- Ventilate with 100% oxygen
- Monitor waveform capnography and CPR quality
- Provide post-cardiac arrest care as appropriate

Maternal Modifications

- Start IV above the diaphragm
- Assess for hypovolemia and give fluid bolus when required
- Anticipate difficult airway; experienced provider preferred for advanced airway placement
- If patient receiving IV/IO magnesium prearrest, stop magnesium and give IV/IO calcium chloride 10 mL in 10% solution, or calcium gluconate 30 mL in 10% solution
- Continue all maternal resuscitative interventions (CPR, positioning, defibrillation, drugs, and fluids) during and after cesarean section

Obstetric Interventions for Patient With an Obviously Gravid Uterus*

- Perform manual left uterine displacement (LUD)—displace uterus to the patient's left to relieve aortocaval compression
- Remove both internal and external fetal monitors if present

Obstetric and neonatal teams should immediately prepare for possible emergency cesarean section

- If no ROSC by 4 minutes of resuscitative efforts, consider performing immediate emergency cesarean section
- Aim for delivery within 5 minutes of onset of resuscitative efforts

*An obviously gravid uterus is a uterus that is deemed clinically to be sufficiently large to cause aortocaval compression

출처: AHA 2010 가이드라인

산모 응급 및 심정지 이학적 검사법

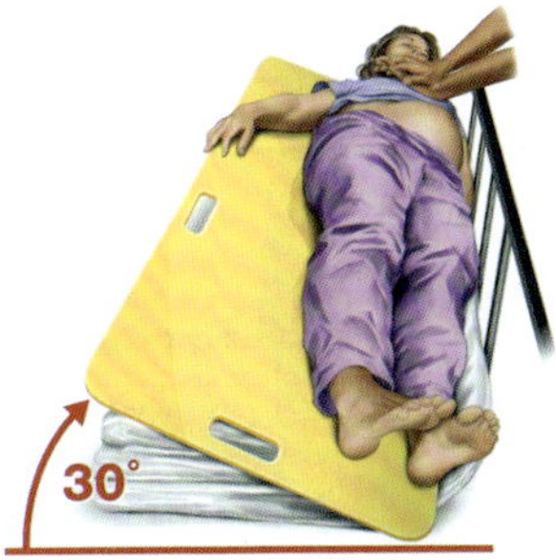

좌측으로 30° 비튼 후 CPR을 시행한다.

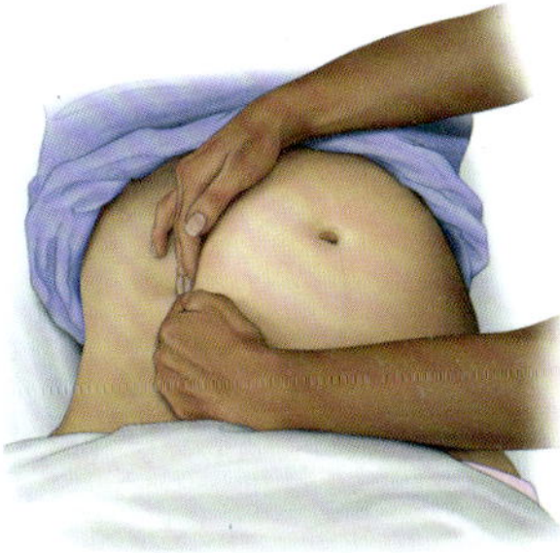

2-handed technique으로 좌측 자궁을 확인한다.

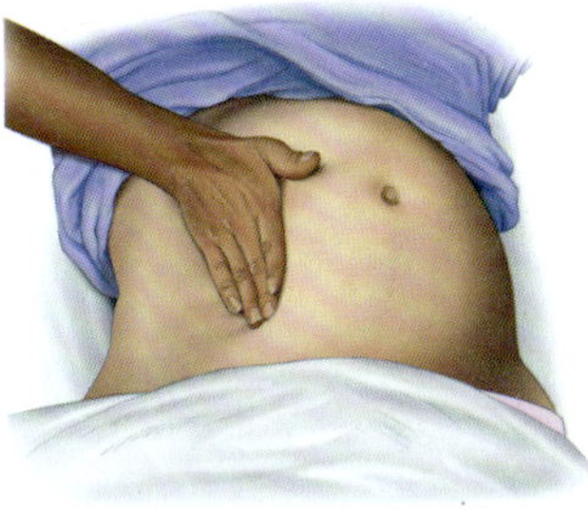

1-handed technique으로 좌측 자궁을 확인한다.

7 인공 순환기

1) X-CPR

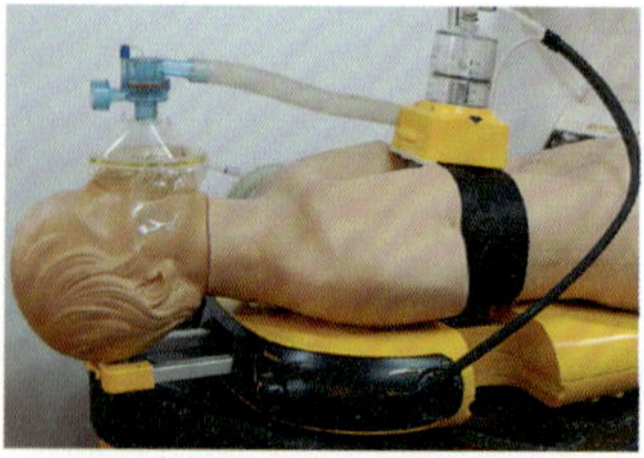

2) Autopulse

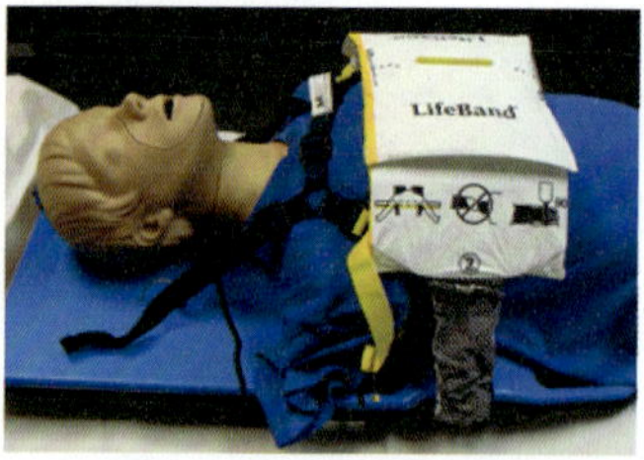

3) LUCAS(149 페이지 참조)

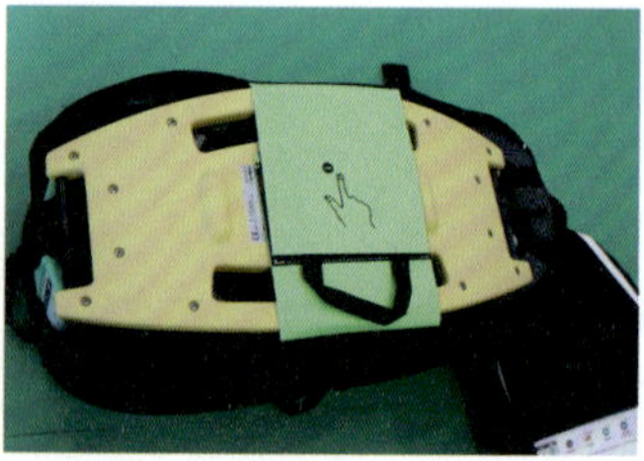

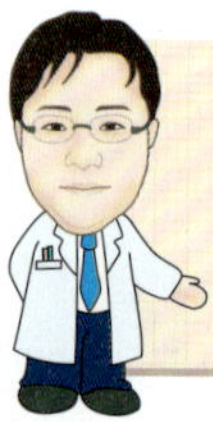

구조자가 도착하기까지 시간이 오래 걸릴 경우 사용할 수 있고 구급차와 같이 흔들리는 상황에서 흉부압박 등을 효율적으로 시행할 수 있다.

LUCAS 사용 설명

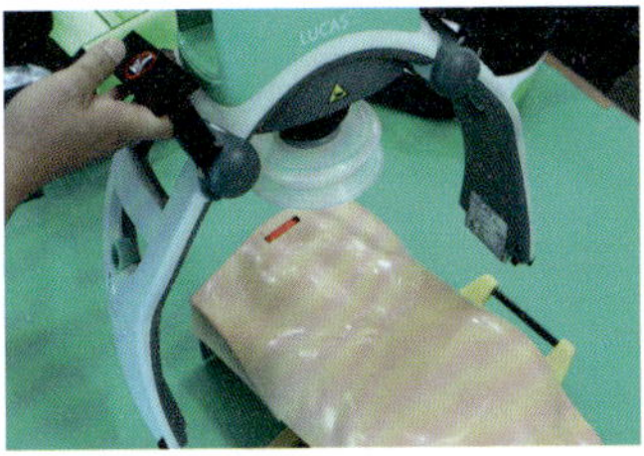

1. 받침대와 커버를 쉽게 연결할 수 있다.

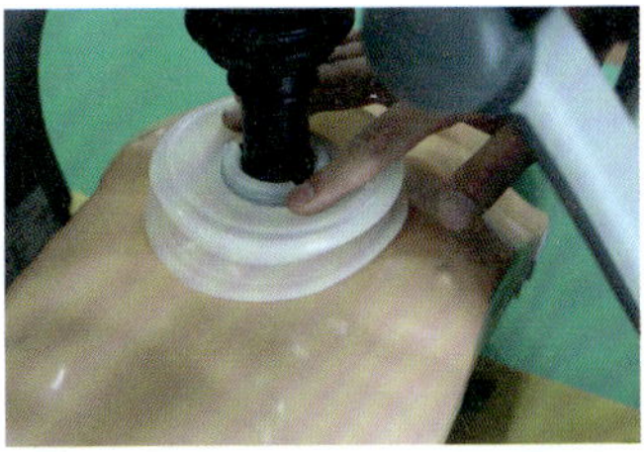

2. 환자의 가슴에 도구를 연결시킨다.

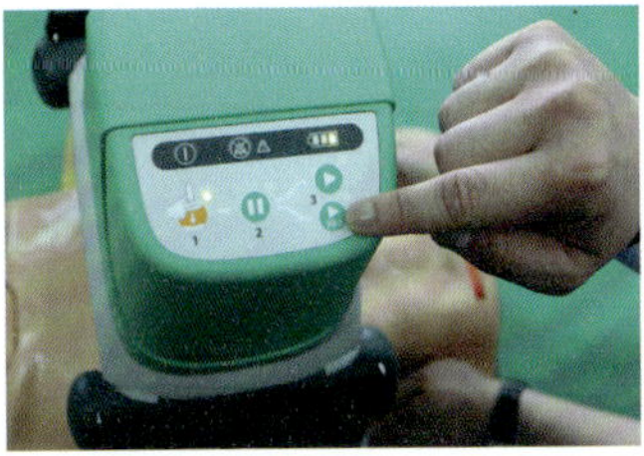

3. 조절버튼으로 작동시킨다.

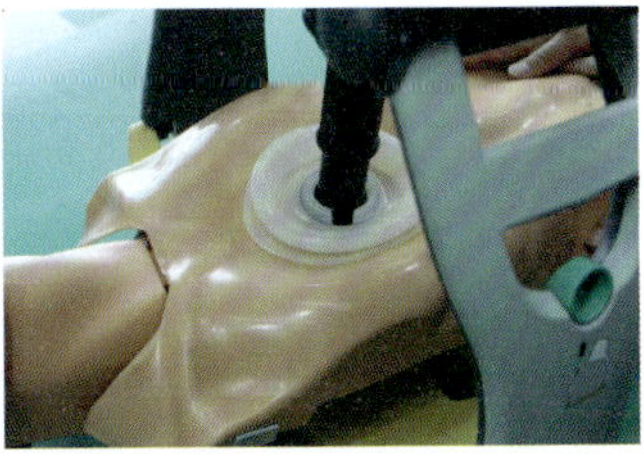

4. 눌리는 정도를 확인한다.

8 CPR Anytime; 일반인 교육

일반인 CPR교육을 위해 미국 심장협회(AHA)와 Laerdal사에서 제작한 풍선형태의 마네킨이다.

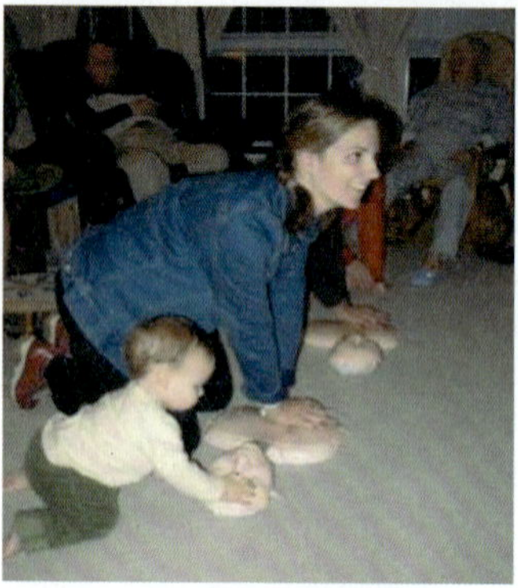

가족들이 제품에 포함된 DVD를 보며 집에서 술기를 익힐 수 있다.

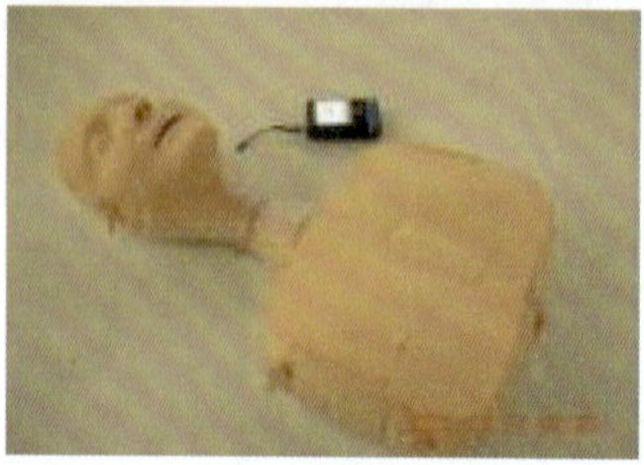

Anytime 인형: 풍선형태로 되어있고 다루기 쉽다.

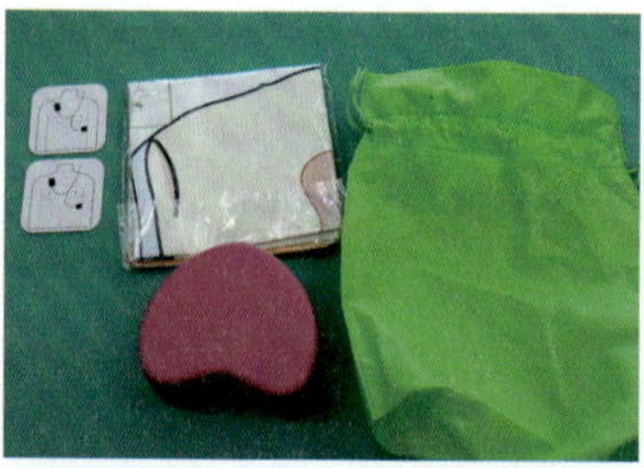

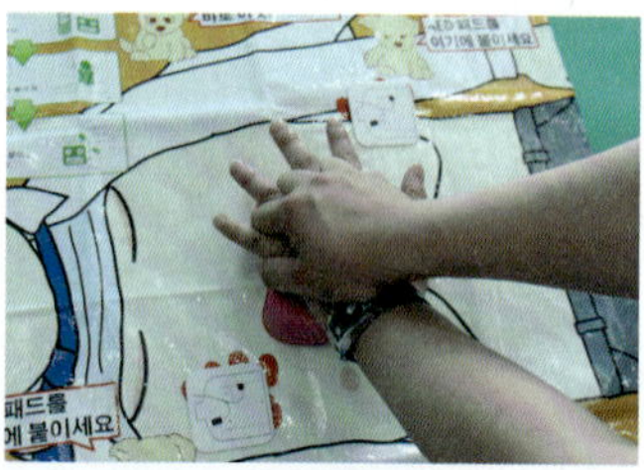

일본에서 만들어진 것으로 압뒤면에 따라 압박깊이가 달라지고 만화로 만들어진 동영상이 특징이다. Hand only CPR을 익히기에 좋은 장점이 있다.

9 전문인 교육 프로그램(KACPR)

순천향부천병원 응급실 간호사 BLS-Provider 교육현장

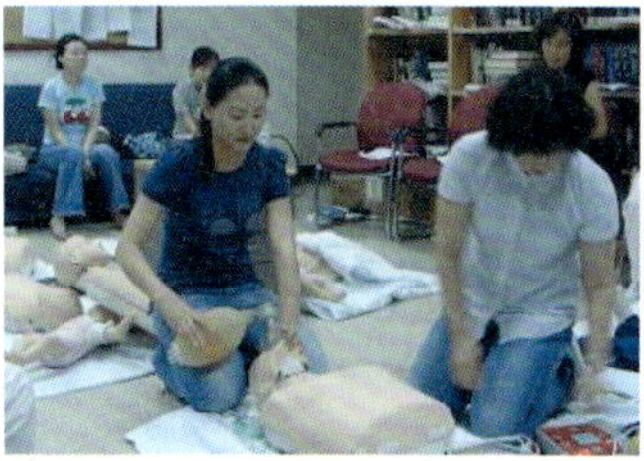

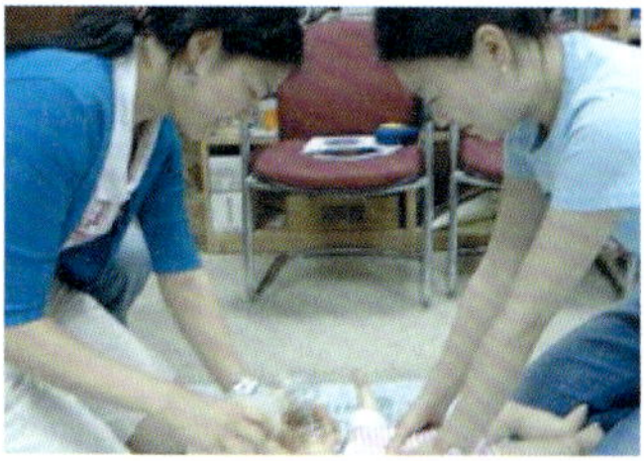

대한심폐소생협회

BLS Training Site가 전국적으로 400여개로 늘어나고 있고 최근 ACLS국내 교육용으로 편성하여 KALS라는 이름으로 교육이 이뤄지고 있다. ACLSTS 227개에서 교육을 진행하고 있다(각 site 홈페이지 또는 www.kacpr.org 참조).
순천향대학교 부천병원은 홈페이지(www.schbc.ac.kr)참조.

CHAPTER 05

심혈관계 처치법

1 기본 해부학 및 측정치

1) 심장 내부

전면

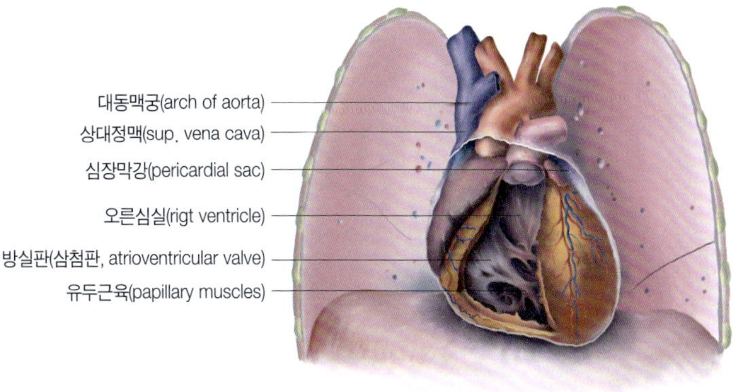

전면

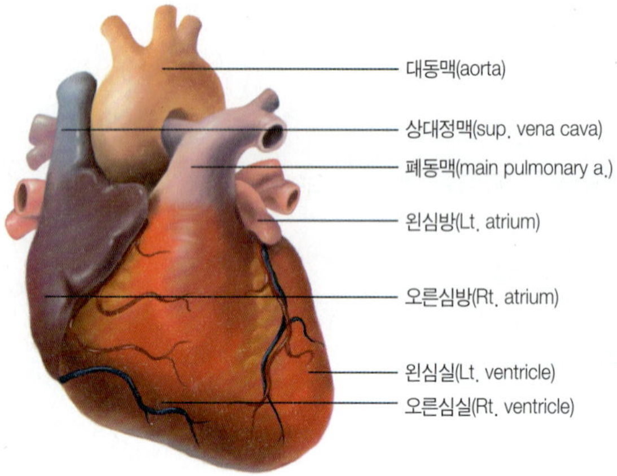
대동맥(aorta)
상대정맥(sup. vena cava)
폐동맥(main pulmonary a.)
왼심방(Lt. atrium)
오른심방(Rt. atrium)
왼심실(Lt. ventricle)
오른심실(Rt. ventricle)

후면

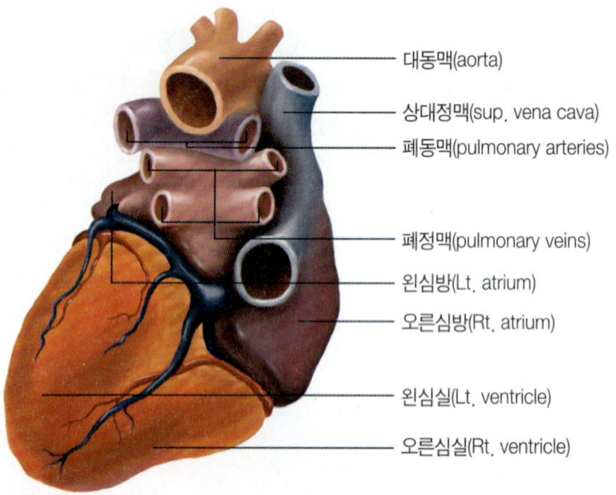
대동맥(aorta)
상대정맥(sup. vena cava)
폐동맥(pulmonary arteries)
폐정맥(pulmonary veins)
왼심방(Lt. atrium)
오른심방(Rt. atrium)
왼심실(Lt. ventricle)
오른심실(Rt. ventricle)

2) 관상동맥

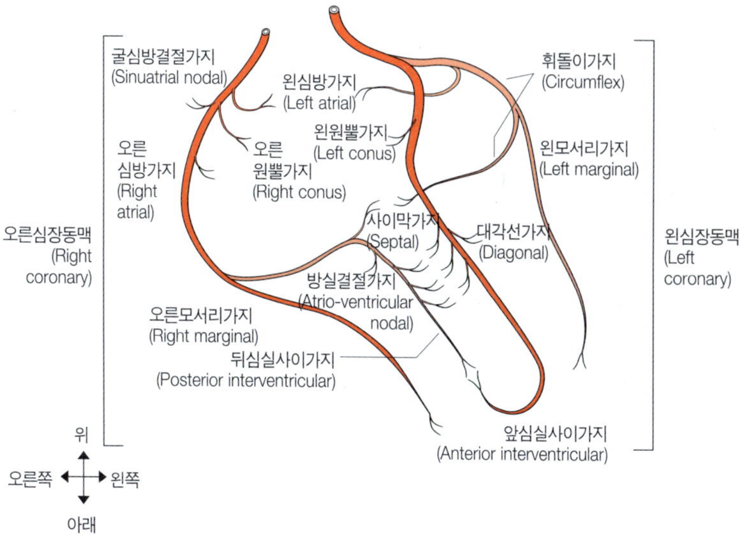

3) 주요 측정 공식 및 측정치

Cardiac Parameters and Formulas	Normal Valves
Cardiac output (CO) = heart rate X stroke volume	4~8 l/min
Cardiac index (CI) = CO/BSA	2.8~4.2 l/min/m^2
Mean arterial pressure (MAP) = (Systolic BP - Diastolic BP)/3 + Diastolic BP	80~100 mmHg
Systemic vascular resistance (SVR) = (MAP - CVP)X(80)/CO	800~1200 dynes/sec/cm^2
Pulmonary vascular resistance (PVR) = (PAM - PCWP)X(80)/CO	45~120 dynes/sec/cm^2
Central venous pressure (CVP)	5~12 cm H_2O
Pulmonary artery systolic pressure	20~30 mmHg
Pulmonary artery Distolic pressure	10~15 mmHg
Pulmonary artery mean pressure	15~20 mmHg
Pulmonary capiliary wedge pressure (PCWP)	8~12 mmHg

2 심초음파

1) 자세

시작 자세

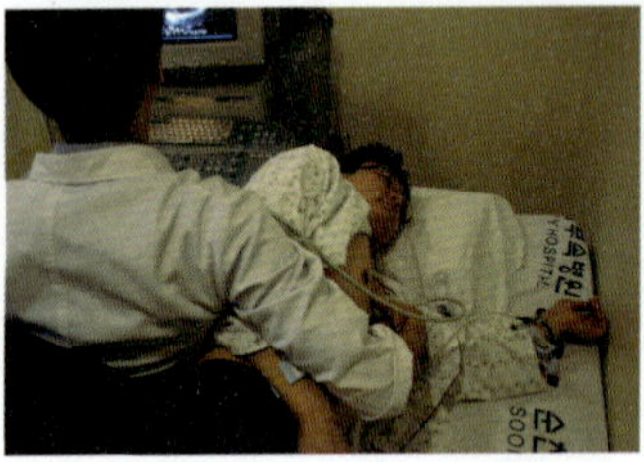

환자를 시술자 반대측 90° 로 돌려 눕히고 환자 뒤에 받침대를 둔 뒤 그 뒤에 앉는다. 이때 환자의 머리에 베개를 대거나 좌측 팔을 올려 머리 밑에 두도록 한다. 환자상태가 돌려 눕기가 힘들 경우 편안한 supine 자세에서 시행한다.

Probe 자세

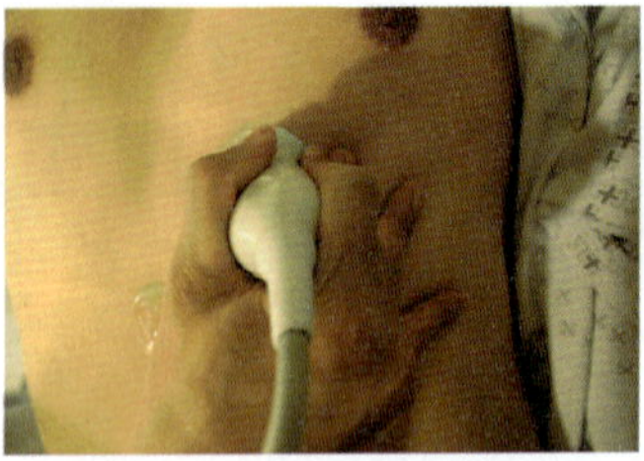

Probe를 엄지, 검지, 중지 등으로 가볍게 쥐고 검사 부위에 올려 놓은 뒤 손 떨림과 음영 변화를 최소화하기 위해 다른 손가락과 손바닥을 최대한 환자 몸에 붙인다.
주의) 환자가 아파할 정도로 누르지 않는다.

2) 기본 순서

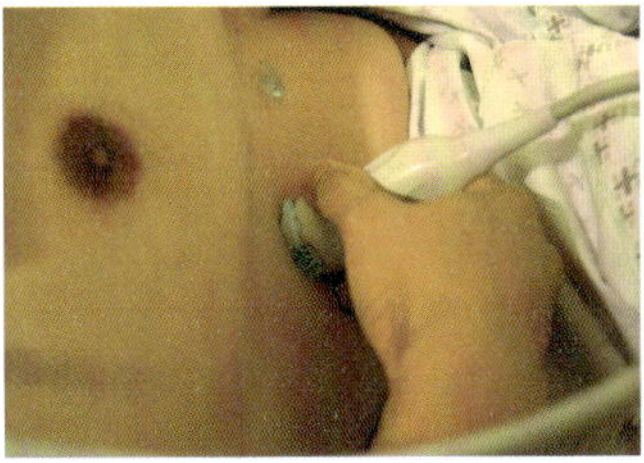

1. Parasternal View

환자를 90° 각도로 돌려 눕힌다.

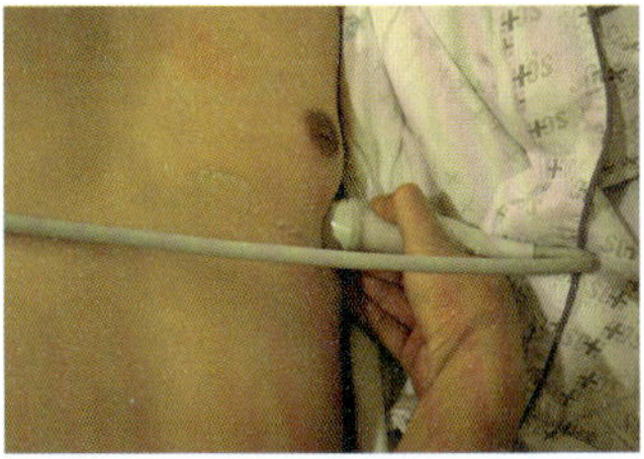

2. Apical view

대략 30~45° 각도에서 시행한다.

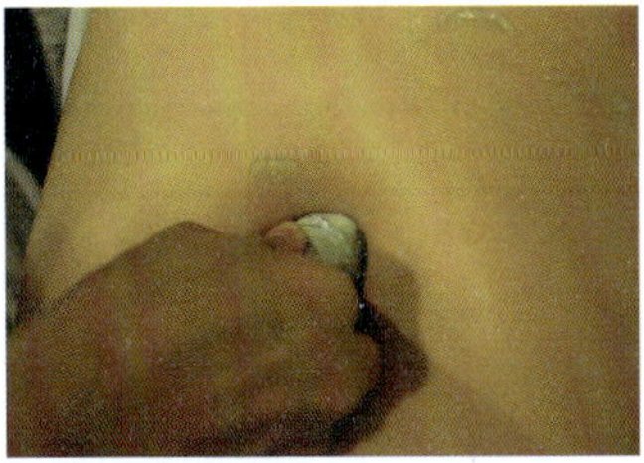

3. Subcostal view

Supine position을 취하고 두 무릎을 세운다.

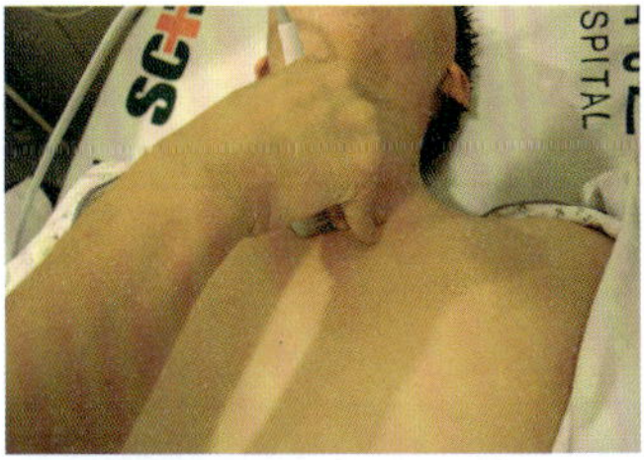

4. Suprasternal view

목을 뒤로 젖히고 notch를 통해 관찰한다. 이때 호흡에 방해가 되지 않도록 한다.

3) 기본 음영 및 특징

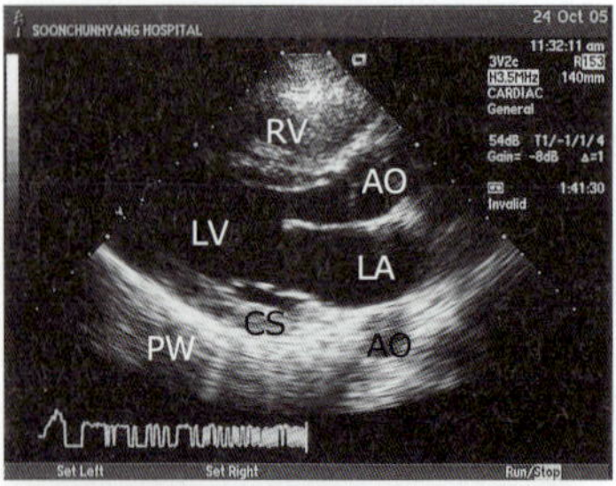

Parasternal long axis
RV: Right ventricle
AO: Aorta
LA: Left atrium
LV: Left ventricle
PW: Posterior wall
CS: Coronary sinus

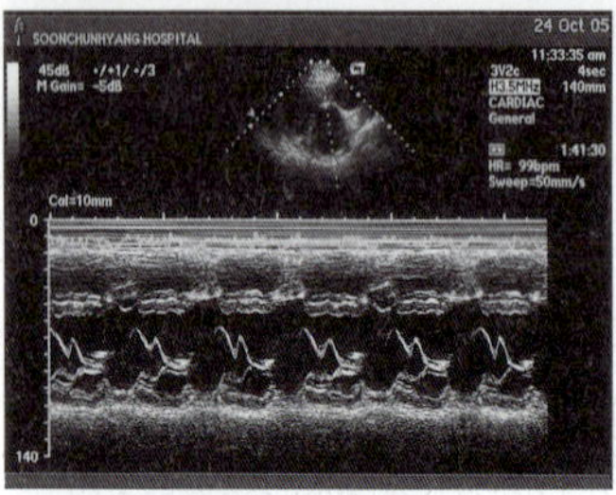

M-mode(mitral valve level)
→ 이첨판 기능을 본다.

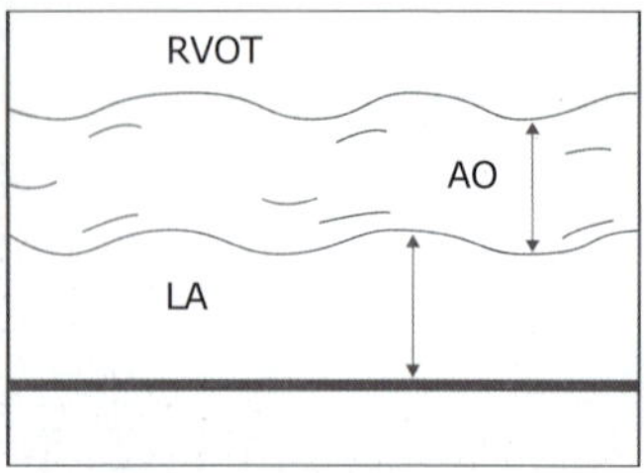

M-mode(aortic valve level)
→ 대동맥과 좌심방의 크기를 잰다.

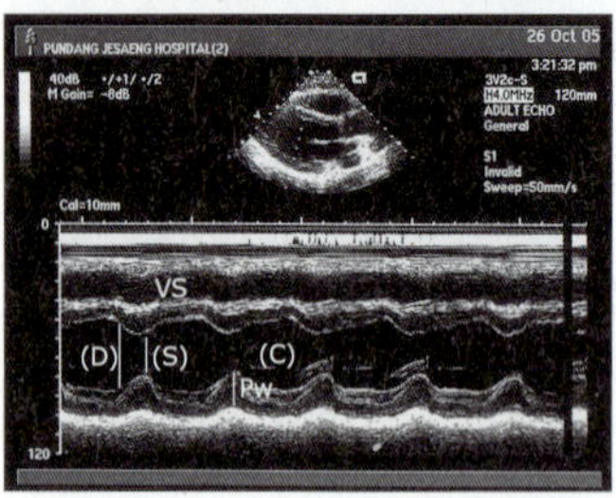

Parasternal long axis
RV: Right ventricle
AO: Aorta
LA: Left atrium
LV: Left ventricle
PW: Posterior wall
CS: Coronary sinus

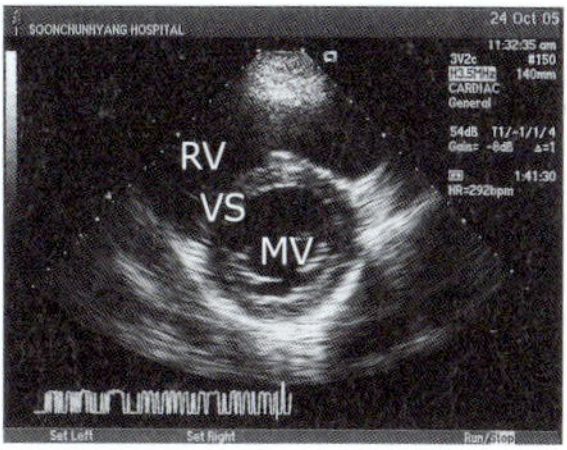

Parasternal short axis(base)

Probe를 2시 방향으로 돌려본다. Valve가 입모양으로 보여야 한다.

- RV: Right ventricle
- VS: Ventricular septum
- MV: Mitral valve

Left tilt

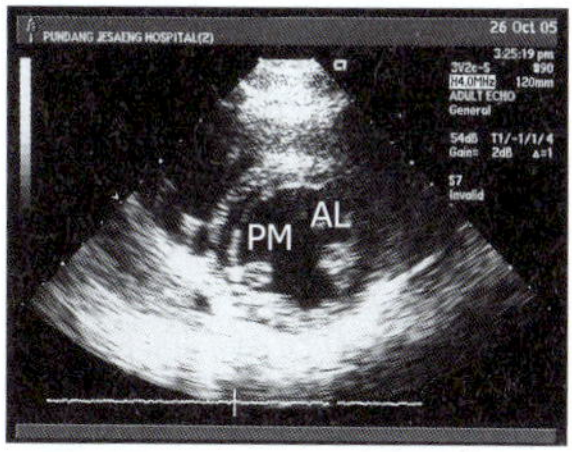

Parasternal short axis(mid)

Valve 가장자리가 LV벽에 붙어 보인다. 여기에서도 EF를 측정할 수 있다.

- PM: Posterior papillary muscle
- AL: Anterolateral papillary muscle

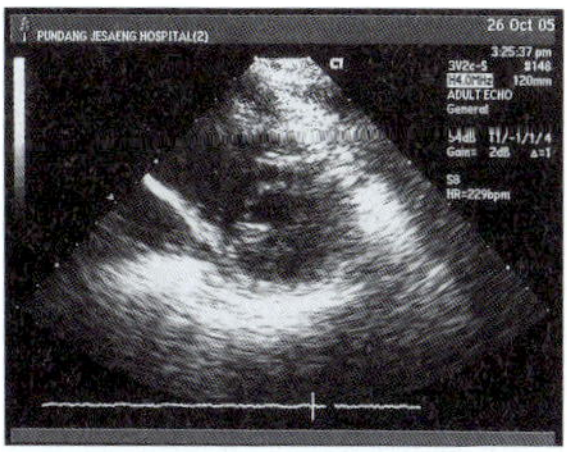

Parasternal short axis(apex)

Valve의 형태는 보이지 않는다.

Superior & Right tilt

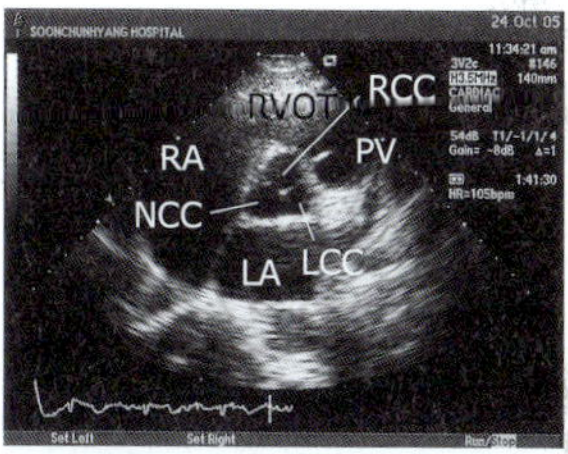

Parasternal short axis aortic veiw

→ mercedez benz sign (대동맥의 3개 valve)

- RCC: Right coronary cusp
- LCC: Left coronary cusp
- NCC: Non coronary cusp
- RVOT: Right ventricular outflow tract
- PV: Pulmondry valve

Apical 4-chamber view

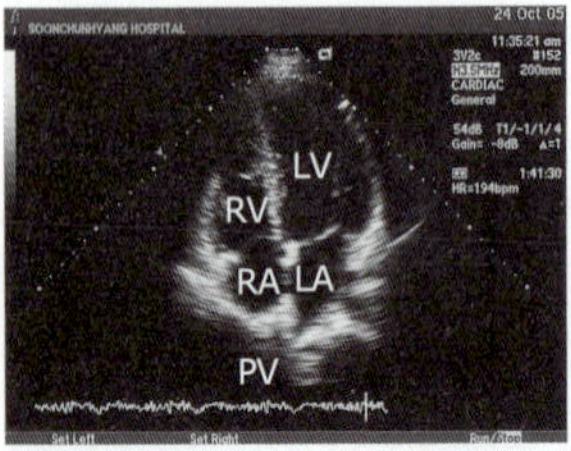

Tricuspid, Mitral, valve와 Wall motion을 확인한다.

- PV: Pulmonic vein

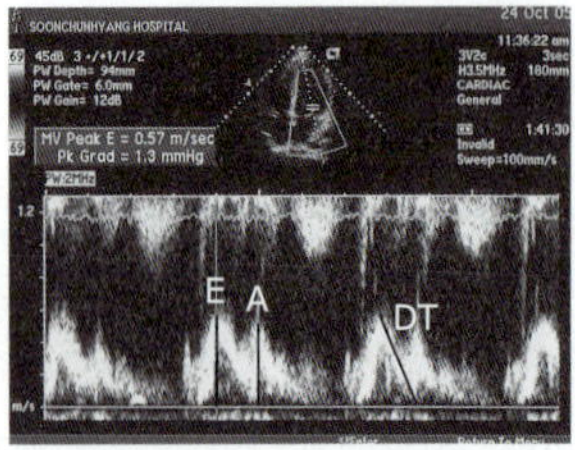

Mitral valve의 diastolic function을 측정한다.

예) E, A, DT,IVRT, pulmonic vein의 Systolic and diastolic flow, mital annural velocity 등

Modified simpson method

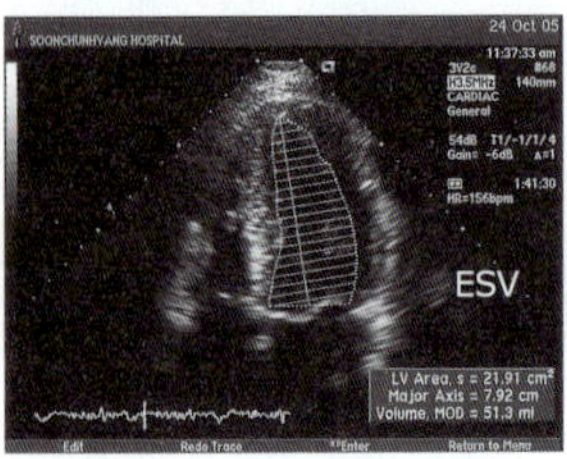

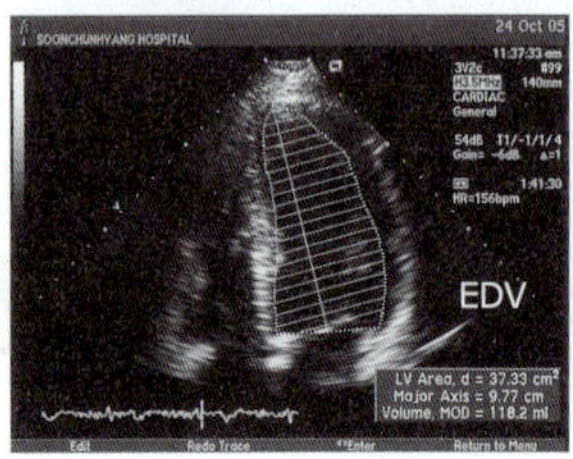

EF=(EDV-ESV)/EDV

- EDV: End diastolic volume
- ESV: End systolic volume

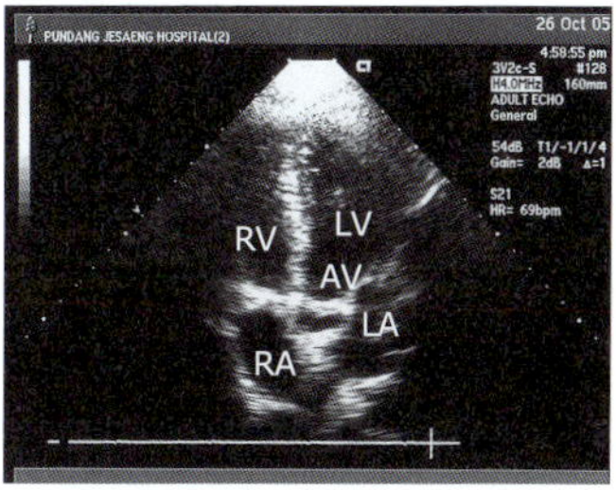

Apical 5-chamber view

aortic valve 기능을 알아본다.

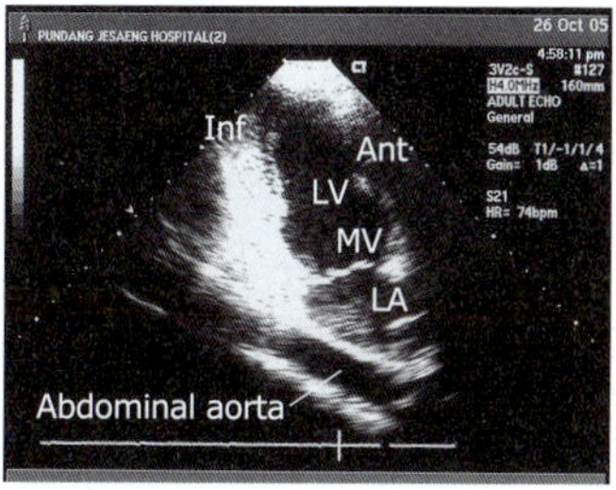

Apical 2-chamber view

좌심방, 좌심실의 기능과 좌심실의 Anterior and inferior wall motion을 확인한다.

- Anf: Anterior
- MV: Mitral valve
- Inf: Inferior
- LV: Left ventricle
- LA: Left atrium

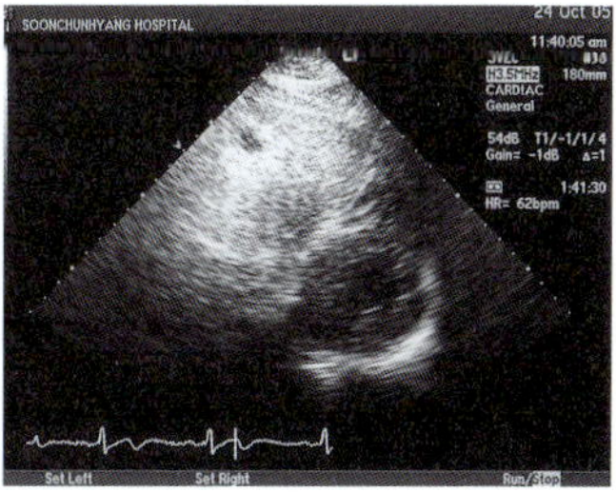

Substernal view

주로 다른 view가 잘 보이지 않을 때 시도한다. 또한 pericardiac effusion 진단시 도움이 된다.

Suprasternal view

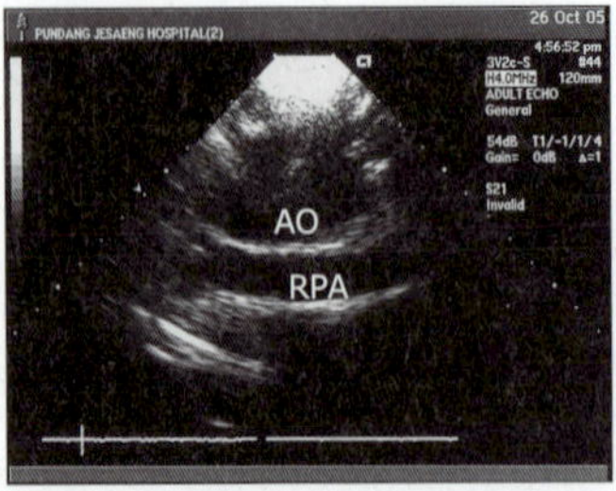

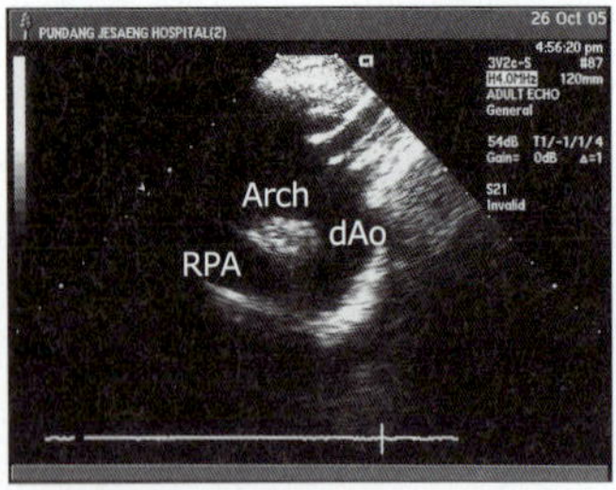

주로 대동맥궁과 우측 폐동맥의 해부학적 이상 유무와 flow이상을 확인한다.

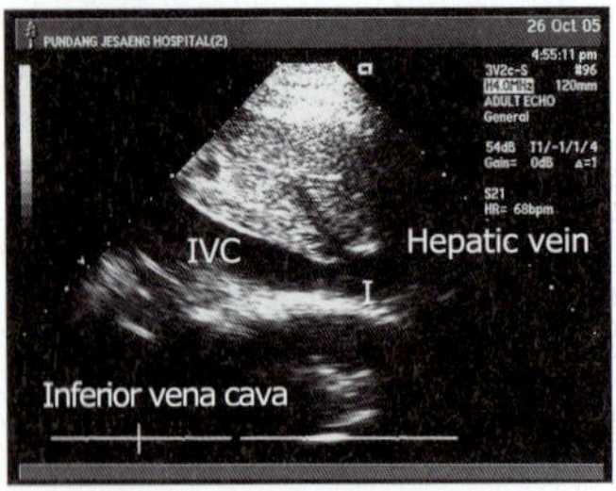

IVC의 호기 및 흡기시의 collapse 정도와 길이를 통해 폐동맥압을 측정하는데 사용한다.

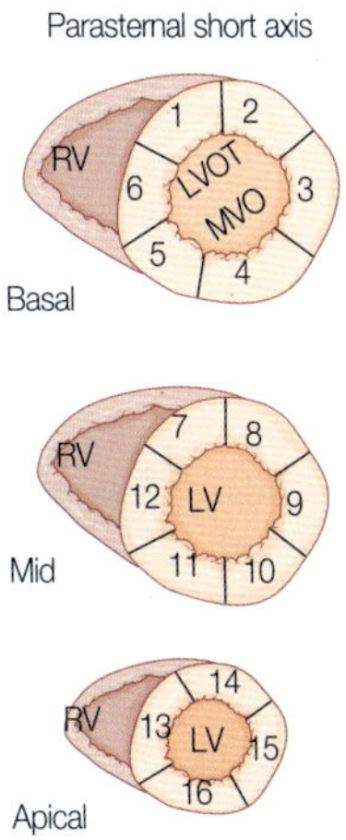

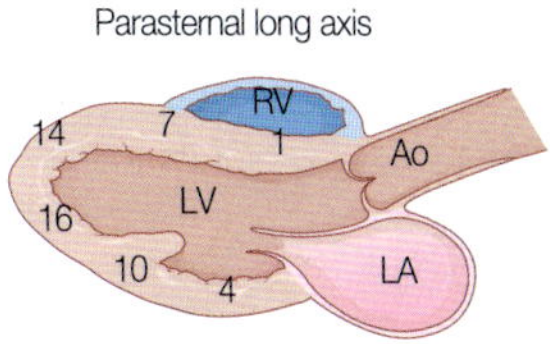

Segment level	As	Ant	Ant Lat	Post Lat	Inf	IS
Basal	1	2	3	4	5	6
Mid	7	8	9	10	11	12
Apical	13	14	15	-	16	13

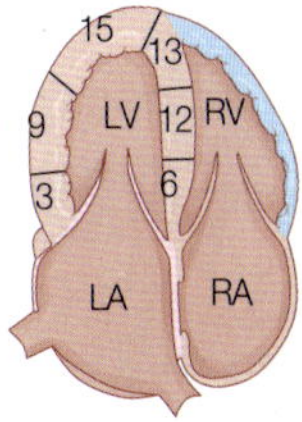

Apical 4 chamber

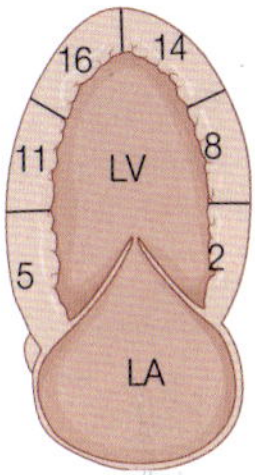

Apical 2 chamber

Regional wall motion 분석을 위한 16개의 segment
(American Society of Echocardiography 추천)

Wall motion abnormality

1. Normal
2. Hypokinesis
3. Akinesis
4. Dyskinesis
5. Aneurysmal

Wall motion score index(WMSI)=wall motion score합/보이는 segment의 수

Emergency Sonographic Report (ESR)

Emergency Medicine, Soonchunhyang University

Date	Yr M D		ID		
Name		Age		Sex	
Physician	sign	BP	/	HR	

Echocardiography

Impresion :

1. EF(Visual / M-mode / 2-D / MS) : %	1. MS(1. mild 2. moderate 3. severe)
2. RWMA(Yes / No):	2. MR(trivial. 1. 2. 3. 4)
3. WMSI (1~16):	3. AR(trivial. 1. 2. 3. 4)
4. Pericandial effusion (Yes / No): Max mm	4. AS (1. mild 2. moderate 3. severe)
5. Cardiomyopafry (1. Dileted 2. Hypetophic 3. Festrictivs)	5. TR(tivial. 1. 2. 3. 4)

Mmode/2D					
IVSd(0.6~1.1)		IVSs		LAD(3~4.5)	
LVDd(3.8~5.5)		LVDs(2.3~3.5)		AD(2.5~3.5)	
LVPWd(0.8~1.1)		LVPWs		Transvers aorta	
Calculate EF	%	EPSS		MVA(2D)	cm^2

Doppler									
Mitral Diastohic(m/s)					Triccuspid Diastohic(m/s)			Aortic Systolic(m/s)	
E(0.6~1)		IVRT(70~110)			E(m/s)			LVOT(VI)	
A(0.3~0.8)		PCWP(mmHg)			A(m/s)			Peak Ao(V2)	
E/A		D T(170~210)			D T(m/s)			VIV2	
PAP(m/s)		Tissue Doppler	E		IVC		RAP	PHT	
mean PAP			Ea		<20 (>50%)		5	<20 (< 50%)	10
RVOT AT			E/Ea		>20(<50%)		15	>20(0%)	20

Ultrasonography

Impresion :

Trauma (FAST)	Find	1. Perihep atic 2. Perispleric 3. Pericardial 4. Peripelvic	Parenchyme (Liver/Kidney/Spleen)	
Non. Trauma	1. Liver			
	2. Gall Bladder			
	3. Hydnonephwsis			
	4. Abdominal Aortic Aneurysm			
	5. Low Abdominal Mass			
	6. Others( )			

4) 경식도(Transesophageal)

원리

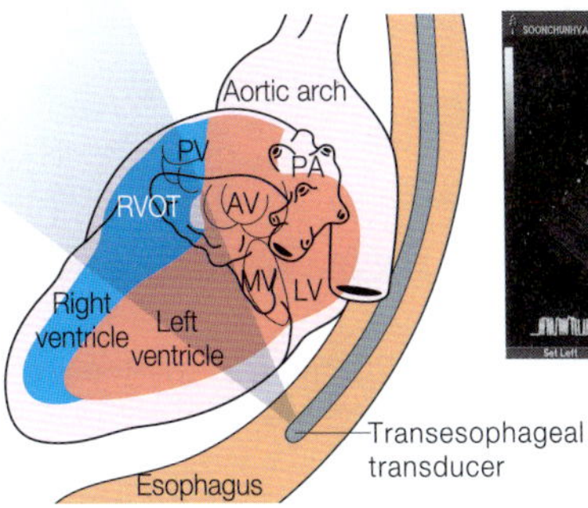

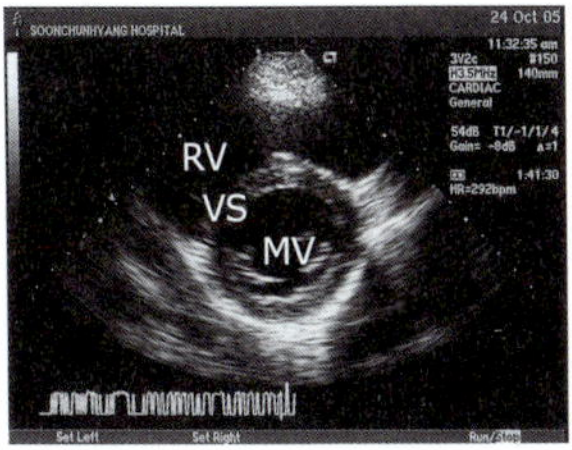

도식도

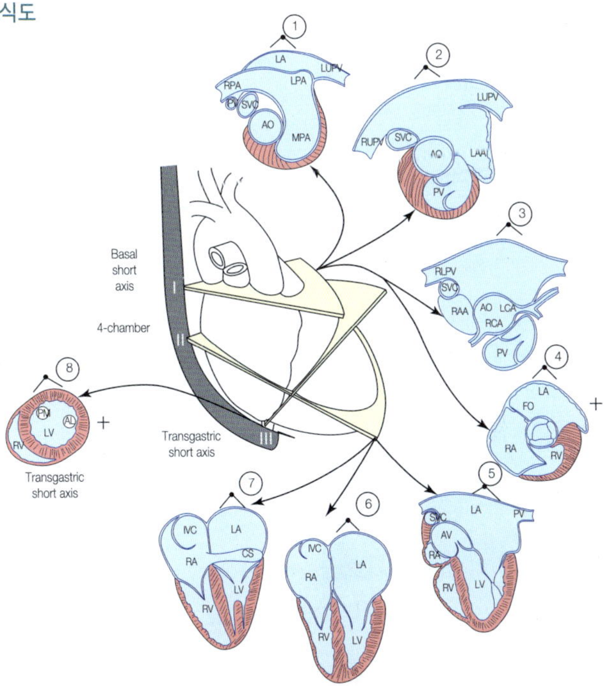

3 심막천자술 (Pericardiocentesis)

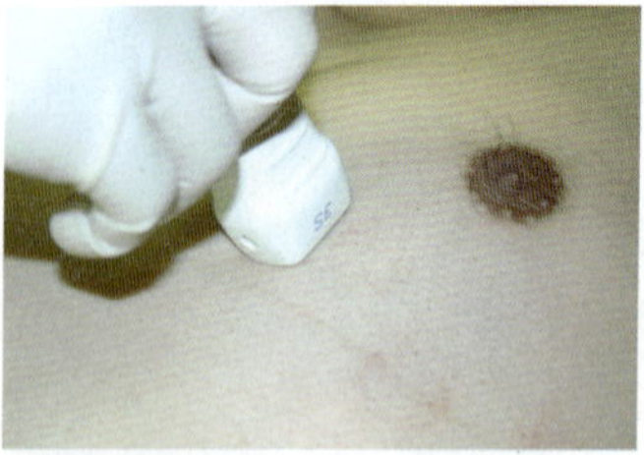

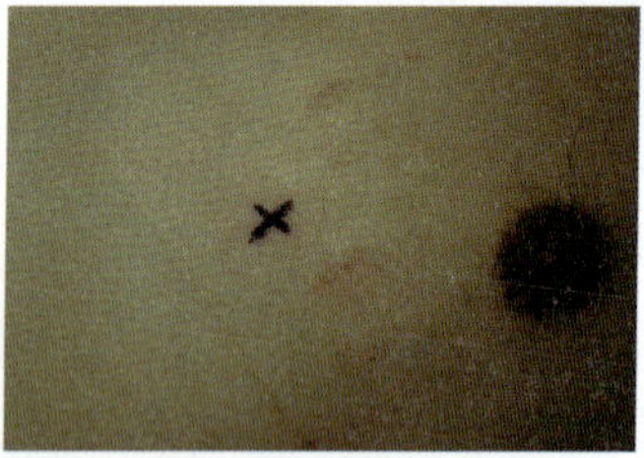

1. 환자를 똑바로 눕힌다.
심초음파(Transthorasic echocardiography)를 이용하여 심장주위액(pericardiac effusim)이 가장 많이 보이는 곳을 택하고 피부에서의 길이를 잰다.

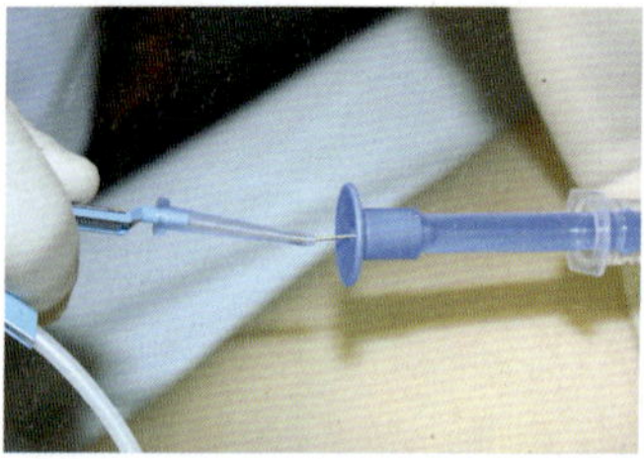

2. Seldinger method를 통해 Catheter를 삽입한다. 이 때 모니터상 ST 상승 또는 심실 부정맥이 관찰될 시 Catheter를 후진한다.

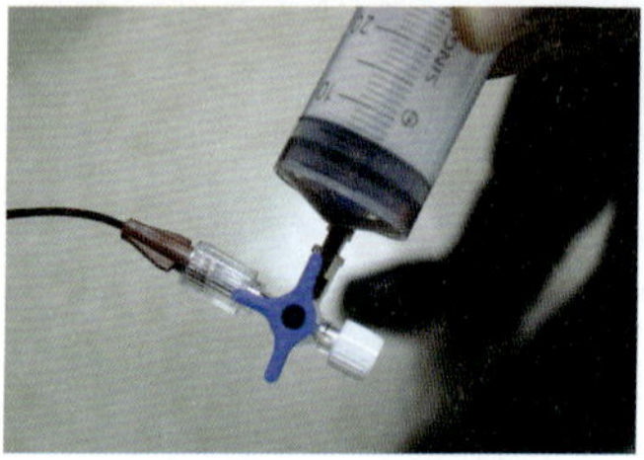

3. Catheter 끝에 3-way 마개를 연결하고 50ml실린지로 흡인 한다. 이때도 모니터를 잘 관찰하고 심초음파로 잔양(Residual amounts)을 확인한다.

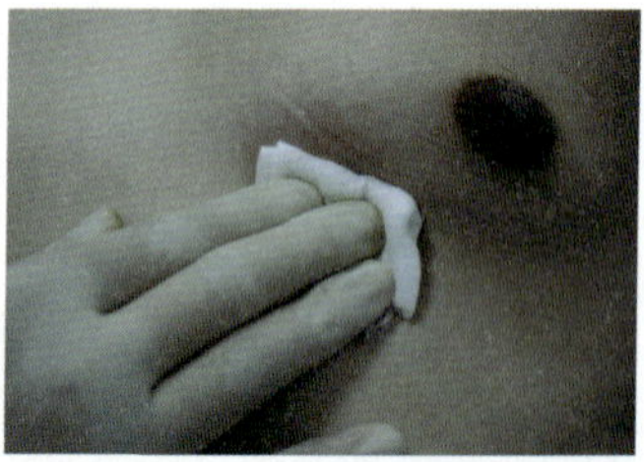

4. 흡인이 완료되면 Catheter를 재빨리 빼고 거즈를 이용해 10분 가량 압박한다. 그리고 흉부단순촬영으로 동반이상 여부를 확인한다.

4 경피적 심장박동조율(Transcutaneous cardiac pacing, TCP)

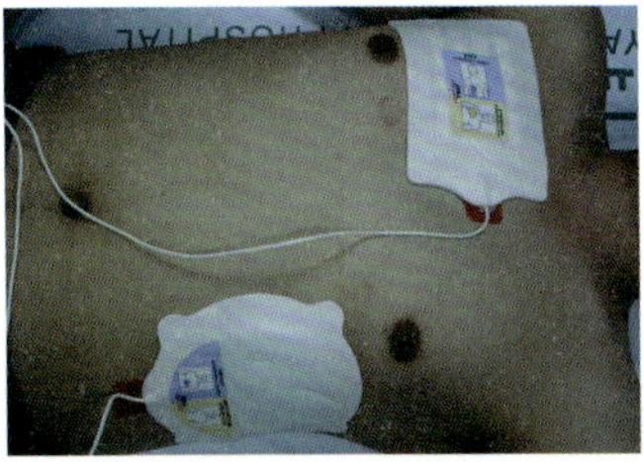

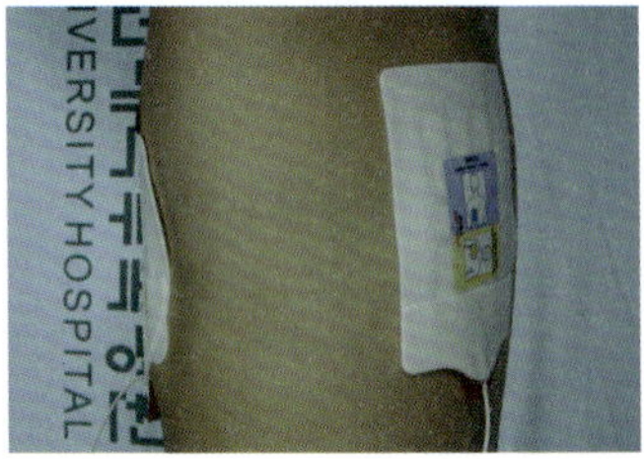

1. 환자를 반듯이 눕히고 진정제를 통해 안정시킨다.
Electrical patch를 좌측심첨부(anterior patch)와 그와 평행하게 견갑골부(poster ior patch)에 붙인다. 또는 전후면으로 붙인다.

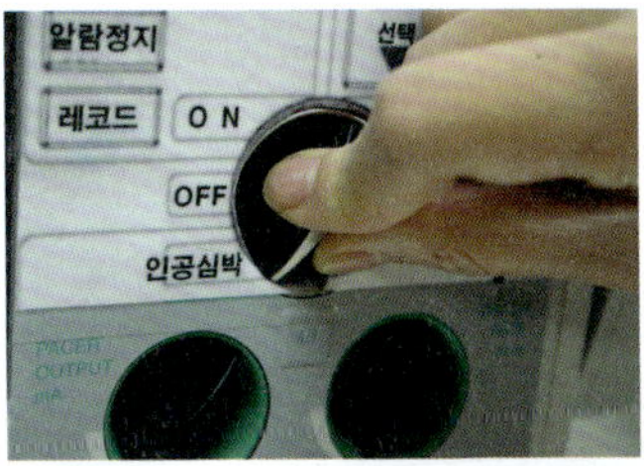

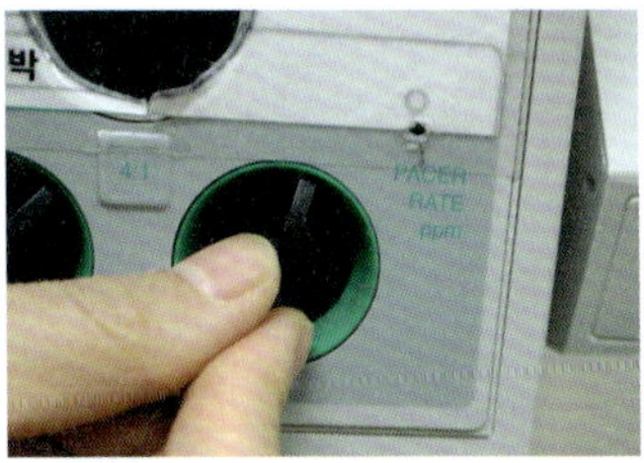

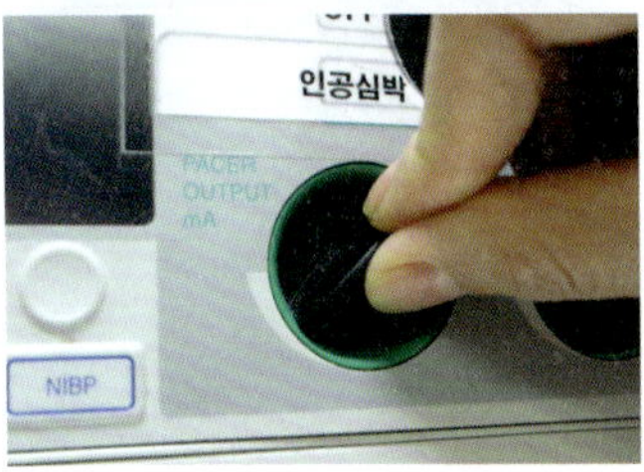

2. 전원을 켜고 "인공심박(pacing)" 으로 다이얼을 돌리거나 버튼을 누른다.

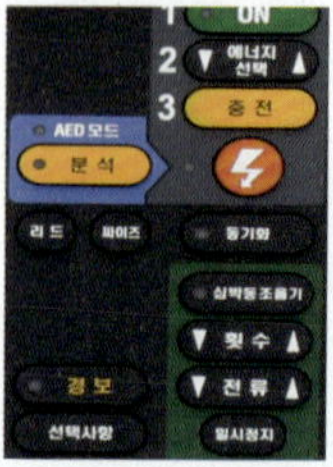

3. Pacer Rate을 60에 맞춘다.
무수축환자: mA를 최대한 올린 후 내려서 포획을 확인하고 10% 올려준다.
서맥: mA를 아래에서 위로 올린다.

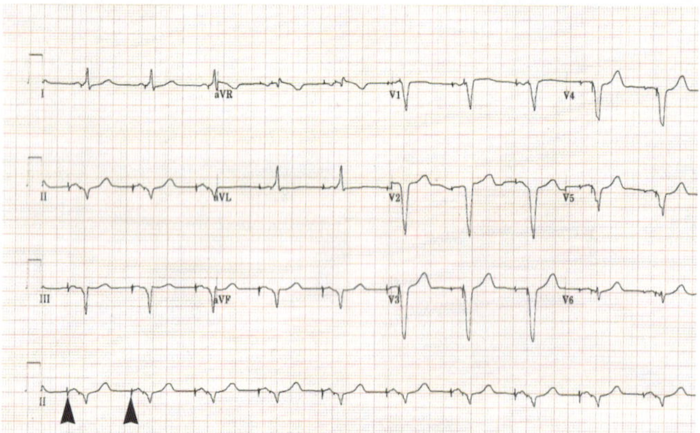

전기적포획(Capture): 캡쳐 beat(화살표) 후 QRS와 T 파가 반드시 나와야 한다.

기계적포획: 우측 경동맥 또는 대퇴동맥촉지를 통해 알 수 있다.
(포획시 전류를 10% 높게 유지시킨다.)

5 중심정맥 삽관술(Central venous catheterization)

1) Seldinger method

Seldinger method 시행

소독 → 마취(1%리도카인, 충분히) 예비천자(10ml실린지, 음압) → 천자 고정(엄지, 검지-실린지, 나머지-피부) → 유도철사(무리하게 넣지말것. 끝을 꼭잡고 시술을 할것) → 확장기 → 카테터 → 모니터 → 고정 및 소독 → 흉부촬영

기구

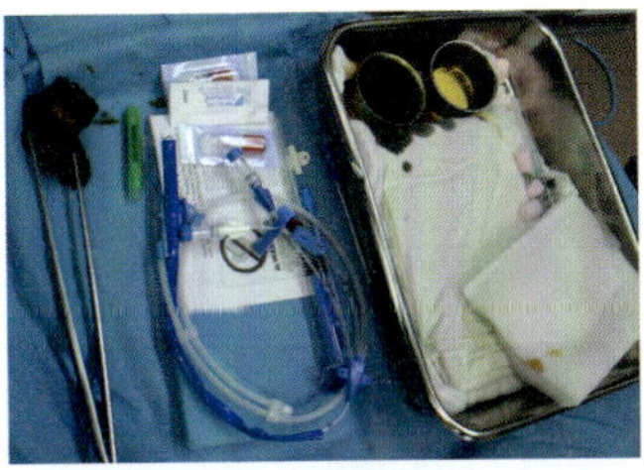

소독세트, 카테터세트, 봉합사, 가위, Needle holder, 연결관(3-way) 등

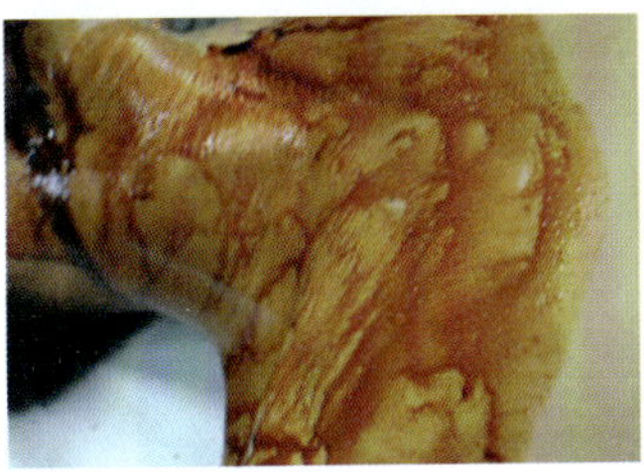

1. 기구를 정리하고 장갑을 착용한 뒤 주사 부위 주위의 피부 소독과 소독포를 덮는다.

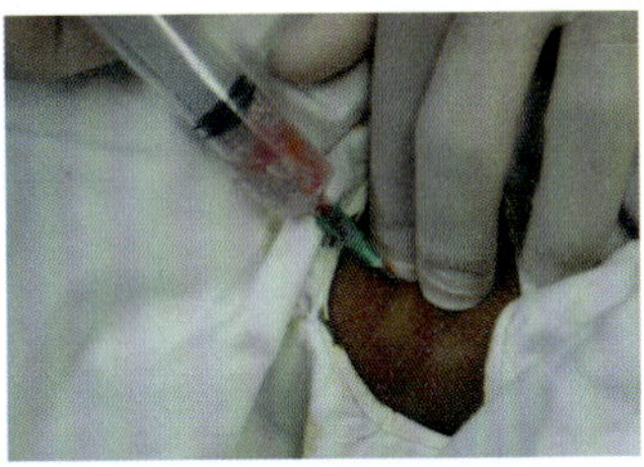

2. 10ml 실린지로 1% lidocaine을 혈관이 아닌 조직에 충분히 주입하고 음압을 가하여 피의 역류를 확인한다.

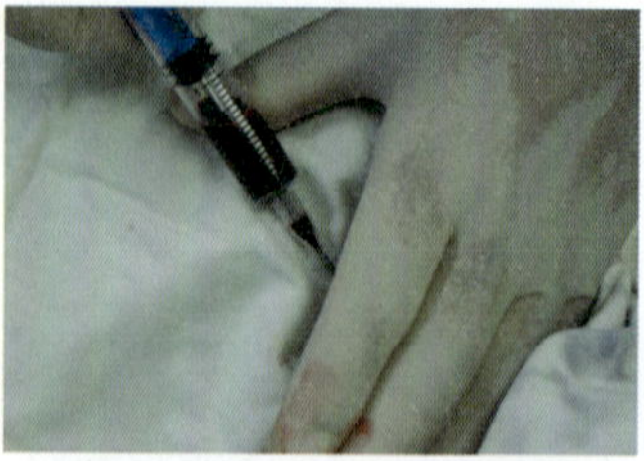

3. 동일한 위치와 깊이에 전용실린지로 음압을 가하며 전진시키고 혈액 역류가 안정적으로 이뤄질 때 반대손으로 실린지 전체를 감싸듯 고정 시킨다(5cm 이상의 삽입은 조심!!).

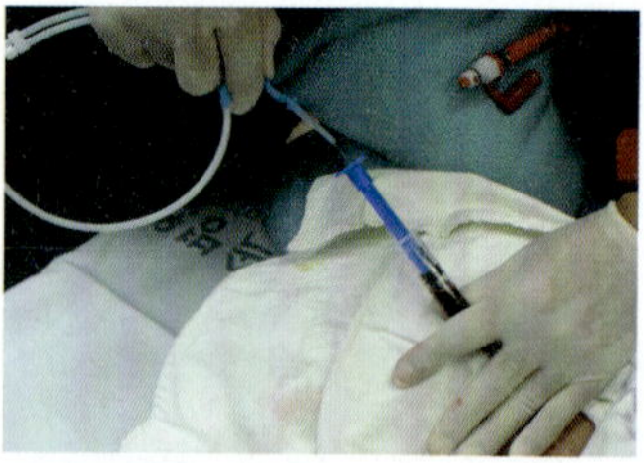

4. 유도철사가 꺽이지 않도록 최소 15cm까지 천천히 전진시키며 부정맥이 유발되지 않도록 모니터를 확인한다. 단, 저항이 있을 경우 억지로 밀어 넣지 않는다.

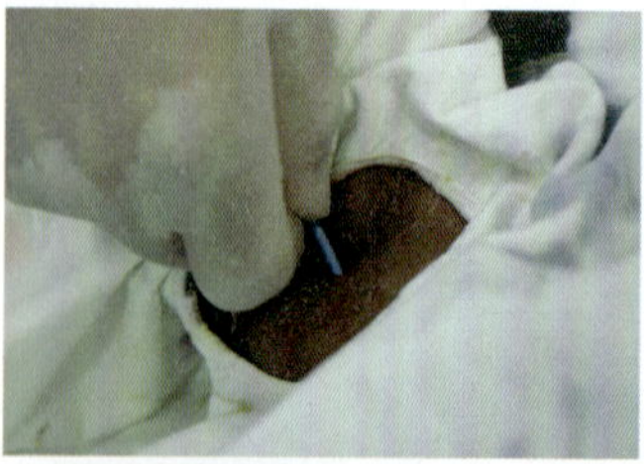

5. 확장기(dilator)를 유도 철사를 통해 피부아래 3~5cm 가량 밀어 넣고 뺀다.

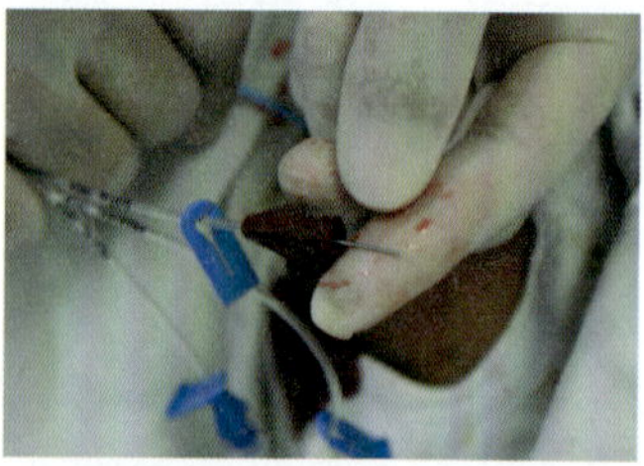

6. 한손으로 카테터를 유도 철사에 끼우고 피부 가까이 위치 시킨 후 유도철사가 카테터 밖으로 나오면 다른 손으로 유도 철사 끝을 잡는다.

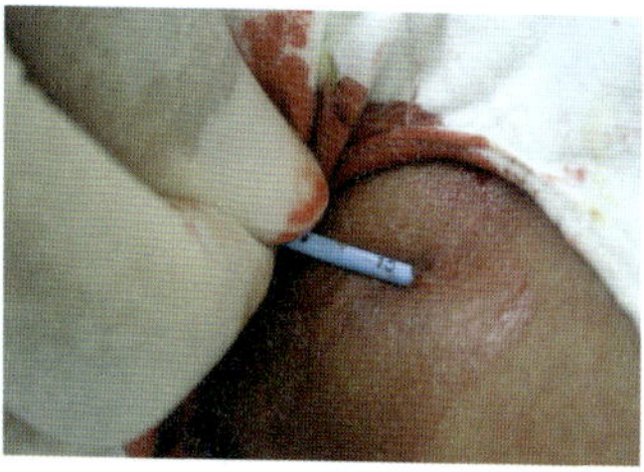

7. 유도 철사를 같이 밀려 들어가거나 빠지지 않게 단단히 붙잡고 카테터를 밀어 넣는다 (내경정맥: 우측 15cm, 좌측 18cm).

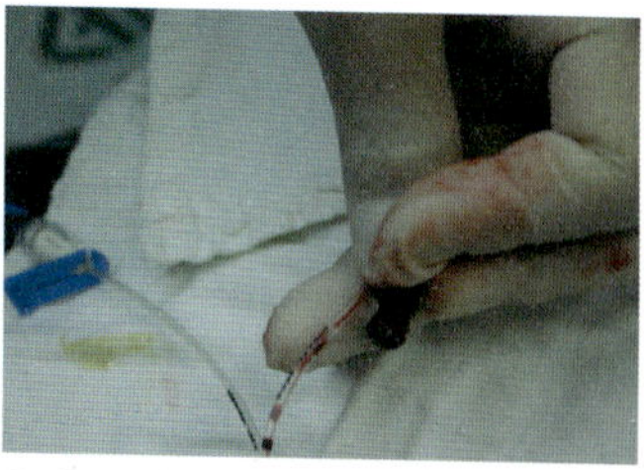

8. 유도 철사를 제거하고 즉시 카테터를 꺾거나 입구를 손가락으로 막고 클립으로 잠근다.

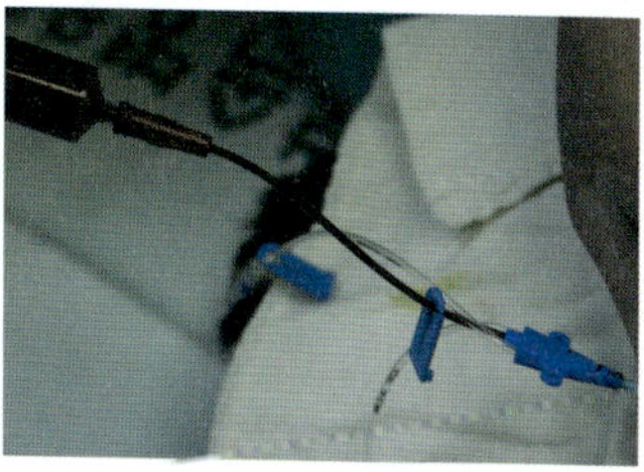

9. 식염수가 담긴 10ml 실린지를 연결하고 클립을 풀어 원활한 역류를 확인한다.역류가 안 될 경우 음압을 가하며 카테터를 1cm 가량 전진 또는 후진 시켜본다. 그래도 안 될 경우 진행하지 말고 처음부터 재시행한다.

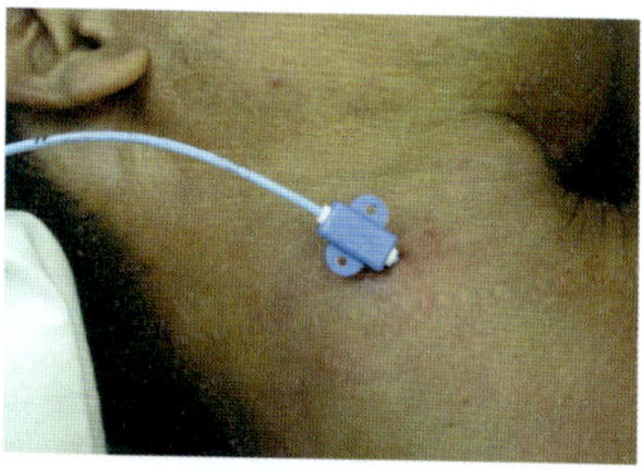

10. 실린지를 빼고 수액을 통과 시킨 뒤 고정클립(흰색, 파란색 순) 장착, 봉합, 소독을 시행하고 반창고 또는 tegaderm 등으로 덮는다.

2) 내경정맥(Internal Jugular Vein)

3가지 방법

전방(Anterior), 중앙(Central), 후방(Posterior) 접근법

- 전방(Anterior): Sternal head와 SCM muscle 중간내측에서 Clavicle head 방향.
- 중앙(Central): Sternocleidomastoid(SCM) muscle의 bifurcation 직전부에서 동측 nipple 방향(천자시 대퇴부와 혈관 순서 반대.- 동맥 촉지 후 내측으로 재치고 외측에서 천자 시도함).
- 후방(Posterior): SCM과 Ext.Jugular vein 만나는점에서 Sternal notch방향.

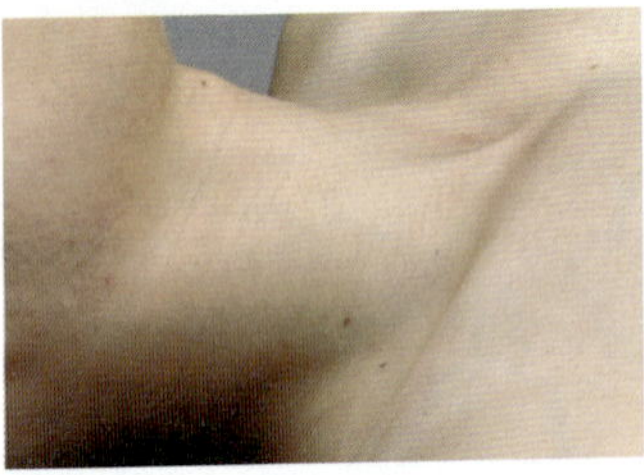

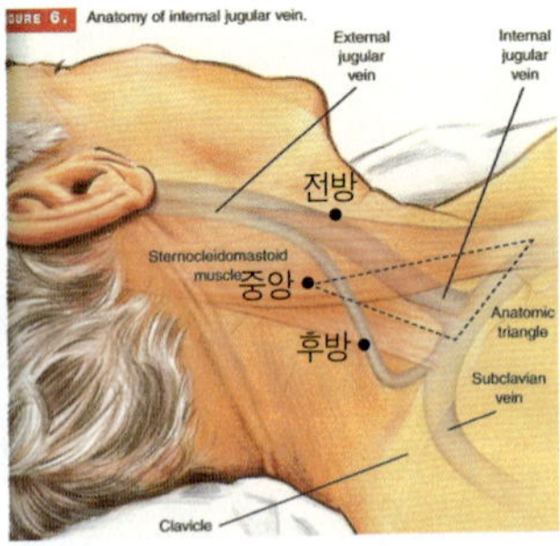

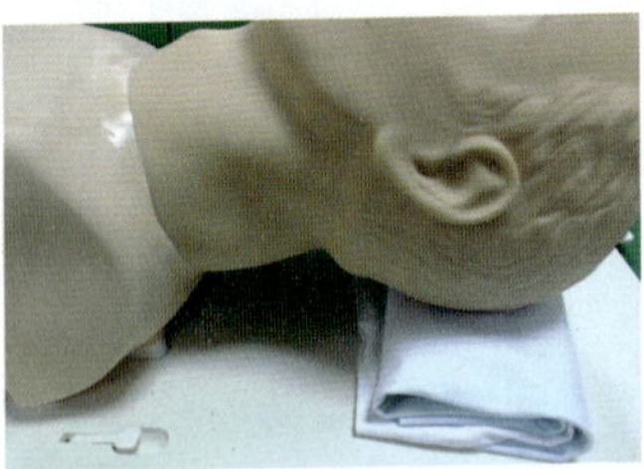

자세잡기

- Supine position
- 10~15° trendelenburg position
- Head tilt(시술반대방향 30°)

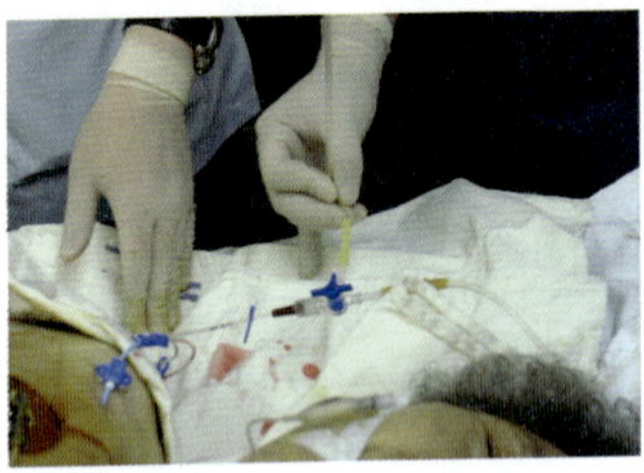

중심정맥압 (CVP)측정

- 압력 측정 유리관
- 수액라인 - 우심방 높이를 기점으로 길이를 측정한다.

3) 쇄골정맥(Clavian vein)

2가지 방법

- Sub-clavian: Clavicle 바깥쪽 1/3에서 Sternum notch방향
  (주사사면방향-상방, 천자후-외하방)
- Supra-clavian: SCM muscle의 clavicular head와 clavicle이 만나는 점의 상외측

Seldinger method 시행

소독 → 마취(1%리도카인, 충분히) 예비천자(10ml실린지, 음압) → 천자 고정(엄지, 검지-실린지, 나머지-피부) → 유도철사(무리하게 넣지말것. 끝을 꼭잡고 시술을 할것) → 확장기 → 카테터 → 모니터 → 고정 및 소독 → 흉부촬영

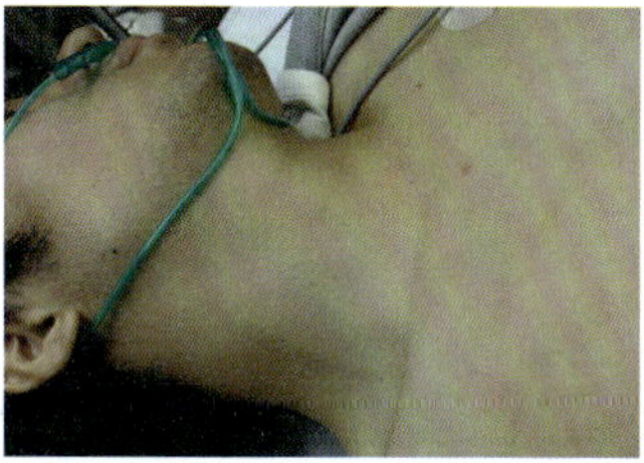

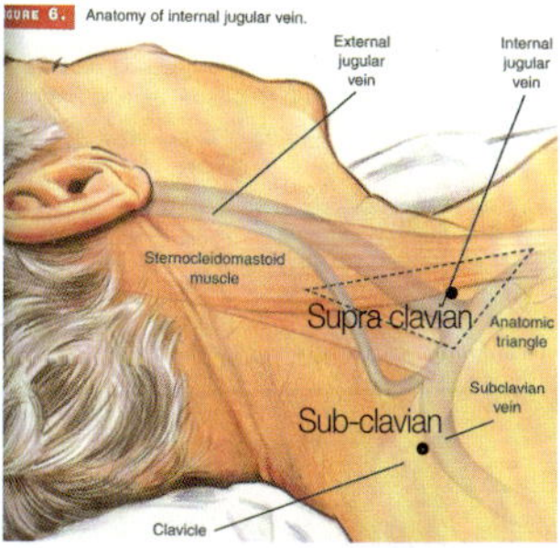

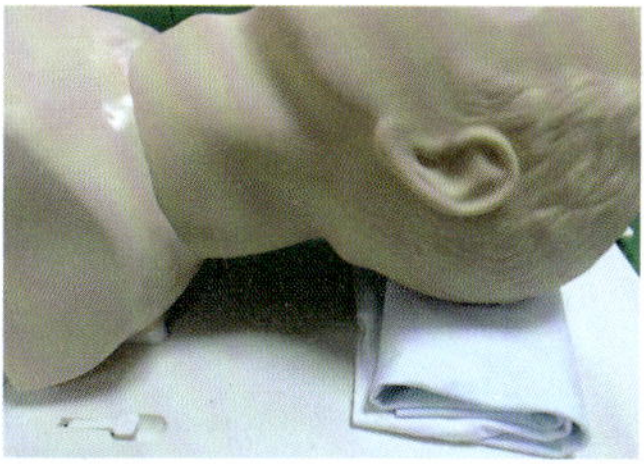

자세잡기

- Supine position
- Head tilt(시술반대방향 30°)
- 동측팔을 아래로 당겨줌

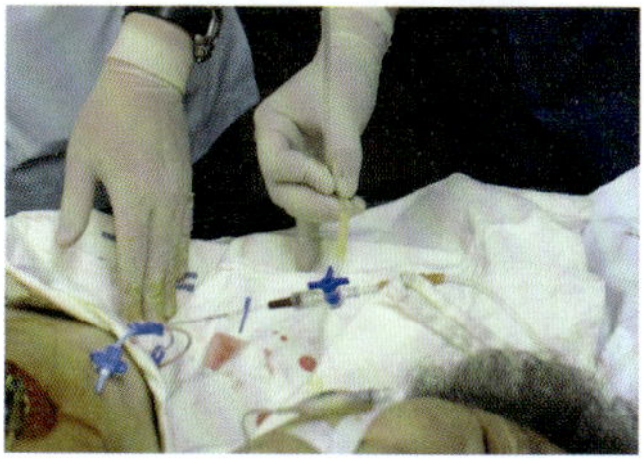

중심정맥압(CVP)측정(내경정맥 시술 참조)

- 압력 측정 유리관
- 수액라인 - 우심방 높이를 기점으로 길이를 측정한다.

4) 대퇴정맥(Femoral vein)

Seldinger method 시행

소독 → 마취(1%리도카인, 충분히) 예비천자(10ml실린지, 음압) → 천자 고정(엄지, 검지-실린지, 나머지-피부) → 유도철사(무리하게 넣지말것. 끝을 꼭잡고 시술을 할것) → 확장기 → 카테터 → 모니터 → 고정 및 소독 → 흉부촬영

위치

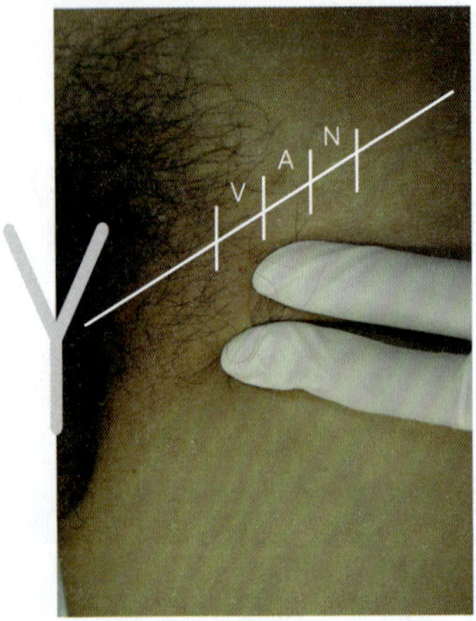

하지를 외전 또는 외회전 상태로 하고 검지와 중지로 맥박이 가장 잘 만져지는 곳을 선택한다(NAVY).

- N: 신경(Nerve)
- A: 동맥(Artery)
- V: 정맥(Vein)
- Y: 사타구니

5) 폐동맥 도관(Swan-ganz catheter)

자세잡기

- Supine position
- 10~15° trendelenburg position
- Head tilt(시술반대방향 30°)

위치

Internal jugular central approach

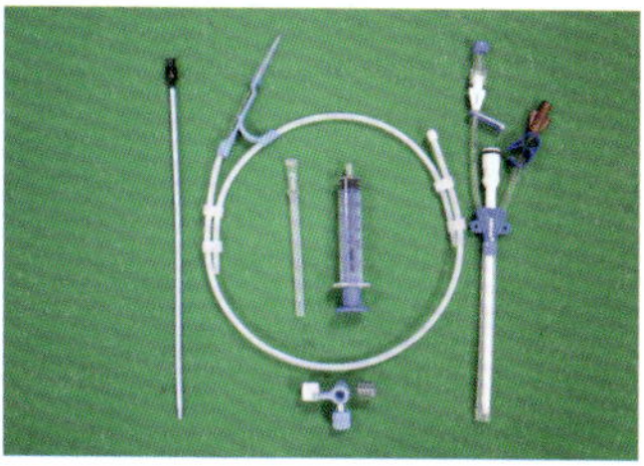

Seldinger method 시행

유도철사 통해 8.5Fr 유도두관(introducer catheter)을 삽입하고 철사 제거한다.

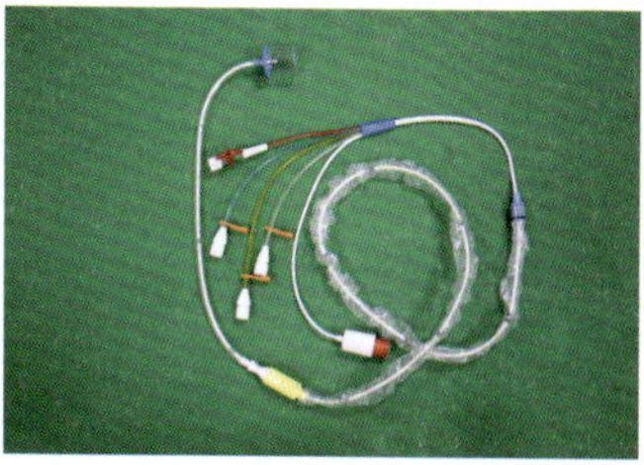

Seldinger method 시행

Swan-Ganz 카테터 삽입.
10cm 후 1.5ml 공기 주입.
동맥압 모니터 확인.
동맥압 파형 사라지면 삽입 멈춤.

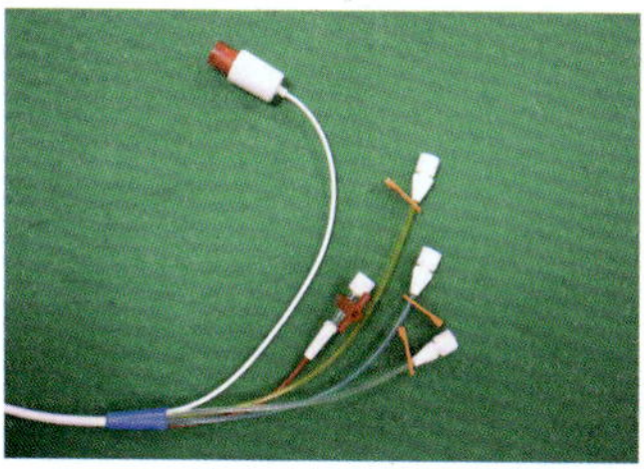

Catheter 기시부

yellow: PA distal　　blue: CVP proximal
white: infusion　　red: CAP 1.5cc

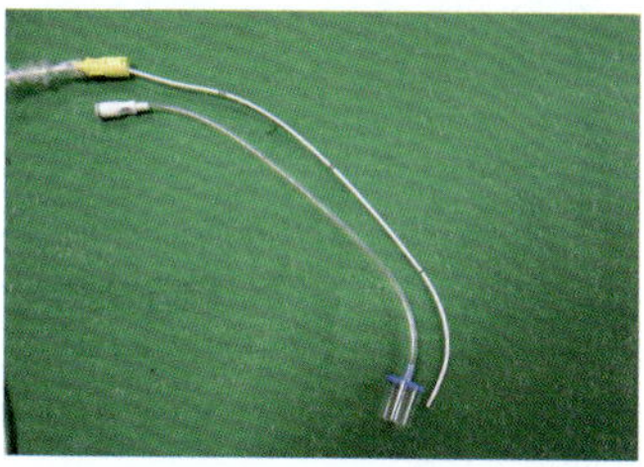

Catheter 원위부

노란캡을 돌려서 열고 원위부를 굴곡을 유지한 채 꺼낸다.

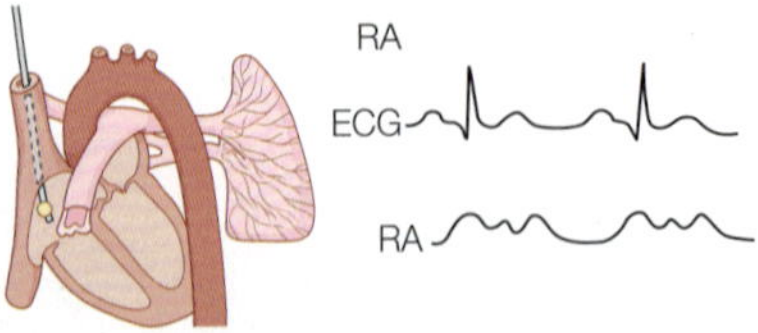

1. Right Atrial/Central Venous Pressure (RA/CVP)

-1 to +7 mmHg

Mean 4 mmHg

a=atrial systole

c=backward bulging from tricuspid valve closure

v=atrial filling, ventricular systole

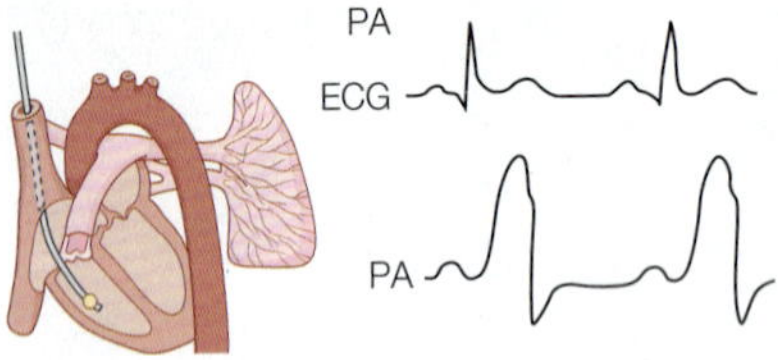

2. Pulmonary Artery

Systolic Pressure(PASP)

15-25 mmHg

Diastolic Pressure(PADP)

8-15 mmHg

Mean Pressure(MPA)

10-20 mmHg

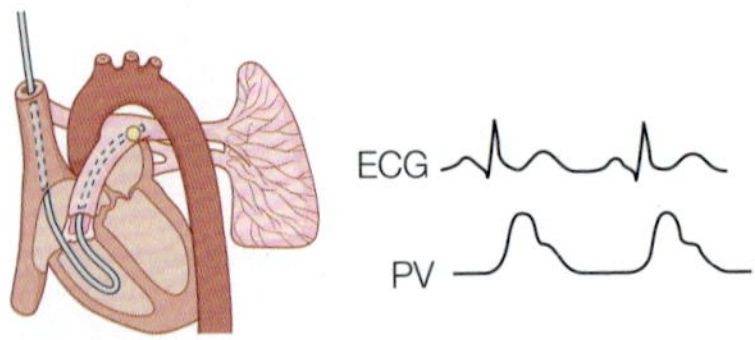

3. Right Ventricular

Systolic Pressure(RVSP)

15-25 mmHg

Diastolic Pressure(RVDP)

0-8 mmHg

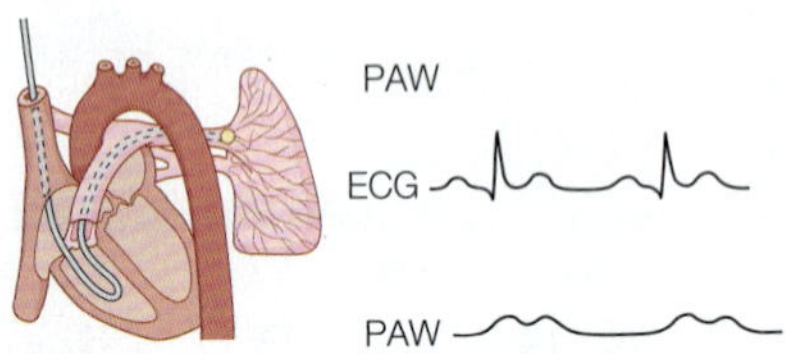

4. Pulmonary Artery Wedge Pressure(PAWP)

Mean 6-12 mmHg

a=atrial systole

v=atrial filling, ventricular systole

6) 목정맥삽관(Jugular venous catheterization; JVC)

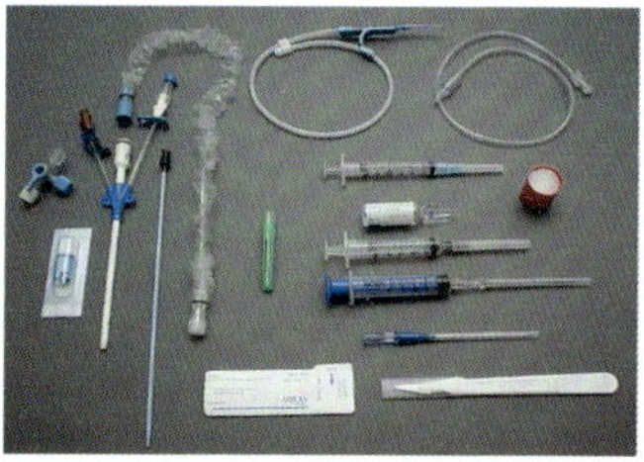

1. JVC kit

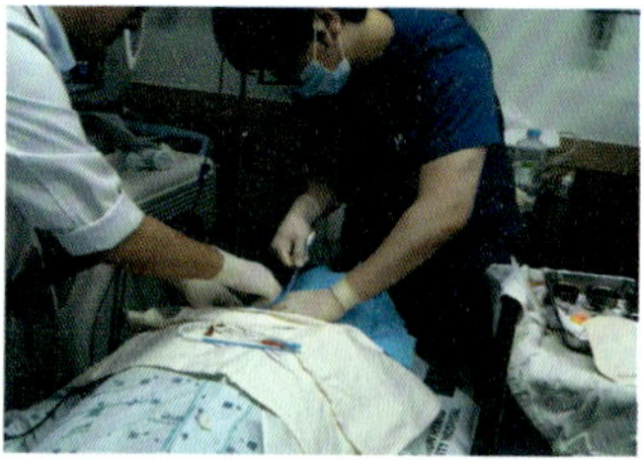

2. Seldinger법으로 가이드를 정하고 확장기(dilator)를 삽입한다.

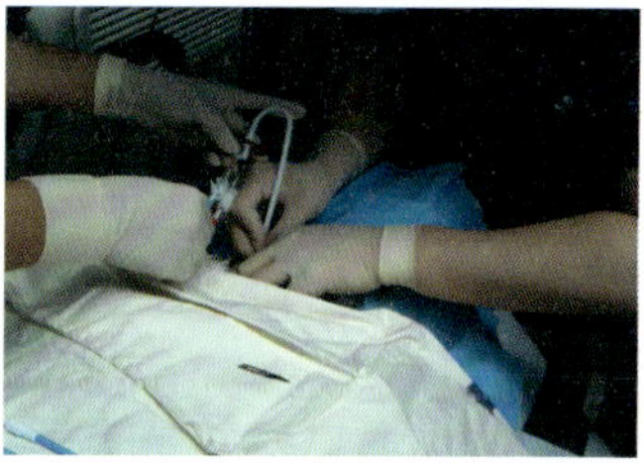

3. JVC카테터를 삽입한다.

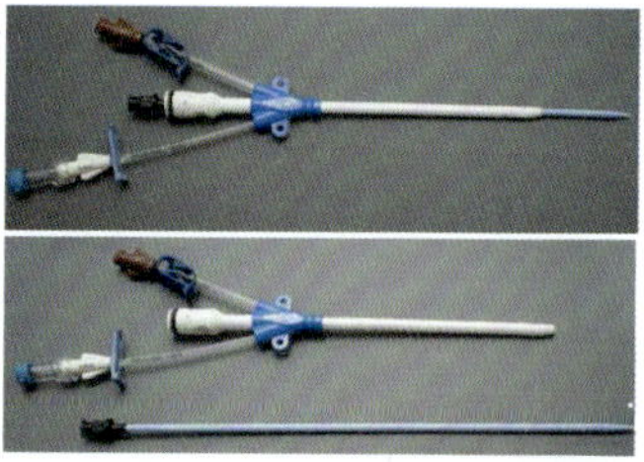

4. multilumen catheter로 내부 유도자를 유도철사에 삽입 후 제거하여 삽입한다.

CHAPTER 06

호흡기계 처치법

1 흡인(Suction)

1) 종류 및 일반적 방법

종류

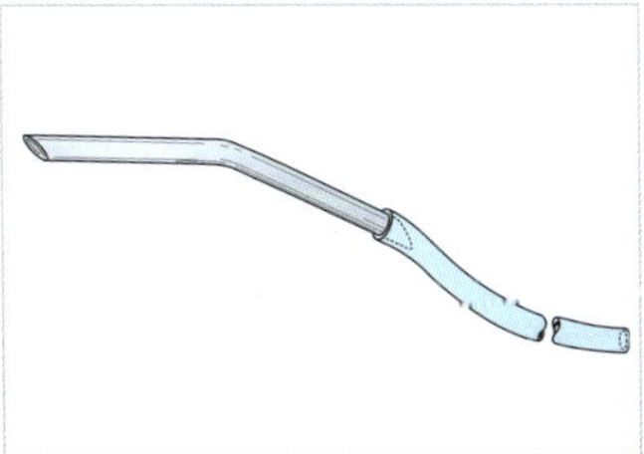

Dental tip

상기도의 특정 찌꺼기(debri)를 제거함.

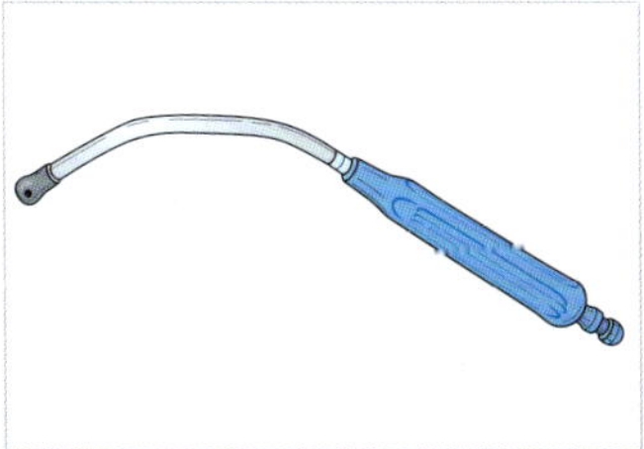

Tonsil tip(Yankauer)

상기도의 출혈과 분비물을 제거함.

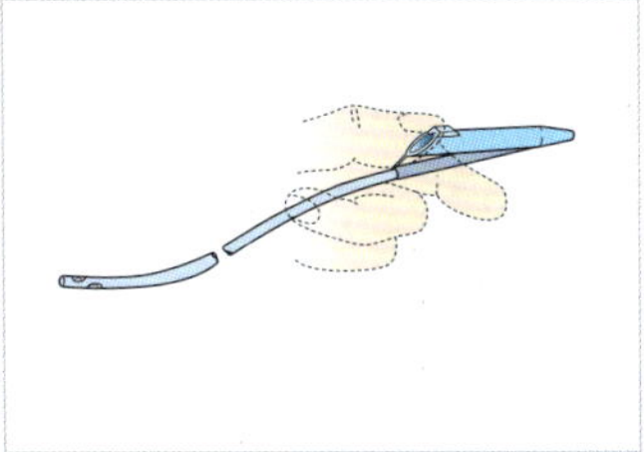

Catheter tip

기관삽관 후 주로 사용함.

부작용

- 코피
- 저산소증
- 혈관 수축제에 의한 점막 수축

방법

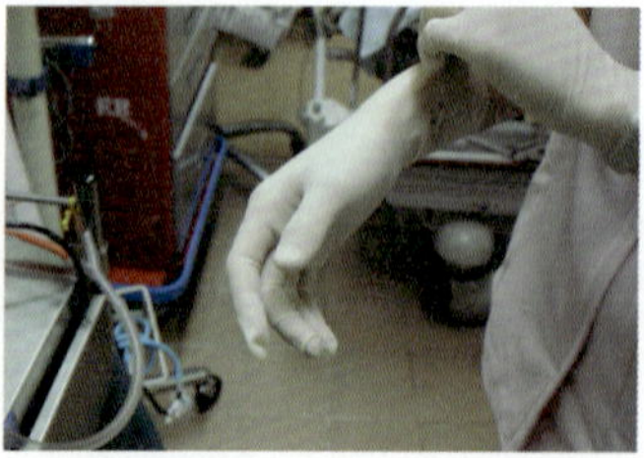

1. 장갑을 착용한다.

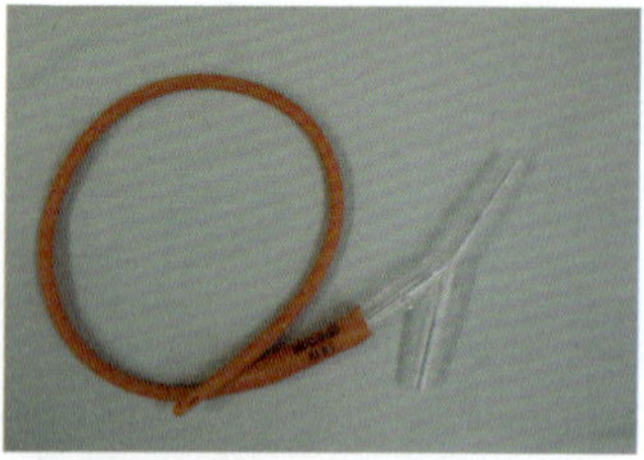

2. 멸균된 "Y"형 Tube를 흡인기에 연결후 저항이 느껴지기 전까지 산소농도를 체크하며 조심스럽게 삽입한다.

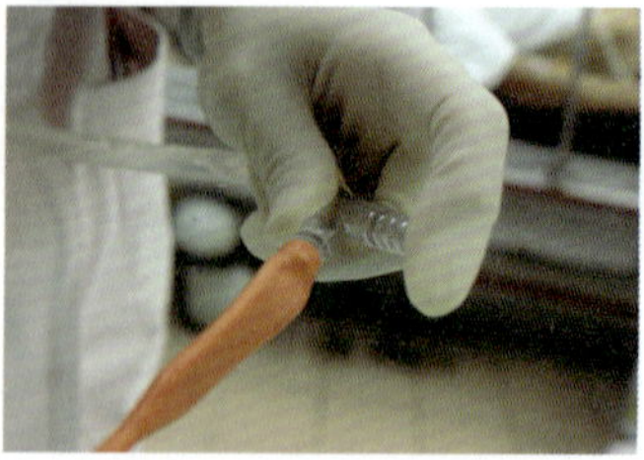

3. 남아있는 한쪽 구멍을 손가락으로 막아서 음압을 만들면 흡인이 된다.

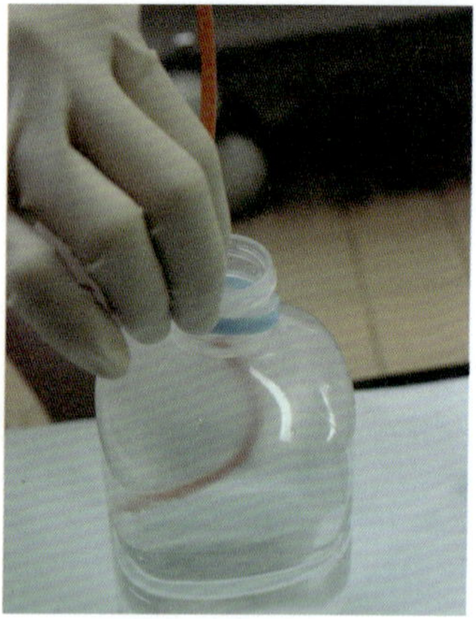

4. 삽입과 흡인이 잘 안될 경우 생리식염수 2~3 ml 주입 후 재시도 한다.

2) 구강 내 흡인

안면 정중선을 중심으로 좌, 우, 중앙을 흡인한다. 단, 의식없는 경우 tongue bite를 사용한다.

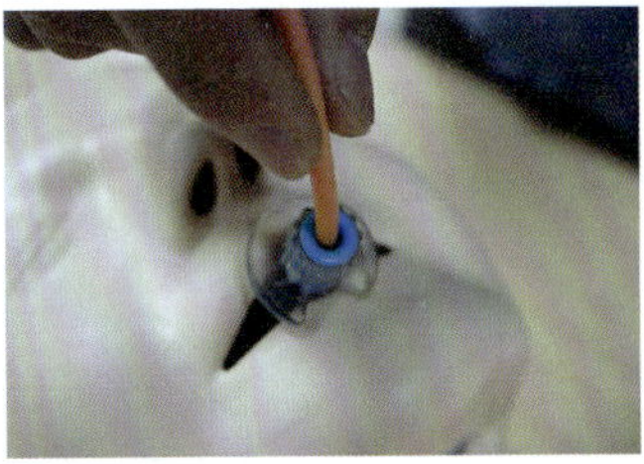

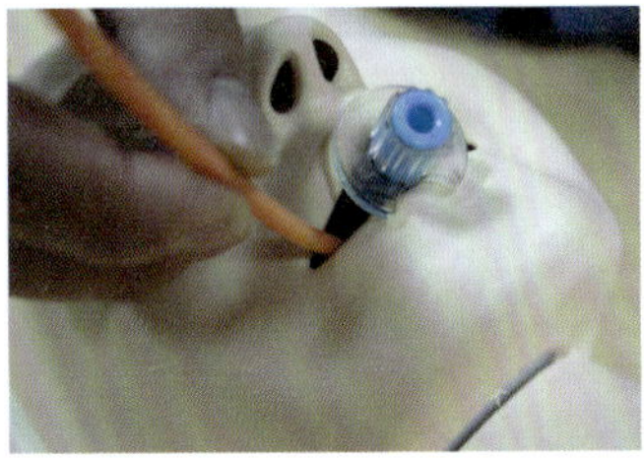

3) 경기관 흡인

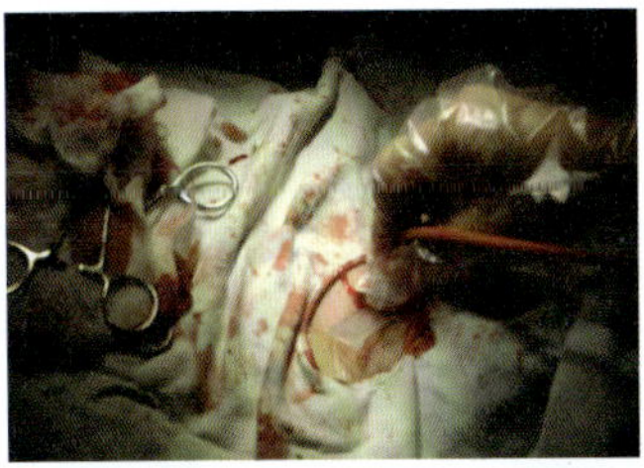

- 다른 흡인법과 방법은 동일하다.
- 환자의 상태를 관찰하며 조심스럽게 시행해야 한다.
- 1회 삽입에 1회 흡인이 되도록 하고 흡인시간을 최소화(약 2~3초 이내)한다.

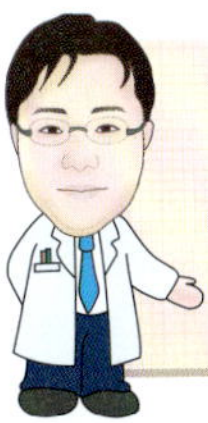

모든 흡인법을 시행할 때 명심할 사항

"저산소증을 조심하라."

2 흉강천자술(Thoracentesis)

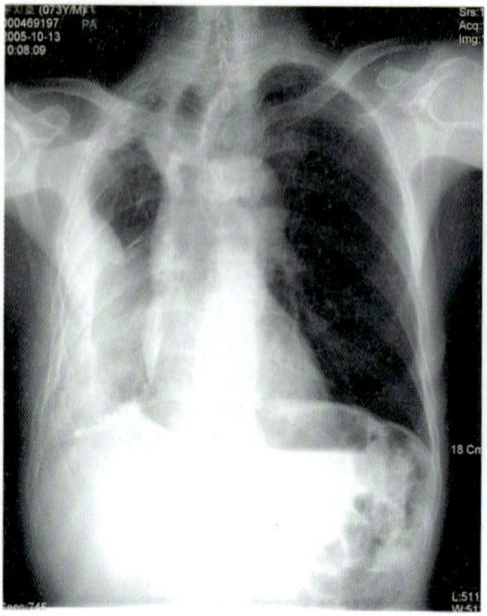

1. 흉부 방사선 촬영을 통해 병변 위치와 양 등을 확인한다.

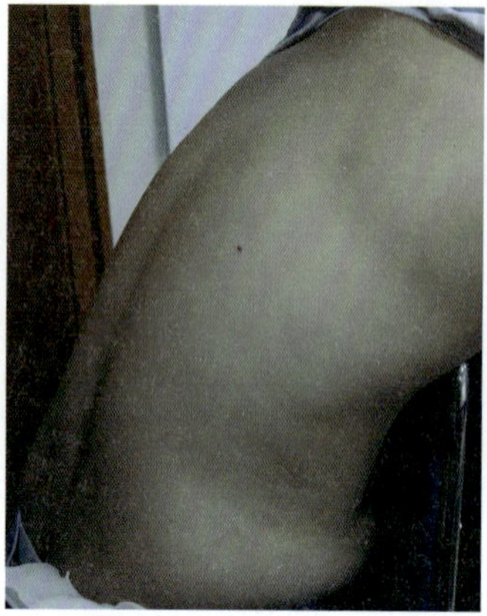

2. 환자를 의자의 등받이를 끌어안거나 책상 위에 양팔을 올려 놓고 앉도록 한다.

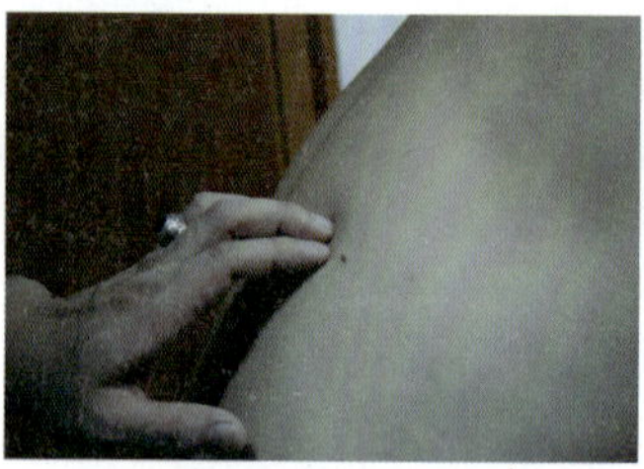

3. 초음파 등을 통해 천자 부위를 결정한다. 대개 견갑골 끝이 7번늑골이다.
예) 기흉 : 중앙 쇄골선 2~3번 늑간
배액 : 중, 후 액와선 5~7번 늑간

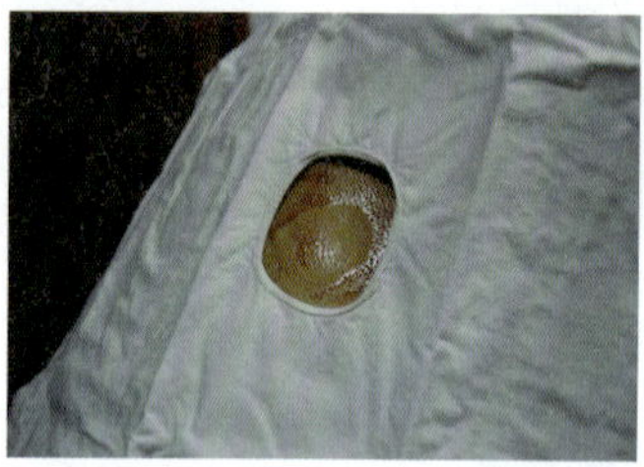

4. 소독을 시행하고 멸균포를 천자 부위를 제외하고 덮는다.

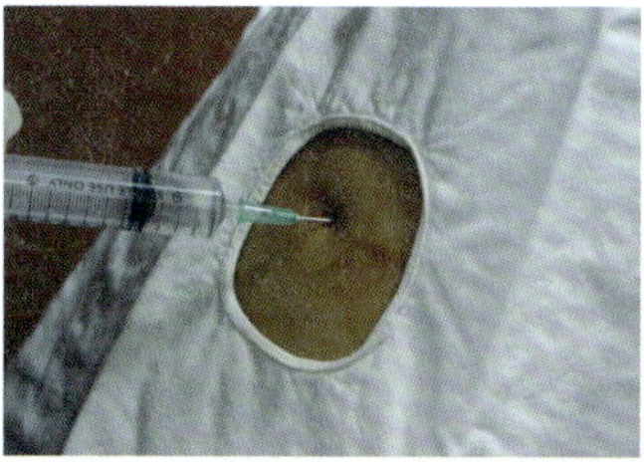

5. 호기상태에서 22G, 10ml 실린지로 리도카인을 통해 parietal pleura까지 국소마취한다. 늑골에 주사침이 부딪히면 늑골을 상방으로 긁듯이 올려서 상연에 주사하고 주사침 길이를 표시한다. 마취가 부족하면 Shock을 유발할 수 있다.

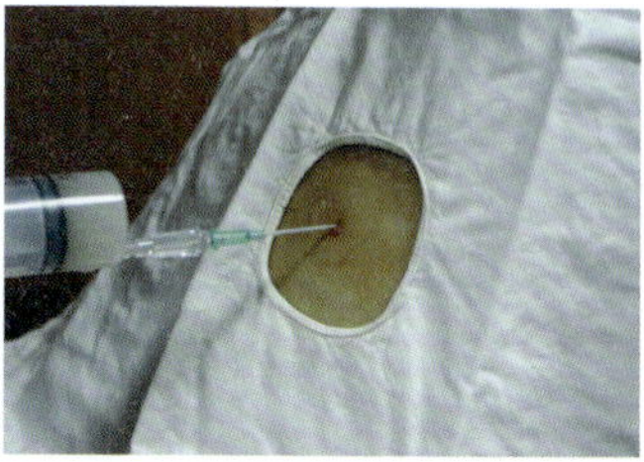

6. 16G 혈관 도관으로 늑골 상연을 따라 삽입한다(늑간 동 · 정맥, 신경이 늑골 하연을 따라 주행한다).

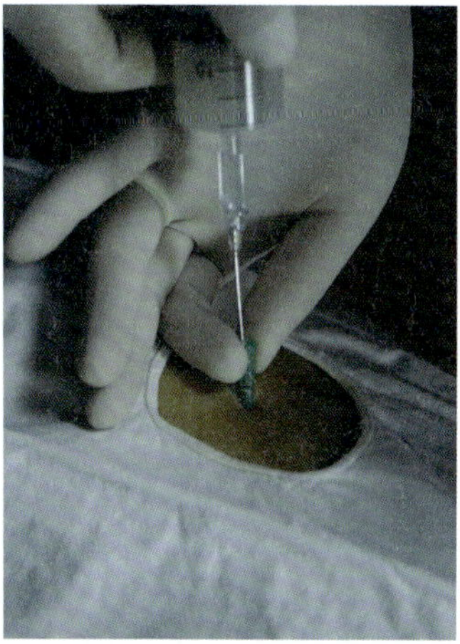

7. 흡인 되면 도관은 끝까지 넣고 주사침은 뺀다.

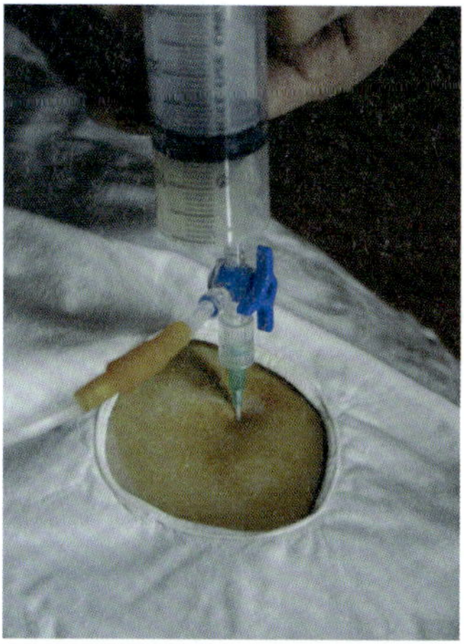

8. 도관 끝에 3-way valve를 부착한다. 나머지 한 곳에 50ml 실린지를, 다른 곳에 수액 라인을 부착하여 배액통까지 연결한다. 한 번에 1.5L 이상 배액 하지 않는다.

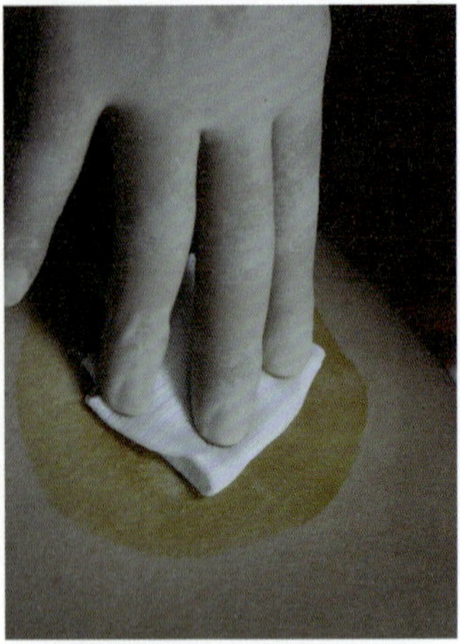

9. 배액이 끝난 후 도관을 재빨리 제거하고 천자부위를 다른 손에 준비된 겹쳐진 거즈와 함께 30초 이상 누른다.

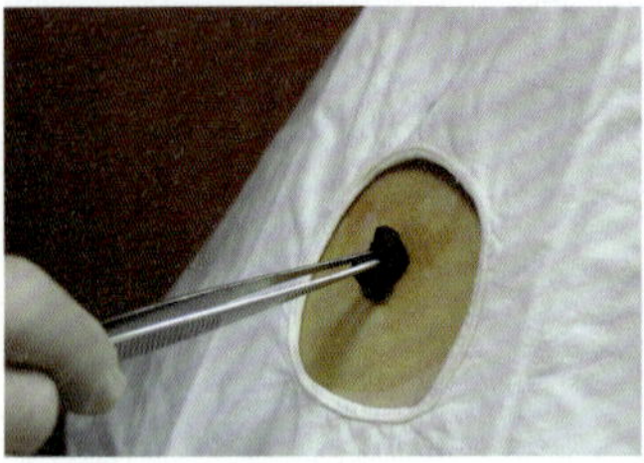

10. 소독 후 거즈를 덮는다.

3 폐쇄성 흉강 삽관술(Closed thoracostomy)

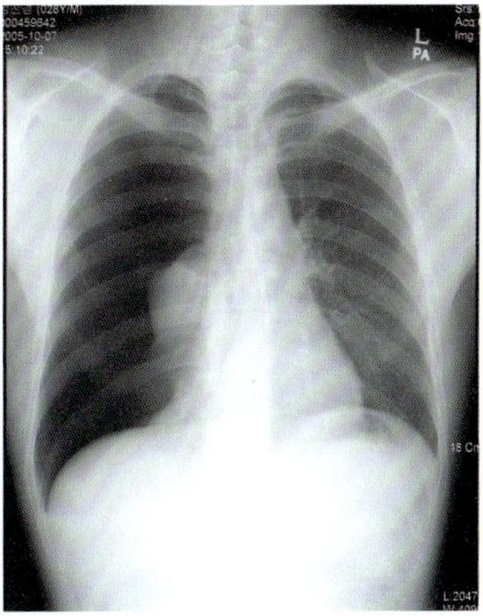

1. 흉부 방사선 촬영을 통해 병변 위치와 양 등을 확인한다. 양이 10% 이상에서 시술한다

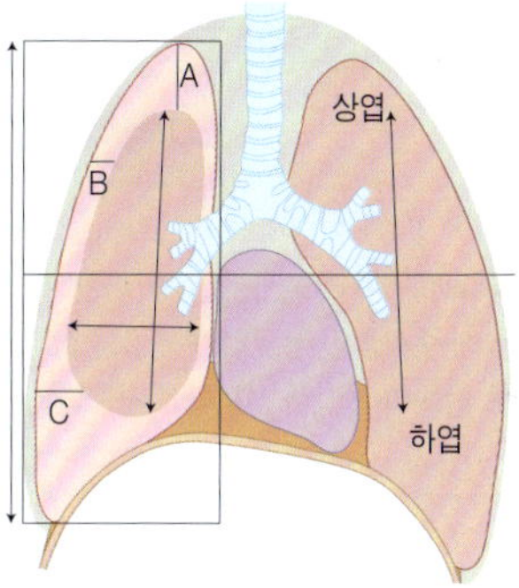

기흉의 크기(%) =4.2+4.7(A+B+C)
A: Apex에서 가장 긴 곳
B: 상엽에서 수평선상 가장 긴 곳
C: 하엽에서 수평선상 가장 긴 곳

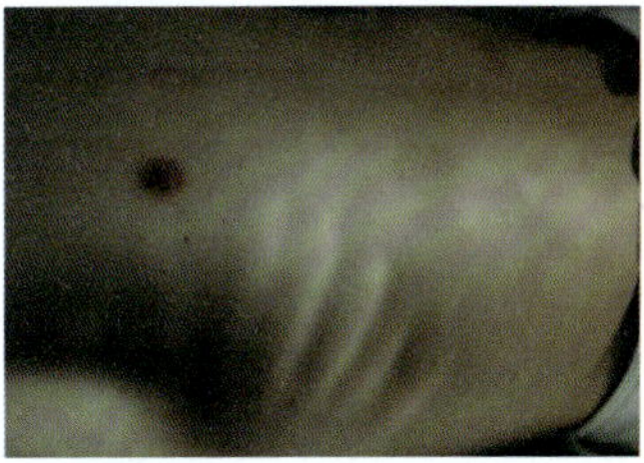

2. 환자를 supine position을 유지하고 천자 위치를 정한다. 상체는 45° 정도 올리는 것이 좋다.

- 천자 위치
  기흉 : 중앙 쇄골선 2~3번 늑간
  배액 : 중, 후 액와선 5~7번 늑간

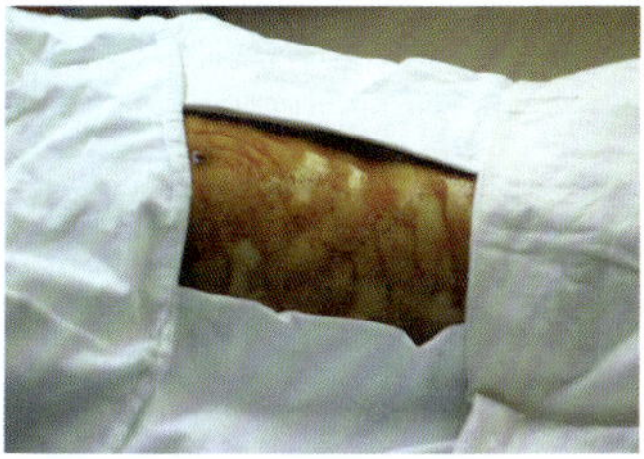

3. 천자 주위를 소독하고 멸균포를 덮는다.

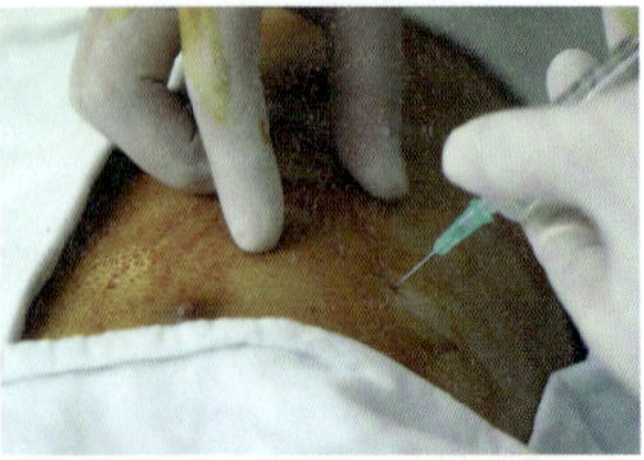

4. 22G, 10ml 실린지로 리도카인을 통해 parietal pleura까지 국소 마취한다. 늑골에 주사침이 부딪히면 늑골을 상방으로 긁듯이 올려서 상연에 주사한다.

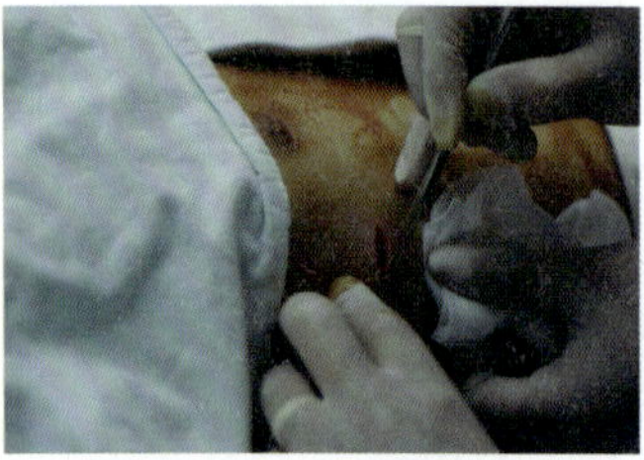

5. 늑골연에 수평으로 피부를 2~3cm 절개한다.

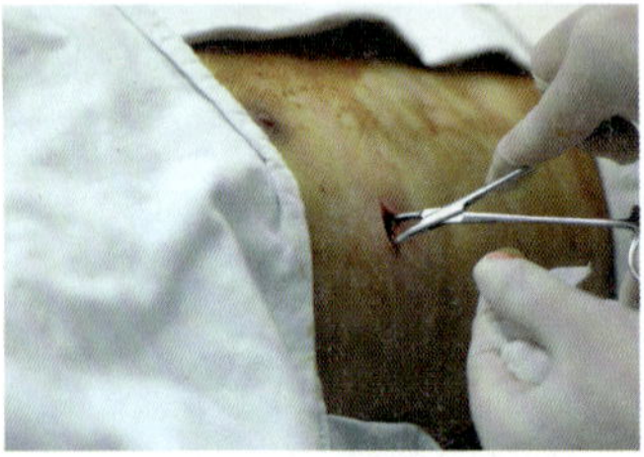

6. Kelly 등을 사용하여 늑간을 박리한다. Parietal pleura를 관통하여 내용물(공기, 액체, 혈액 등)이 나오면 Kelly를 뺀다. 새끼 손가락으로 흉강을 확인한다.

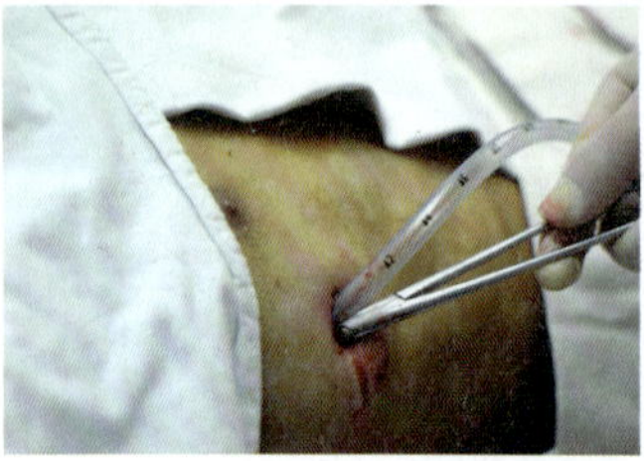

7. Kelly 등으로 튜브 끝을 잡고 흉강 내로 삽입한다. 특히 Kelly 끝이 흉벽을 긁듯이 방향을 잡고 상부로 삽입하며 정점에서 Kelly 방향을 반대로 돌려준다.

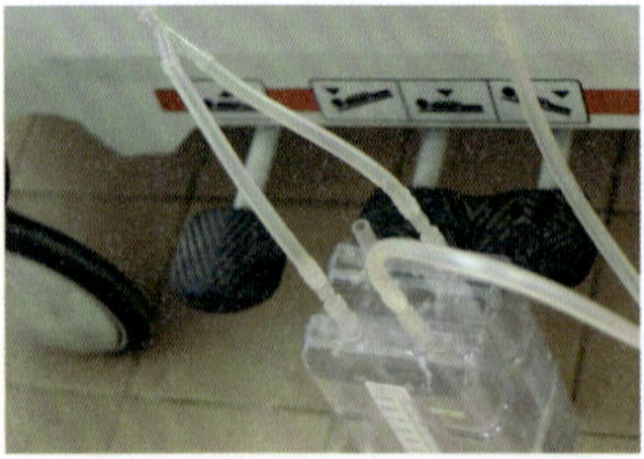

8. 배액 세트에 연결하고 기침을 유발하여 배액통(water seal device)에 공기방울이 발생하는지 확인한다.

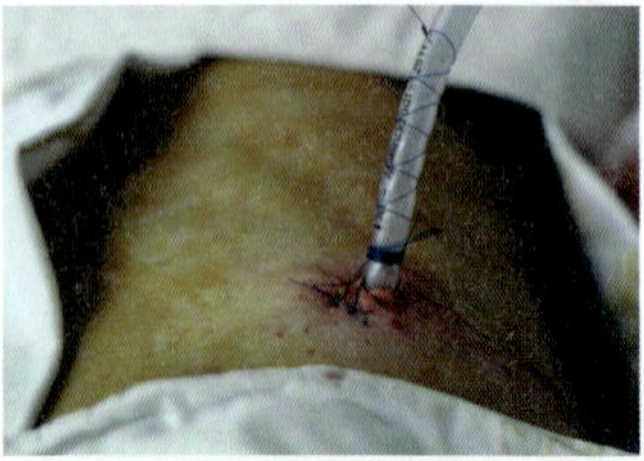

9. 흉관 삽입부 피부를 봉합하고 연결해서 Tube를 같이 묶어 고정한다.

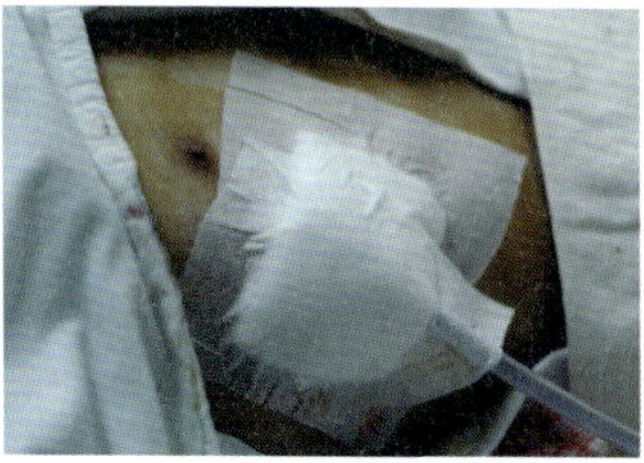

10. 소독 후 Y-거즈로 덮고 반창고로 창상부와 tube를 단단히 붙인다.

흉관 Troca

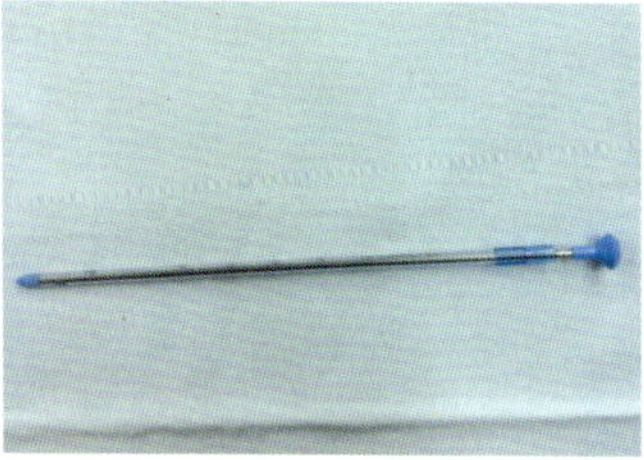

현재 12 fr 이상 판매되고 있으며 중증외상시 삽입이 용이하다.

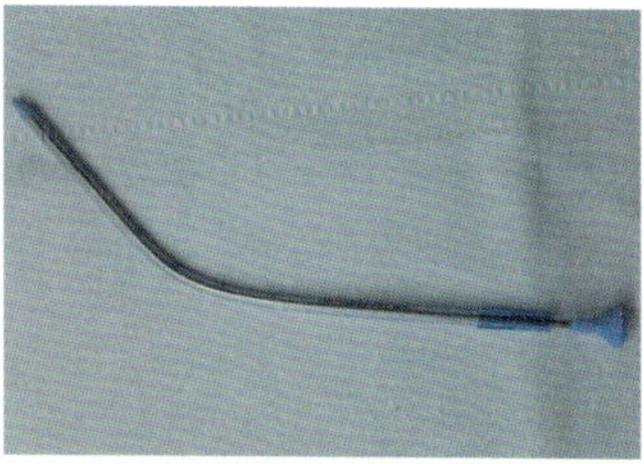

부작용 등을 막기 위해 전면부를 30도 가량 구부려서 사용할 수 있다.

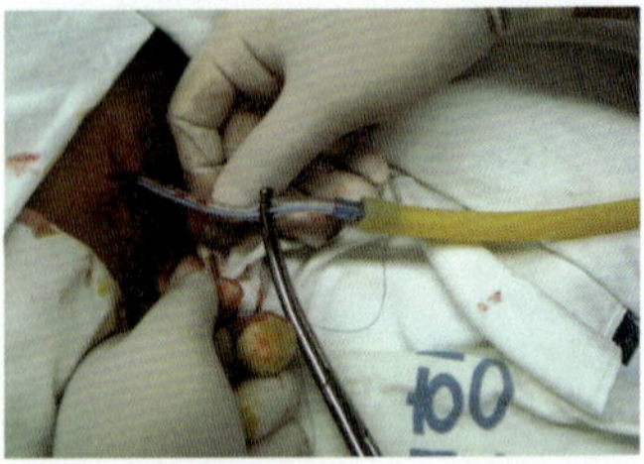

작은 사이즈의 troca인 경우는 연결관의 고무에 바로 연결하면 된다.

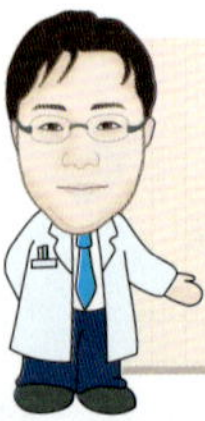

천자 위치를 너무 아래로 잡지 않도록 조심한다.
생각보다 복부 장기가 위쪽에 있음을 명심할 것.

복부 및 위장관계 처치법

1 비위관 삽입술(L-tube insertion)

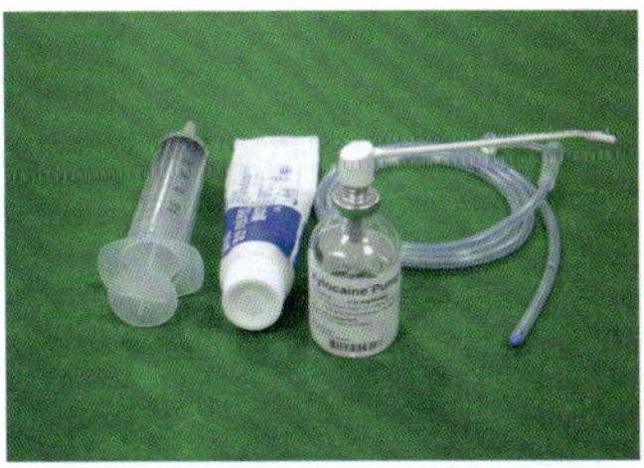

1. 최대한 환자를 안정시키고 가능한 모든 상황을 설명한다. 가능한 편안한 자세로 앉게 한다. 누워 있는 경우 침대를 45° 정도 올려 준다. 장비와 양측 코를 번갈아 막고 숨쉬는데 장애가 없는지 확인한다.

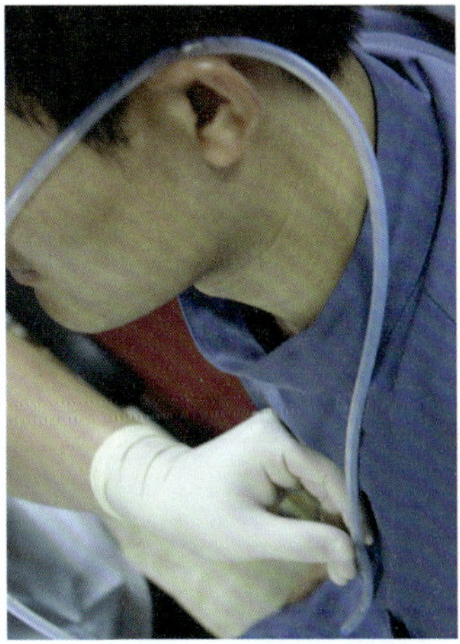

2. 환자를 의자의 등받이를 끌어안거나 책상 위에 양팔을 올려 놓고 앉도록 한다.

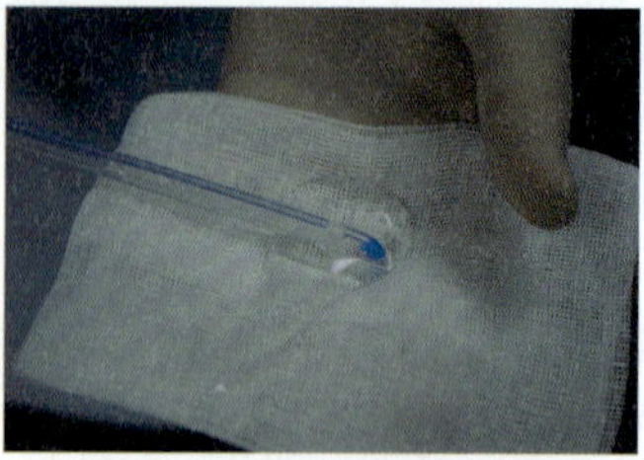

3. 비위관 끝에 젤(gel)을 충분히 바른다.

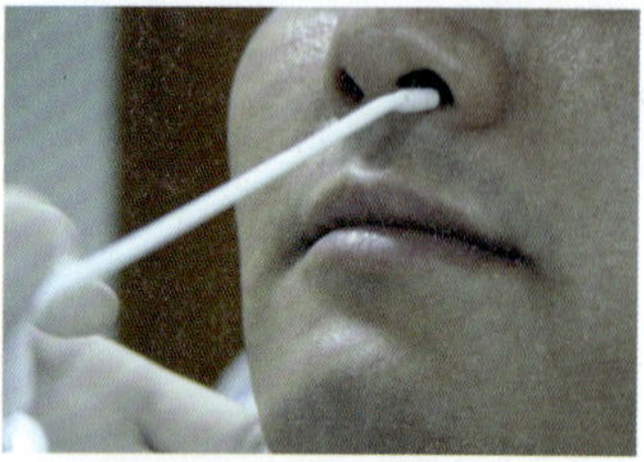

4. 비강 하면을 따라 삽입한다.
환자가 이물감을 호소할 때는 1~2cm 후진 후 재안정과 심호흡을 유도한다.
단) 협조가 안 될 경우 진정제를 사용한다.

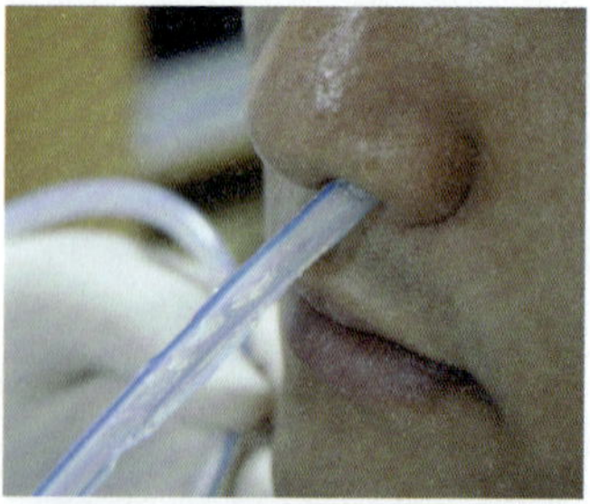

5. 환자의 머리를 가능한 굴곡시키고 음식을 삼키 듯 비위관을 삼키도록 유도한다. 꼬일 경우 얼음물에 비위관을 넣어 딱딱하게 만든 후 사용한다. 입안을 열어 비위관 유무를 확인하고 입안에 꼬여있는 경우나 쉰목소리가 관찰되면 전체를 빼서 다시 시도한다.

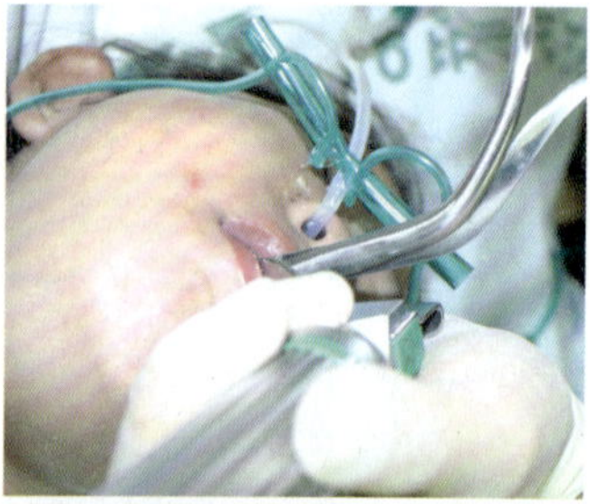

- 의식 없는 환자의 경우: 후두경과 long focep을 통해 식도로 전진시킨다.

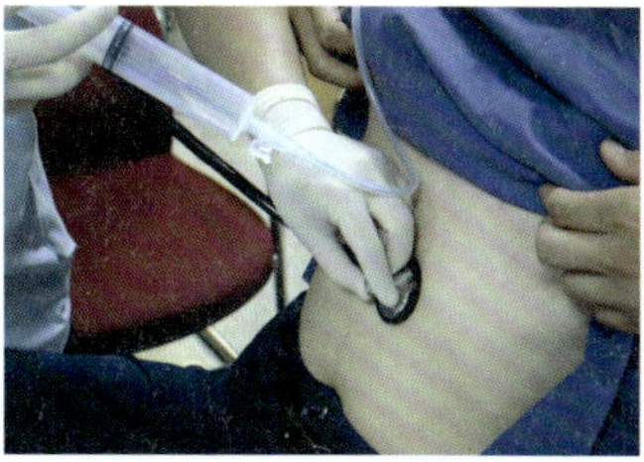

6. 주사기로 흡인하여 위 내용물을 확인하고 공기 주입 후 상복부에서 기포(Air bubble)음을 확인한다.

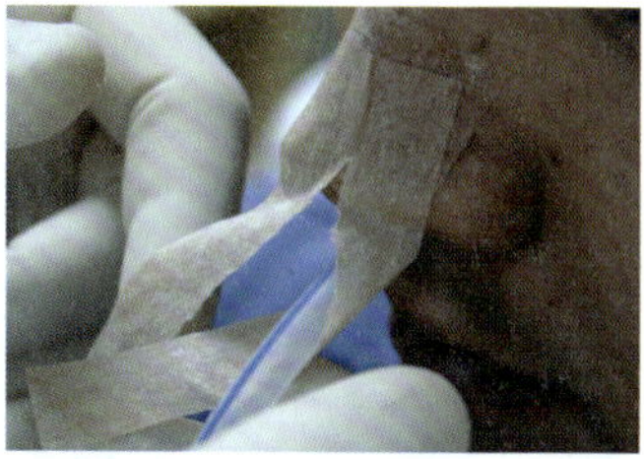

7. 고정 테잎이나 반창고로 고정한다.

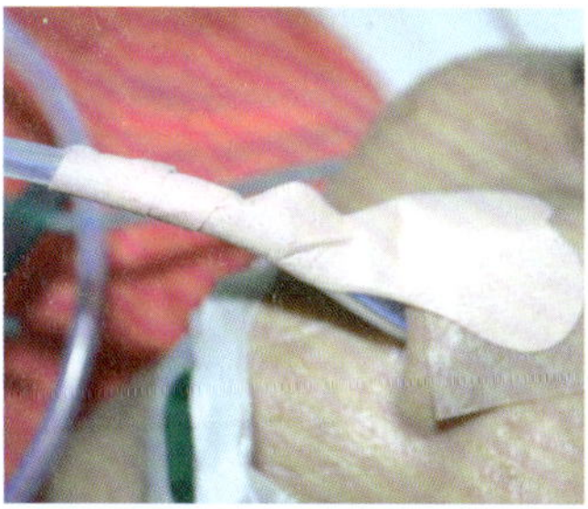

8. 전용 테이프를 사용하기도 한다.

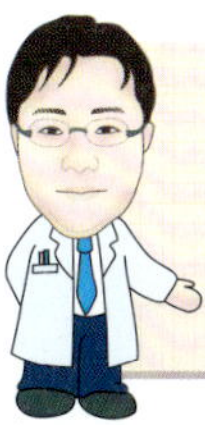

환자와의 관계를 잘 형성하는 것이 중요하다. 특히 심리적, 혈역학적으로 불안정하거나 민감한 환자는 더욱 더 자세한 설명과 설득이 필요하다.

2 Sengstaken-Blackemore(S-B)관 삽입술

기구

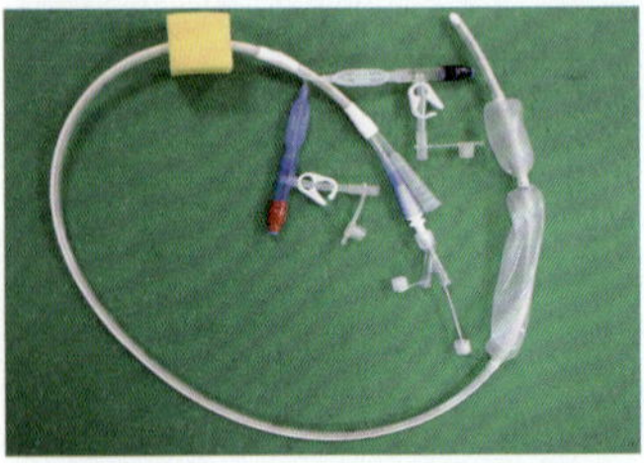

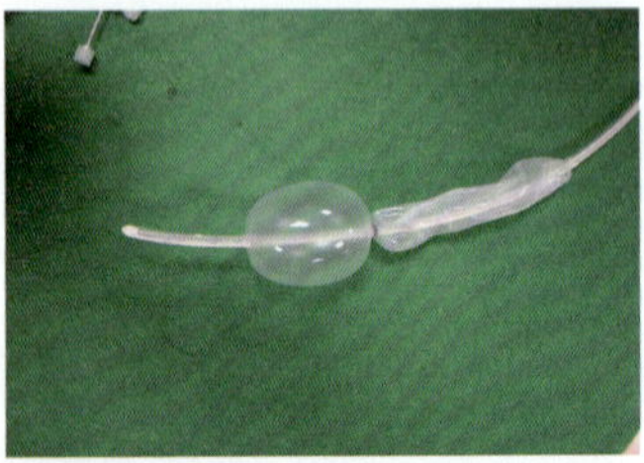

1. 풍선(Balloon)이 새는지 확인하고 바람을 뺀다.

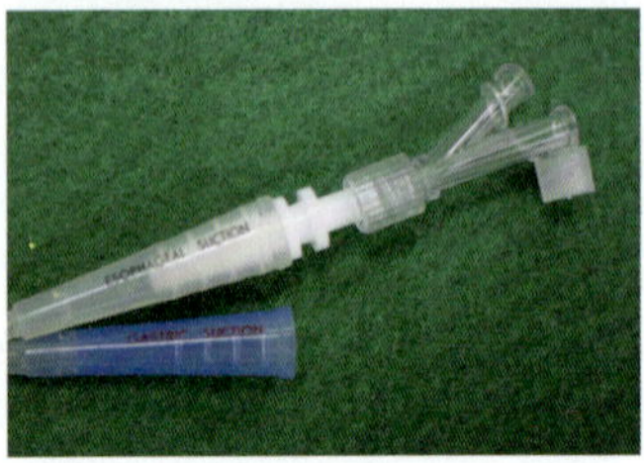

2. Esophageal Balloon입구에 "Y" 자관을 삽입하고 한곳에 주사기, 다른 곳에 압력계를 부착한다. 편안히 앉거나 누워 있는 경우 머리를 올리는 자세를 취한다. 양쪽 코의 막힘이 없는지 확인하고 젤(gel)을 충분히 바른 후 코를 통해 삽입한다.

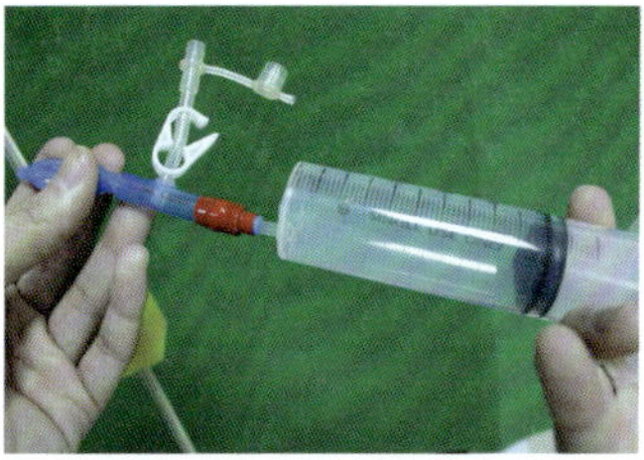

3. 관을 약 50cm가량 삽입 후 Gastric Balloon에 공기를 200~250ml 주입하고 부드럽게 뒤로 당기며 위식도 접합부에 걸리도록 한다.

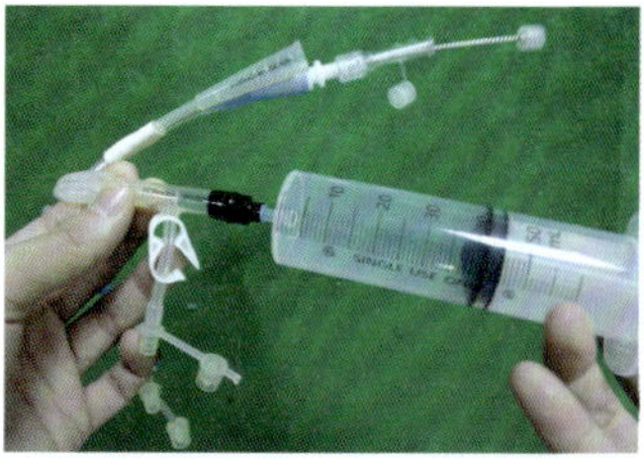

4. Esophageal Balloon에 공기를 30~40mmHg가 되도록 주입한다. 위세척을 혈전(clot) 등이 없도록 시행한다(압력계가 없을 시에는 공기를 40ml 가량 주입한다).

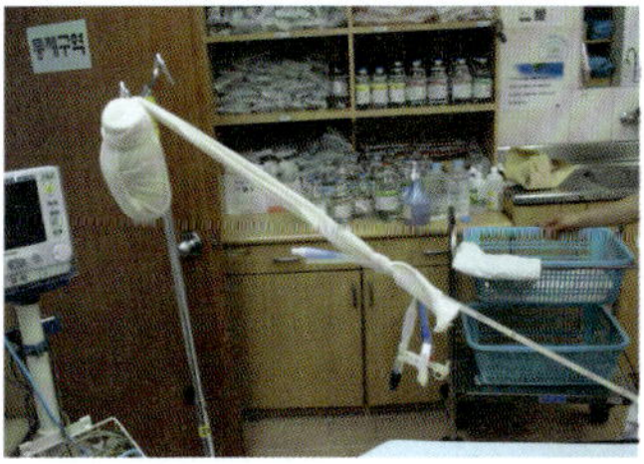

5. 헬멧을 이용하거나 탄력붕대 끝에 추등을 매달아 S-B관을 3~15 lbs의 압력으로 당기며 고정한다.

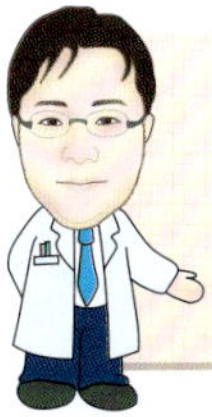

공기 주입시 가능한 압력계를 사용하는 것이 중요하다.

3 위 세척술(Gastric lavage)

1) 급성 위장 출혈

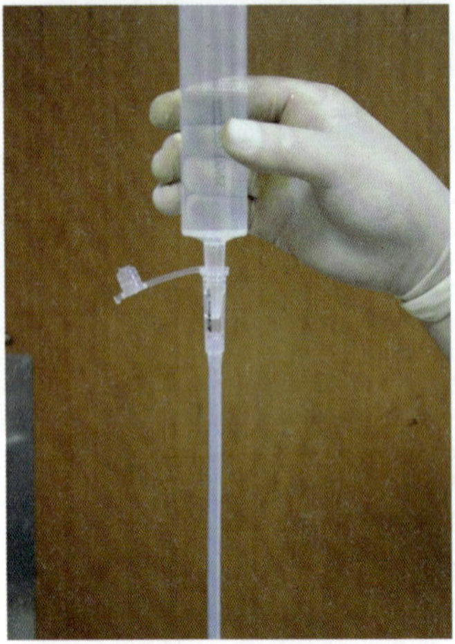

1. Lt. lateral position을 취하고 머리를 10° 정도 아래로 향하게 한다. 비위관을 삽관(p. 189 비위관 삽입술 참조) 하고 확인한다. 비위관에 관장용 주사기의 실린지를 빼고 연결한 후 환자보다 위로 들어 올려 생리 식염수 100ml를 자연스럽게 위(Stomach)안으로 들어가도록 한다.

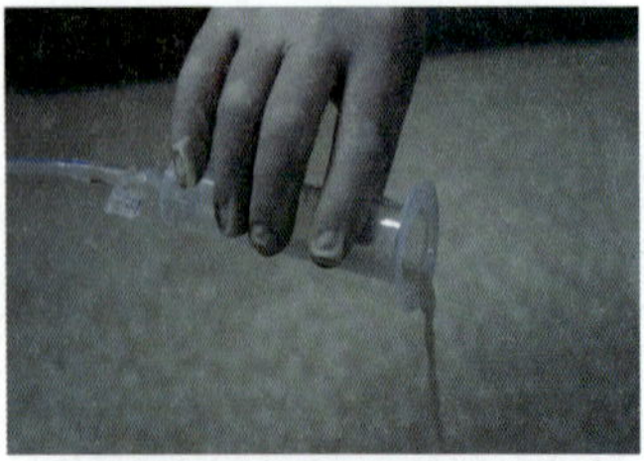

2. 다시 환자보다 아래로 내려 자연스럽게 위 내용물이 배출 되도록 한다.
출혈 소견이 없을 시 제거하거나 위 내시경 시행 직전에 제거한다.

2) 약물 중독

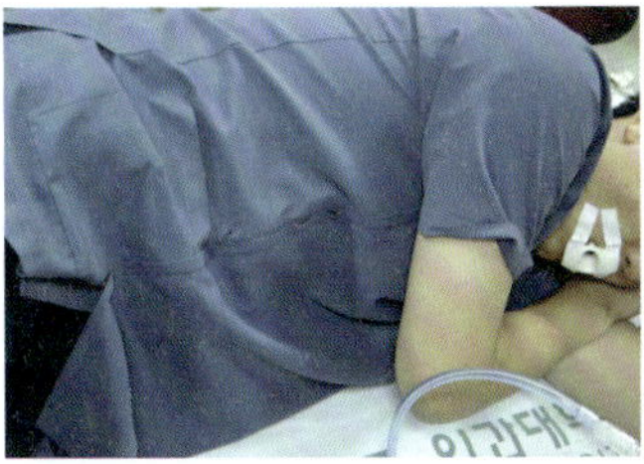

1. Lt. lateral position을 취하고 머리를 10° 정도 아래로 향하게 한다. Mouth piece를 상하 치아로 물게 한다.

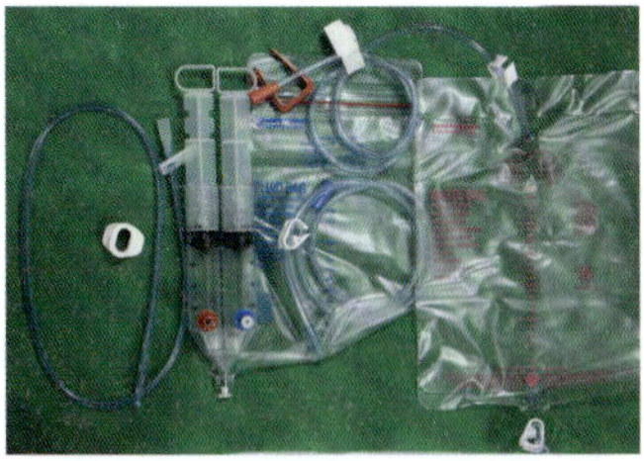

2. Blue Bag을 환자보다 높은 곳에 걸고 생리식염수를 2L 가량 붓고 Red Bag을 바닥에 놓은 후 모든 Valve를 연다.

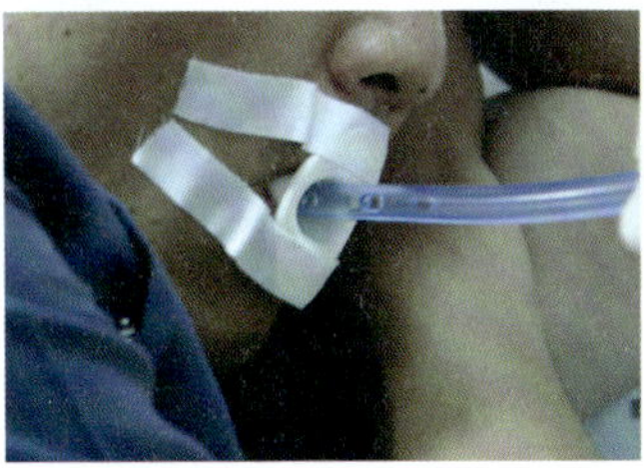

3. 세척관을 Mouth piece사이로 삽입하고 침 삼키 듯 삼키도록 하며 위 내용물을 흡입이나 청진음을 통해 확인한다.

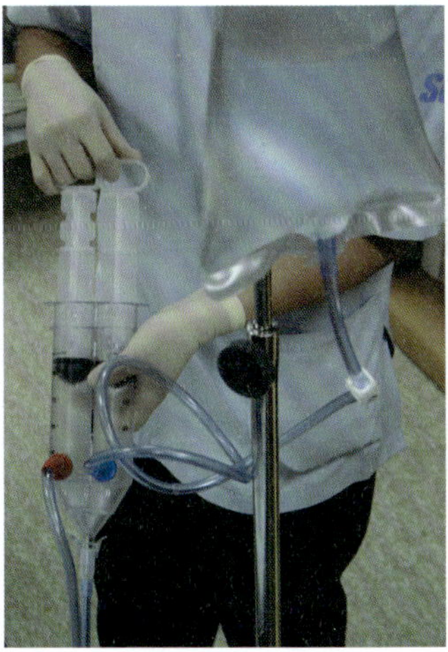

4. Blue & Red 실린지를 동시에 빼고 넣고를 반복하여 Red Bag에 배출되는 내용물을 확인하고 중독물질이 나오지 않을 때까지 시행한다.

5. 활성탄을 1g/kg를 세척관을 통해 주입하고 세척관을 제거한다.

4 식도내 이물제거

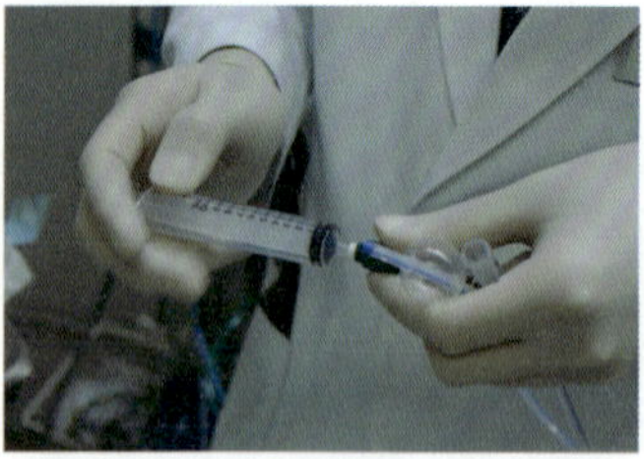

1. 기구 소개 및 폴리 풍선 등을 점검한다. 소아는 보통 12 Fr. 폴리 도관을 사용한다. 보통 72시간 내(단, button battery는 2시간내) 시행한다.

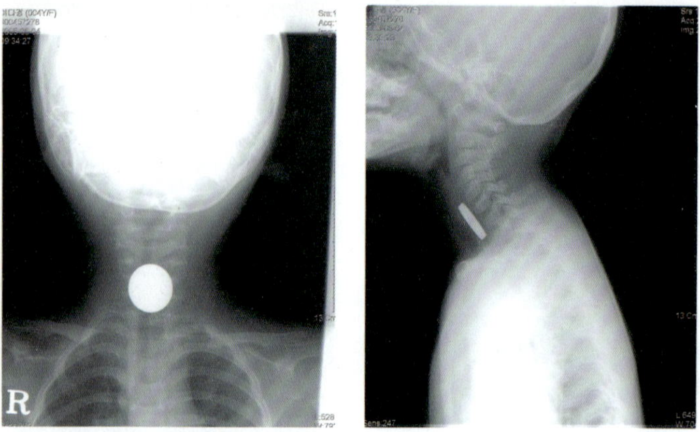

2. 방사선 촬영을 통해 이물질을 확인한다.

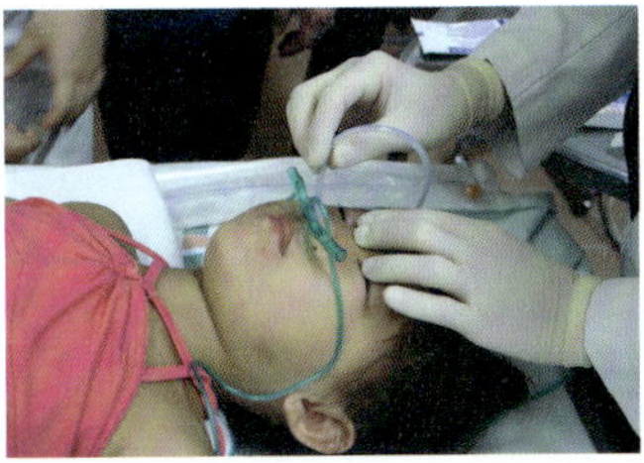

3. 진정제 등으로 안정시킨 뒤 산소를 공급한다.

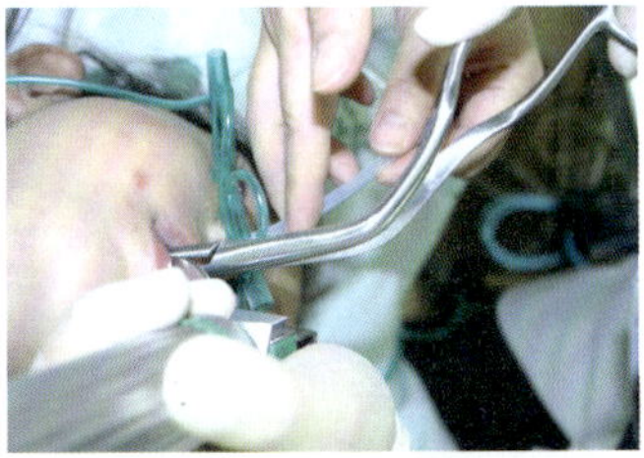

4. 코를 통해 이물질 원위부까지 폴리 도관을 삽입한다. 입안에서 포셉 등을 통해 삽입을 도와준다.

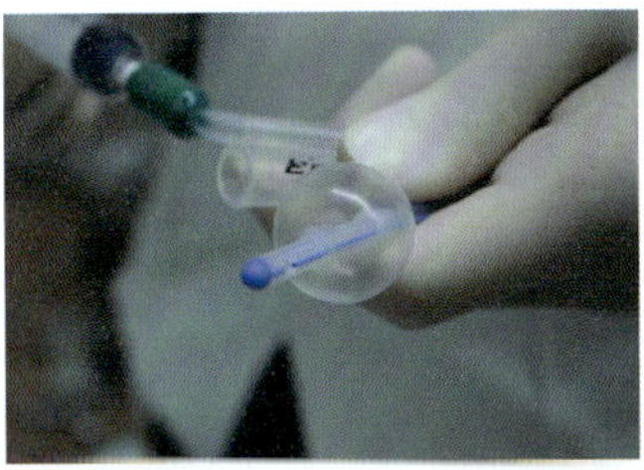

5. 폴리 도관의 풍선을 생리식염수로 채워 넣는다. 환자가 통증이 있을 시 중지하고 다시 시행한다.

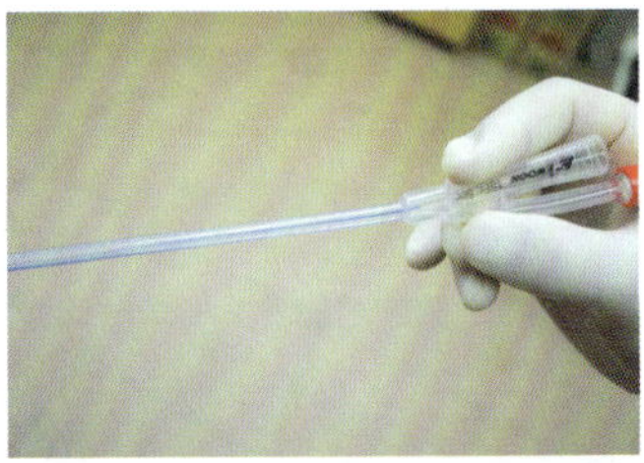

6. 폴리 도관을 부드럽게 당긴다. 저항이 있을 시 중지한다.

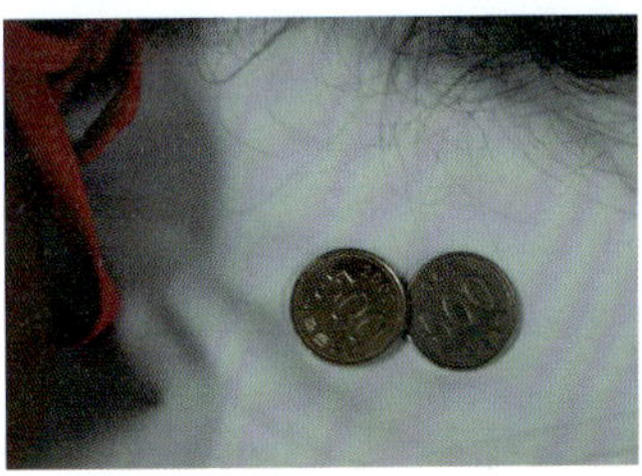

7. 이물질이 구강내로 나오면 겸자(forcep)나 손가락으로 꺼낸다.

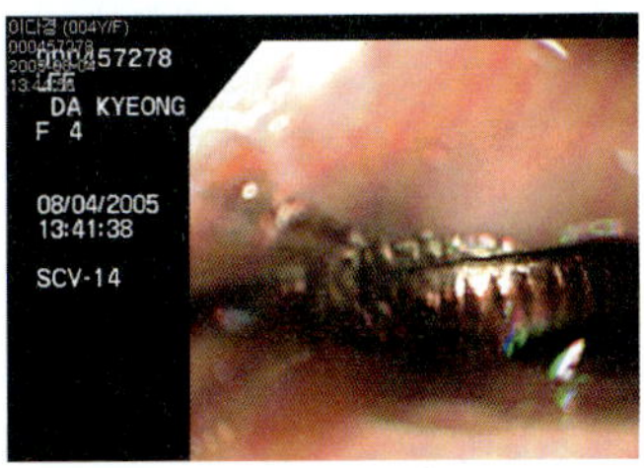

8. 추가 방사선 촬영을 통해 이물질 잔류나 기타 합병증 발생 여부를 확인한다. 잔류나 합병증 의심 시 내시경을 시행할 수 있다.

5 관장(Enema)

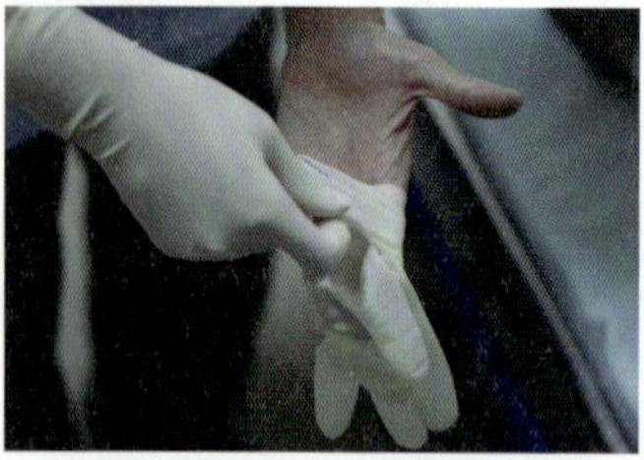

1. 장갑을 착용한다.
기구준비: 카테터, 수액지지대(높이조절), 젤(gel), 50% glycerine 60~120ml/생리 식염수 또는 비눗물 200~500ml

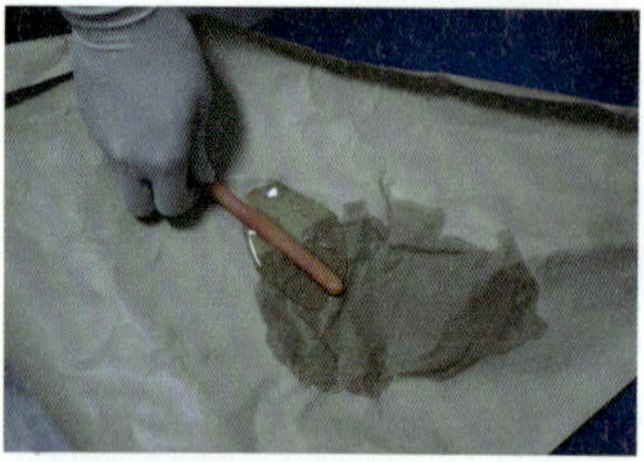

2. 카테터(성인10~15 Fr. Nelaton카테터 또는 직장관) 끝에 젤(gel)을 바른다.

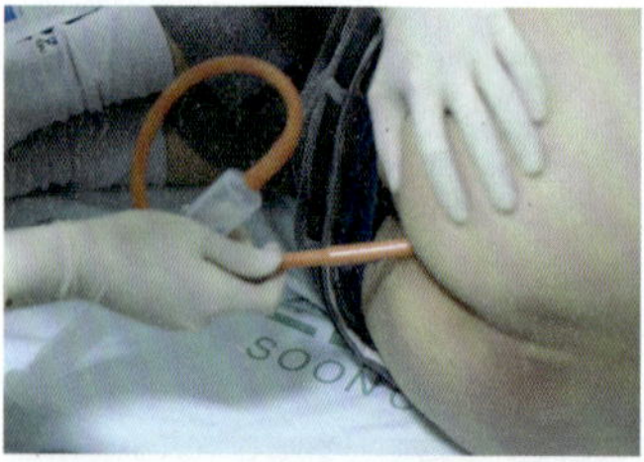

3. Lt. lateral position을 취한다. 체위 변경이 힘들 경우 supine에서 시행한다. 항문입구에서 6~10cm(직장팽대부) 까지 부드럽게 삽입한다.

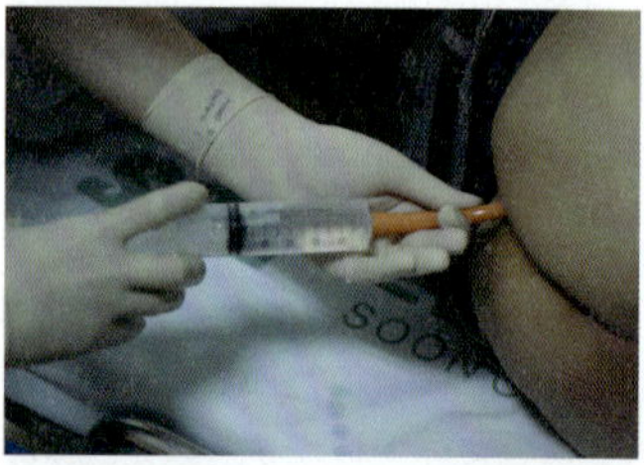

4. 50cm 이하에서 천천히 주입 시킨다. 또는 응급실에서 1ml/kg의 glycerine 등을 바로 주입 하기도 한다. 단) 장중첩증인 경우 통의 높이를 더 올려서 시행한다. 주입후 보호자 등을 통해 화장지로 막도록 한다. 통상적으로 5~10분가량 참게 하고 배변하게 한다.

6 복강천자술(Paracentesis)

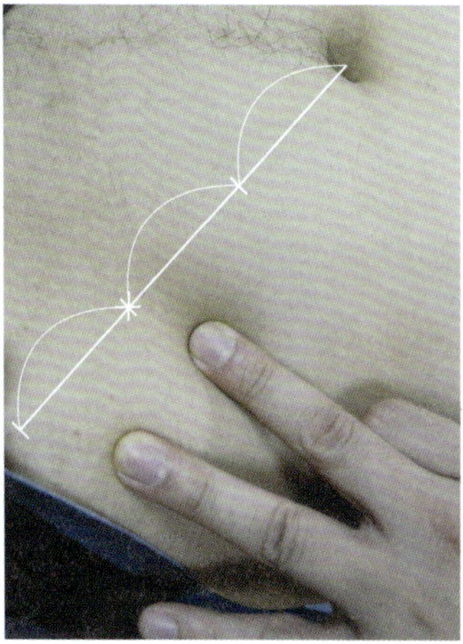

1. 위치(Counter Mcburney point)를 확인하고 소독한다.
   - ASIS: Anterior Superior Iliac Spine

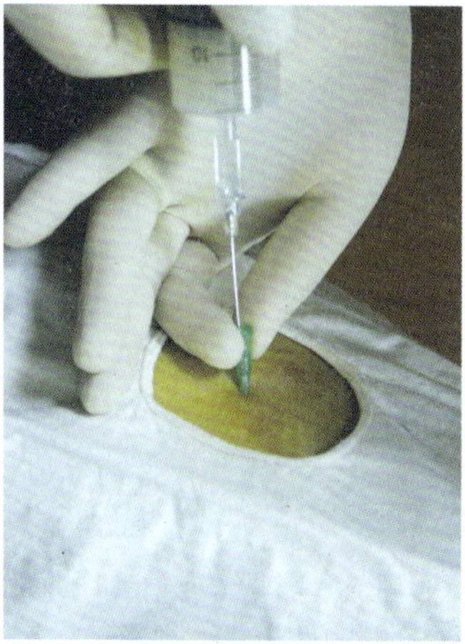

2. 마취 후 혈관 도관으로 흡인 되면 도관은 끝까지 넣고 주사침은 뺀다.

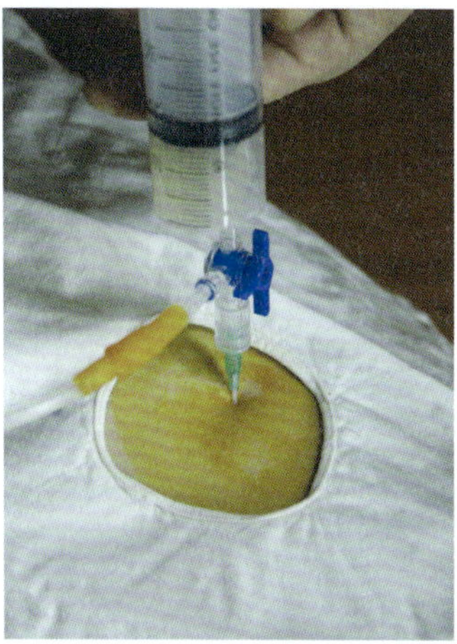

3. 도관 끝에 3-way valve를 부착한다. 나머지 한 곳에 50ml 실린지를 다른 곳에 수액 라인을 부착하여 배액통까지 연결한다. 한 번에 1.5L 이상 배액 하지 않는다.

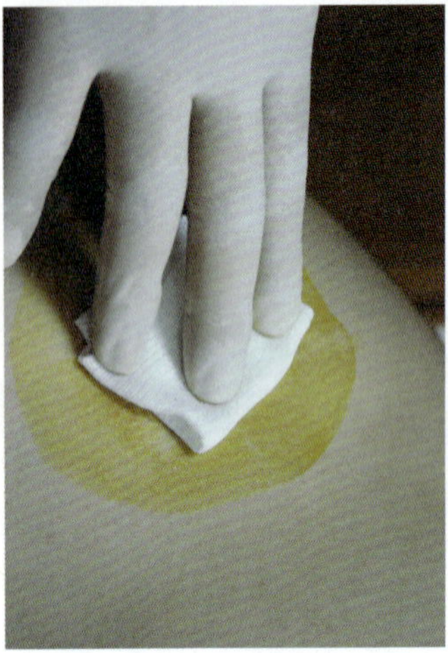

4. 배액이 끝난 후 도관을 재빨리 제거하고 천자부위를 다른 손에 준비된 겹쳐진 거즈와 함께 30초 이상 누른다.

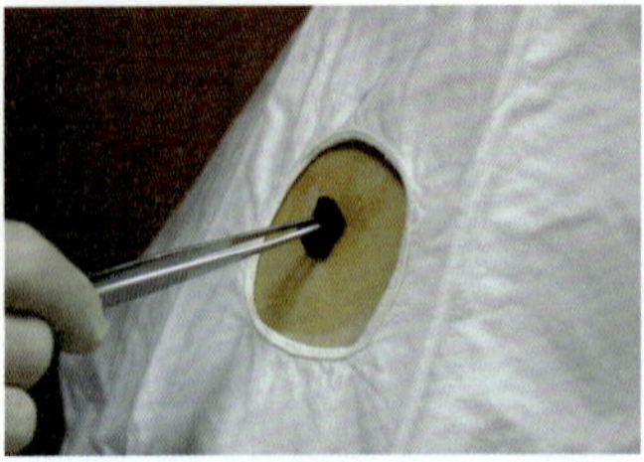

5. 소독 후 거즈를 덮는다.

7 FAST(Focused Abdominal Sonography for Trauma)

복부 외상시 복강 내 출혈을 진단함에 있어서 가장 간편하고 쉽게 시행하는 술기이다. 보편적으로 paracolic gutter를 제외한 네부분을 시행한다.

FAST 도식도

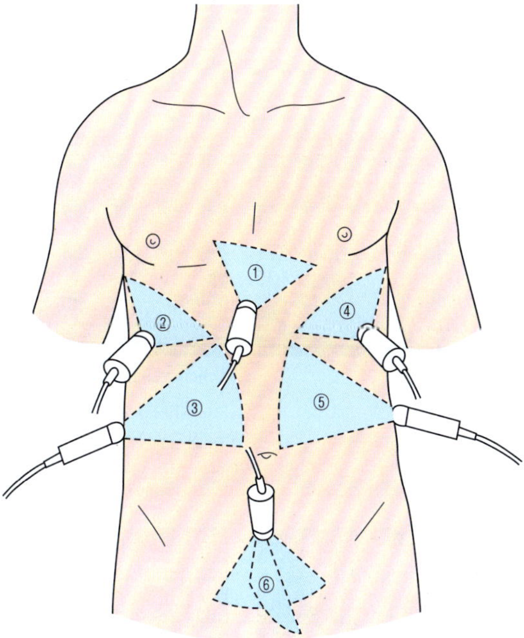

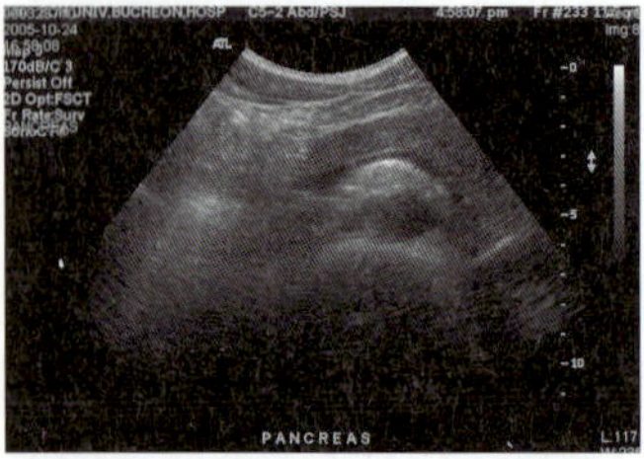

Sub-Xyphoid process view

심장, 위, 간, 폐, 횡격막 등을 관찰할 수 있다.

특히 심막삼출 여부를 확인해야 한다.

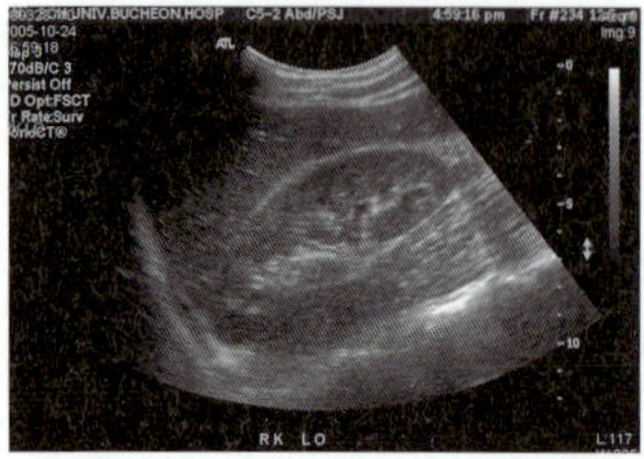

Hepatorenal view(Morrison' s pouch)

간과 우측 신장 등을 관찰한다.

두 장기 사이인 Pouch를 잘 관찰해야 한다.

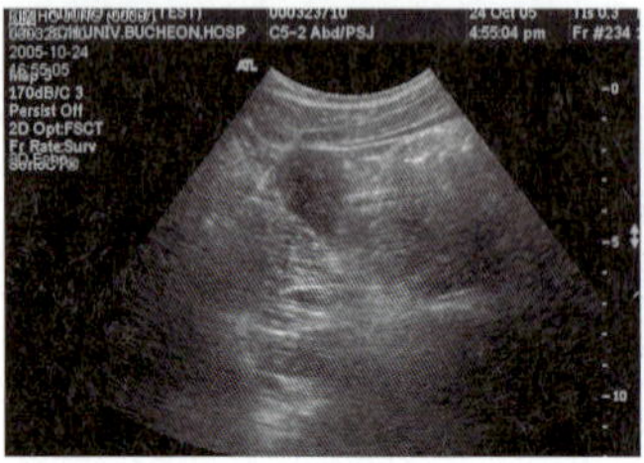

우측 paracolic gutter

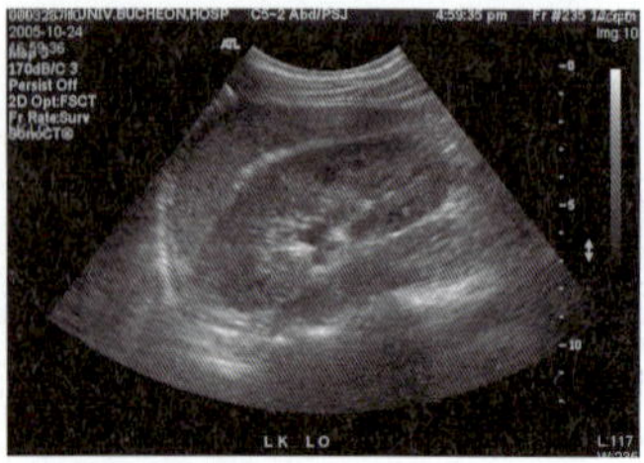

Splenorenal view

비장과 좌측 신장 등을 관찰할 수 있다.

두 장기 사이에 삼출물 여부를 확인하여야 한다.

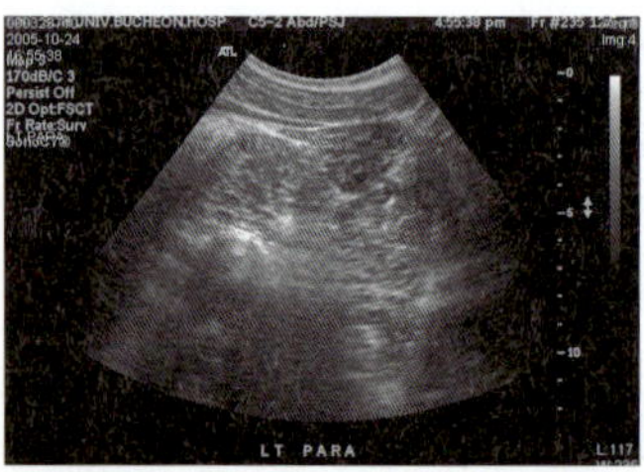

좌측 paracolic gutter

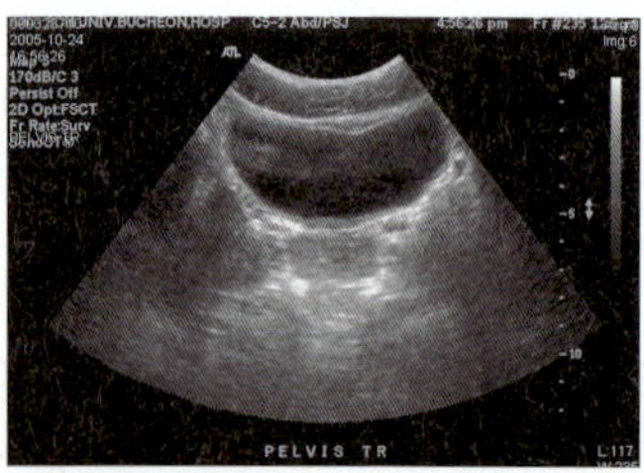

Peripelvic view

방광주위 조직을 관찰할 수 있다.

Emergency Sonographic Report (ESR)

Emergency Medicine, Soonchunhyang University

Date	Yr M D		ID		
Name		Age		Sex	
Physician	sign	BP	/	HR	

Echocardiography

Impression :

1. EF(Visual / M-mode / 2-D / MS) : %	1. MS(1. mild 2. moderate 3. severe)
2. RWMA(Yes / No):	2. MR(trivial. 1. 2. 3. 4)
3. WMSI (1~16):	3. AR(trivial. 1. 2. 3. 4)
4. Pericandial effusion (Yes / No): Max mm	4. AS (1. mild 2. moderate 3. severe)
5. Cardiomyopafry (1. Dileted 2. Hypetophic 3. Festrictivs)	5. TR(tivial. 1. 2. 3. 4)

Mmode/2D					
IVSd(0.6~1.1)		IVSs		LAD(3~4.5)	
LVDd(3.8~5.5)		LVDs(2.3~3.5)		AD(2.5~3.5)	
LVPWd(0.8~1.1)		LVPWs		Transvers aorta	
Calculate EF	%	EPSS		MVA(2D)	cm^2

Doppler							
Mitral Diastohic(m/s)				Triccuspid Diastohic(m/s)		Aortic Systolic(m/s)	
E(0.6~1)		IVRT(70~110)		E(m/s)		LVOT(VI)	
A(0.3~0.8)		PCWP(mmHg)		A(m/s)		Peak Ao(V2)	
E/A		D T(170~210)		D T(m/s)		VIV2	
PAP(m/s)		Tissue Doppler	E	IVC	RAP	PHT	
mean PAP			Ea	<20 (>50%)	5	<20 (< 50%)	10
RVOT AT			E/Ea	>20(<50%)	15	>20(0%)	20

Ultrasonography

Impresion :

Trauma (FAST)	Find	1. Perihep atic 2. Perispleric 3. Pericardial 4. Peripelvic	Parenchyme (Liver/Kidney/Spleen)	
Non. Trauma	1. Liver			
	2. Gall Bladder			
	3. Hydnonephwsis			
	4. Abdominal Aortic Aneurysm			
	5. Low Abdominal Mass			
	6. Others( )			

CHAPTER

08 비뇨생식기계 처치법

1 도뇨법(Urinary catheterization)

1) Nelaton

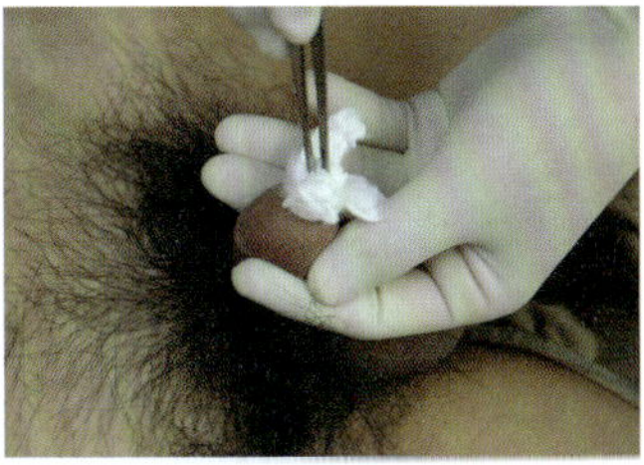

1. 멸균장갑을 끼고 한손은 음경을 다른 한손은 forcep으로 귀두 및 음경을 소독한다.

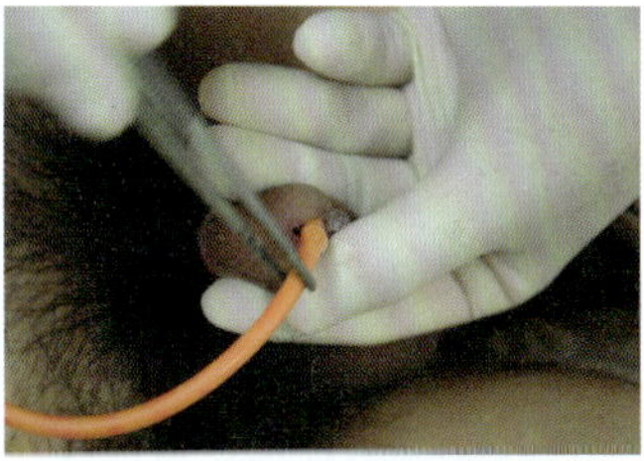

2. 음경을 잡아 당기며 몸통과 60° 각도 정도를 이루도록 하고 젤을 충분히 묻힌 폴리도관을 forcep 등으로 잡고 천천히 밀어 넣는다.

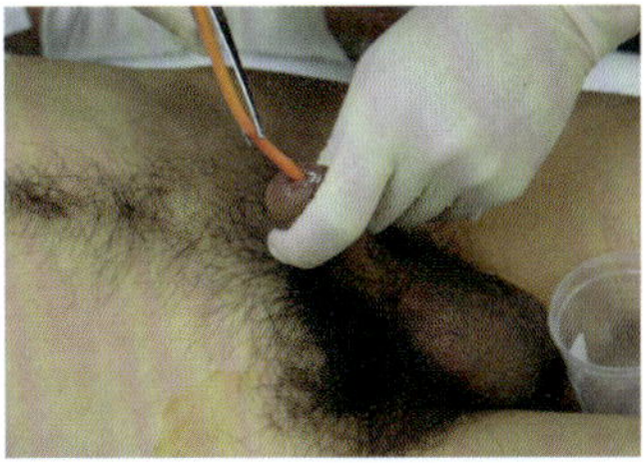

3. 삽입이 힘들 경우 살짝 잡아 당기며 몸통과 예각을 이루도록 해본다. 단) 통증이 심할 경우 리도카인젤을 요도에 주입 후 5분이 지난 뒤 시행한다.

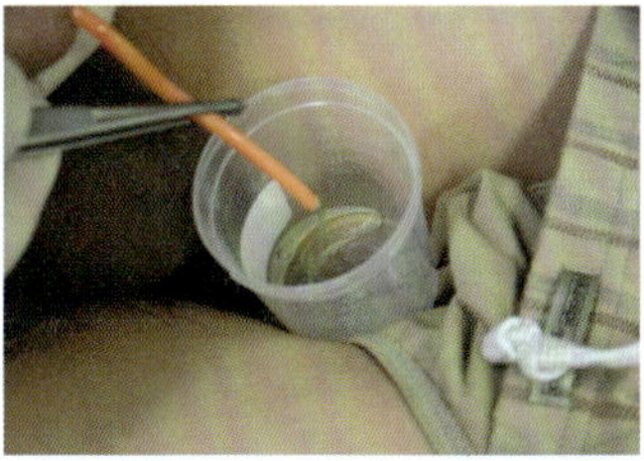

4. 도관의 끝이 멸균 소변수집통에 위치하게 한다. 소변이 더 이상 나오지 않을 때 제거하고 소변 양이 많을 경우 용량이 큰 소변통으로 교체하여 받는다.

2) Foley-남자

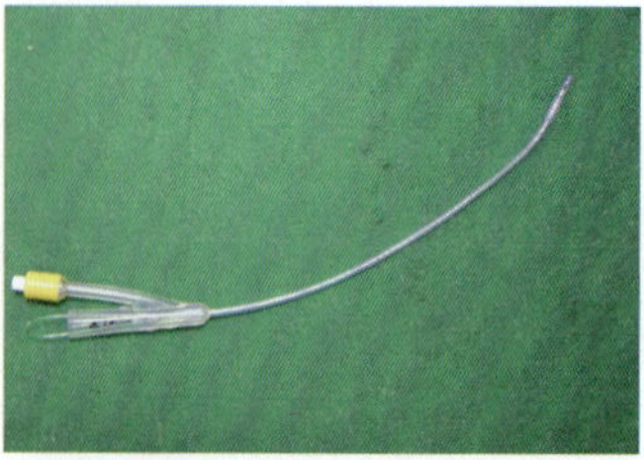

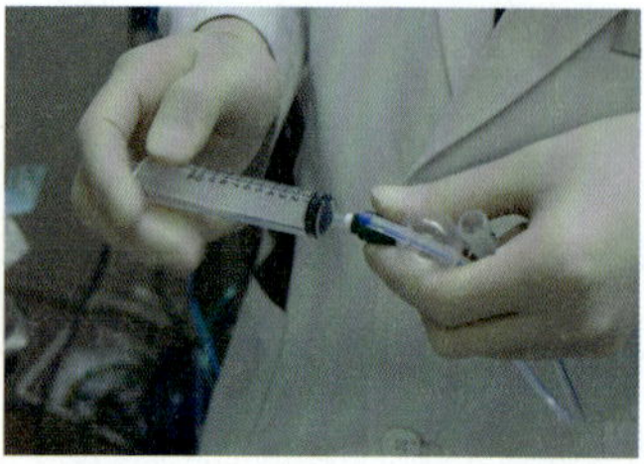

1. 기구점검
   - 카테터의 풍선(Balloon)이 새지 않는지 확인한다.
   - 배뇨 주머니의 배출구를 잠근다.
   - 10ml 실린지에 생리식염수를 채운다.
   - 카테터에 젤을 뿌려 놓는다.

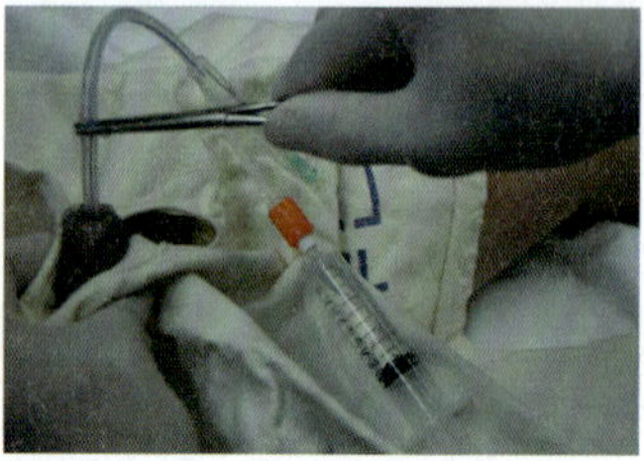

2. 소독과 삽입은 Nelaton과 동일한 방법으로 진행한다. 카테터에 식염수 실린지와 배출구에 주사침 마개로 막고 Forcep을 통해 삽입한다.

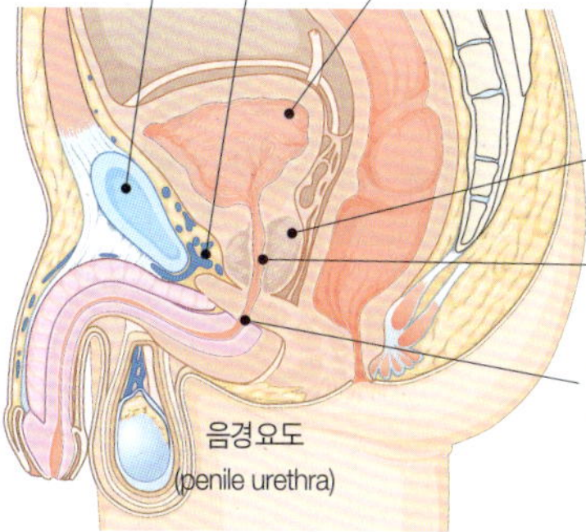

3. Membranous Urethra를 통과하는 동안 잠깐의 저항이 느껴지나 약간의 힘을 줘서 밀어 넣으면 쉽게 통과된다. 간혹, 전립선 비대가 심한 환자는 삽입이 어려울 수 있으며 이 때는 직경이 작은 도관을 선택하는 것도 좋다.

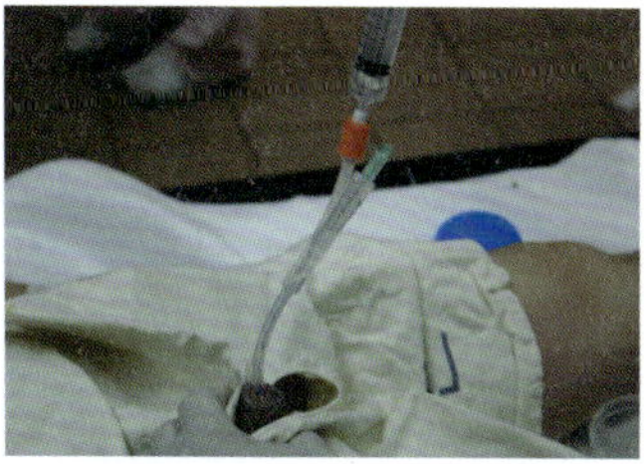

4. 가능한 끝까지 밀어 넣은 후 10ml 주사기로 생리식염수를 주입하여 풍선을 확장시킨다. 단) 주입시 통증 유발되면 재빨리 흡인한다.

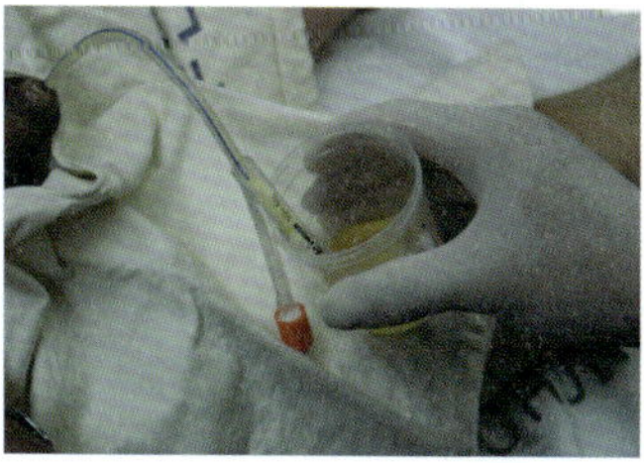

5. 소변이 방광에서 나오는 것을 확인하고 카테터를 잡아 당겨 괄약근에 걸리도록 한다. 소변이 안나오면 생리식염수 50ml를 도관에 밀어 넣고 살펴본다.

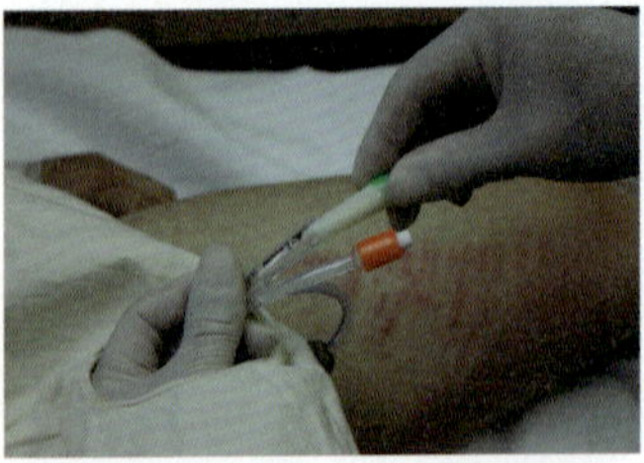

6. 잘 나오면 멸균 배뇨 주머니에 연결한다.

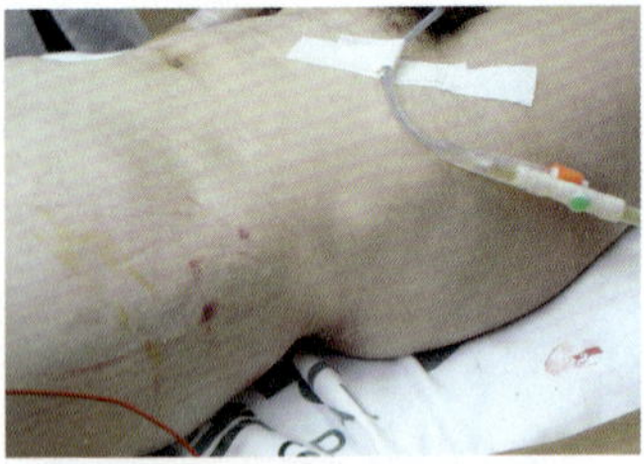

7. 내측 복벽이나 허벅지 내측에 반창고로 부착한다.

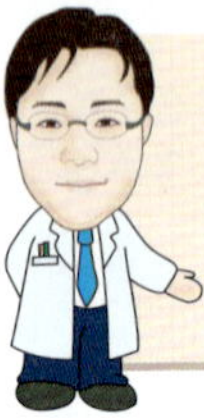

풍선을 확장시키기 전 도관이 끝까지 들어가는지 반드시 확인할 것.
처음 시도시 삽입이 힘들경우 직경이 작은 Size의 foley를 선택하는 것도 좋은 방법이다.

3) Foley-여자

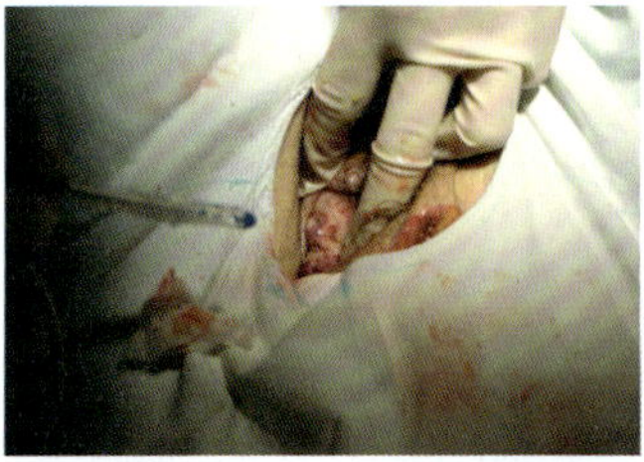

1. Supine position을 취하고 다리를 충분히 벌린다. Clitoris 후방 2cm에 있는 돌기형의 요도를 확인한다. 한손으로 외음순을 젖히고 forcep으로 외음순 및 요도주위를 소독한다.

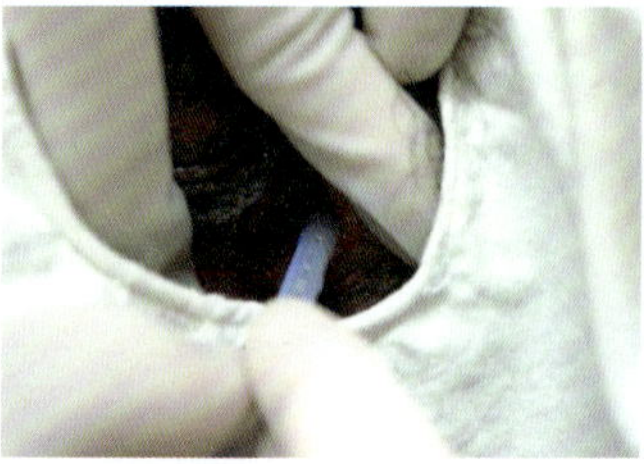

2. 남성과 동일한 방법으로 진행한다.

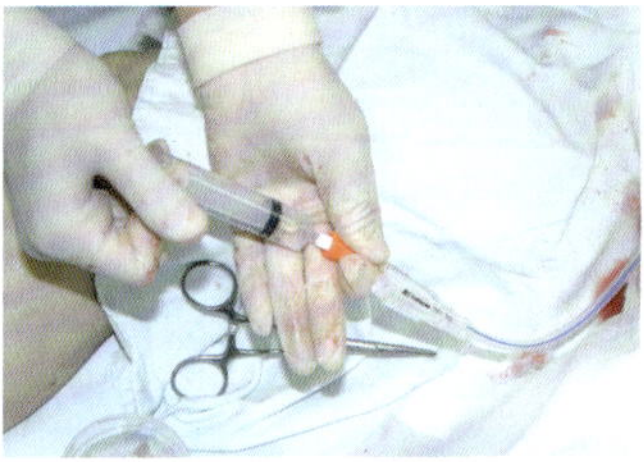

3. 요도의 길이가 남자(16-18cm)의 1/5가량(3-4cm)이므로 카테터를 절반만 집어넣고 풍선을 확장해도 무방하다.

2 질경사용법

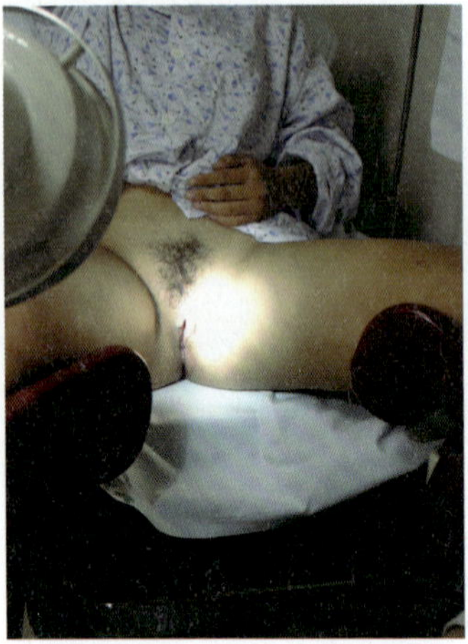

1. 환자를 Lithotomy position을 취하게 한다.

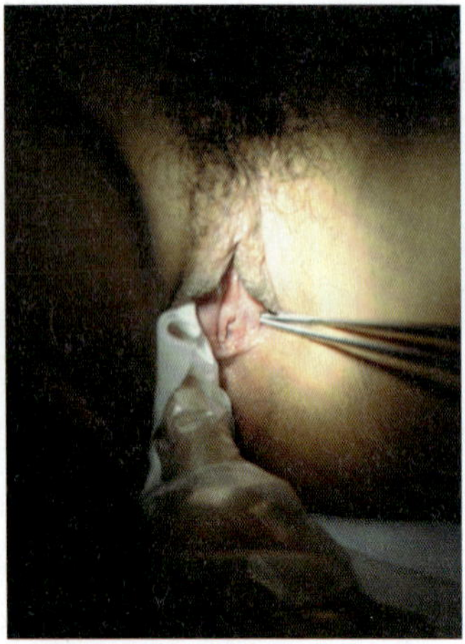

2. 질 외부(외음부, 요도, Bartholine gland 등)를 관찰하고 질경을 따뜻하고 멸균된 물로 씻는다(Gel 등은 배양에 관여하므로 사용안함).

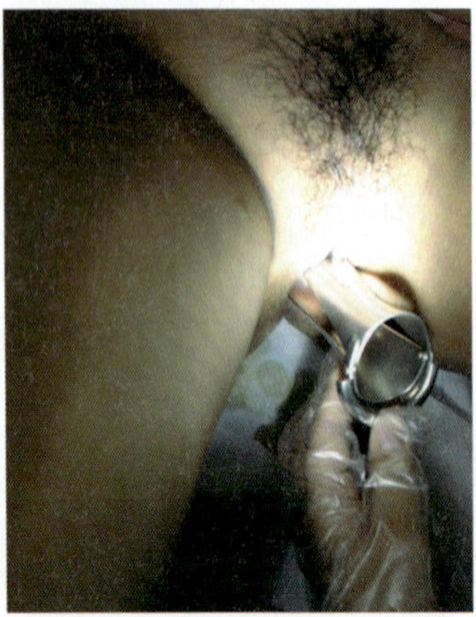

3. 대음순을 검지와 중지로 벌리고 정중선에서 바닥과 30° 가량의 각도로 질경을 넣는다.

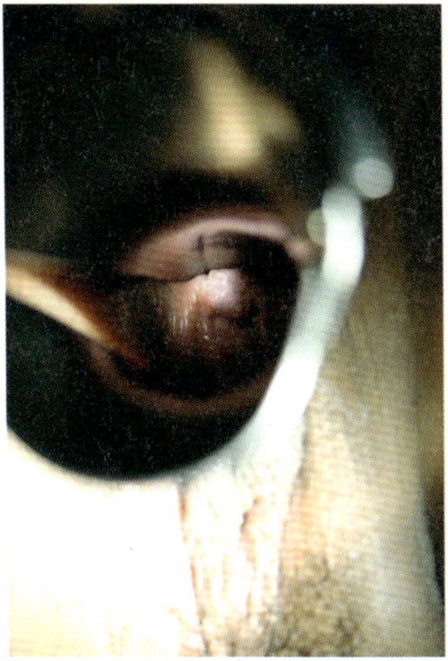

4. 질경을 벌린다. 경부가 안보일 경우 다시 3cm가량 빼고 다시 넣는다. 도말 검사 등을 시행할 경우 나사를 조여준다.

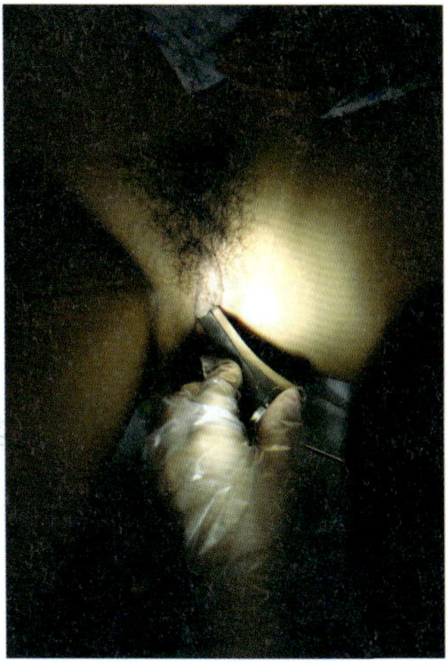

5. 검사가 끝난 후 나사를 풀고 조심스럽게 빼낸다. 이 때 나사나 질경날에 살이 끼이지 않도록 주의한다.

3 강간(rape)등 상해 Kit (여성부 출처)

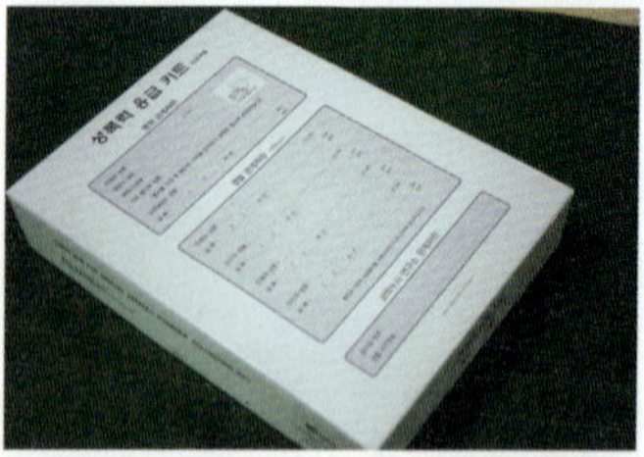

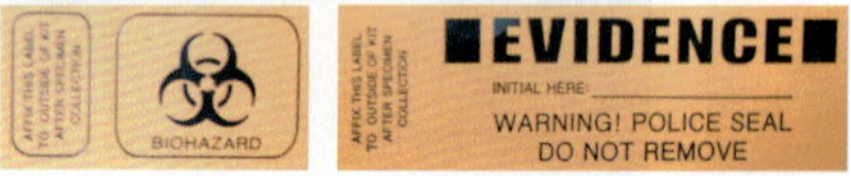

(앞표지 상단에 검체 수집 완료 후 부착)

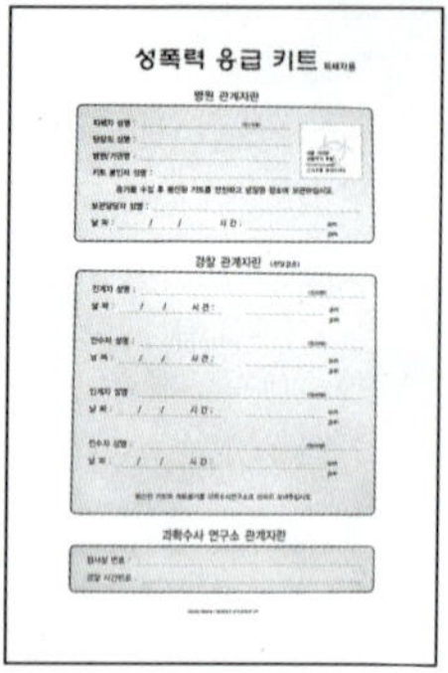

성폭력 피해자의 증거채취물 흐름도

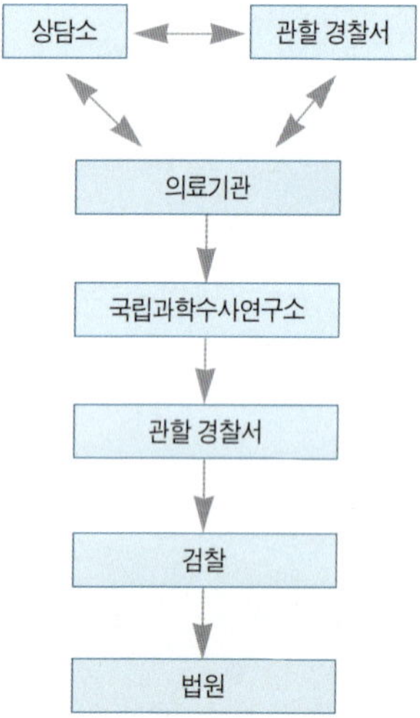

의료기관에서 발급한 진단서와 증거물을 받아서 사건에 착수한다.

성폭력 피해자의 증거채취, 상담, 진료, 진단서 발급, 입원 등을 결정한다. 증거채취물을 경찰에 인계한다.

경찰관이 가져온 증거채취물을 갖고 유전자 감식 및 필요한 결과를 얻은 후에 다시 관할 경찰서로 결과를 통보한다.

국립과학수사연구소의 결과를 토대로 사건을 검찰로 송치한다.

사건을 검토해서 필요하면 보강수사를 지시하고, 사건을 재판에 회부한다.

최종적으로 사건의 유 · 무죄를 결정한다.

성폭력 증거물 수집 키트 STEP별 구성물품 목록

순번	품 목	수량
1	성폭력응급키트 사용안내서	1부
2	성폭력피해자 진료시 유의사항	1부
3	STEP 1 동의서(3장)	1부
4	STEP 2 성폭력피해자 진료기록(3장)	1부
5	STEP 3 Outer Clothing 봉투 Underpants 봉투 Foreign Material 봉투 종이보	2개 1개 1개 1매
6	STEP 4 (Debris Collection) 종이봉투 손톱깍이 손톱긁개 멸균면봉(E.O GAS 멸균 팩) 면봉보관함 종이보	 1개 1개 1개 2개 1개 1개
7	STEP 5 (Pubic Hair Combings) 종이봉투 빗 종이수건	 1개 1개 1개
8	STEP 6 (Pulled Pubic And/Or Head Hairs) 종이봉투	 1개
9	STEP 7 (Vaginal Swabs And Smears) 종이봉투 멸균면봉(E.O GAS 멸균 팩) 면봉보관함 슬라이드글라스 슬라이드글라스보관함	 1개 4개 2개 2개 2개
10	STEP 8 (Rectal Swabs And A Smear) 종이봉투 멸균면봉(E.O GAS 멸균 팩) 면봉보관함 슬라이드글라스 슬라이드글라스보관함	 1개 2개 1개 1개 1개
11	STEP 9 (Oral Swabs And A Smear) 종이봉투 멸균면봉(E.O GAS 멸균 팩) 면봉보관함 슬라이드글라스 슬라이드글라스보관함	 1개 2개 1개 1개 1개
12	STEP 10 (Known Blood Sample) 종이봉투 EDTA Tube	 1개 1개
13	STEP 11 성폭력피해자 검진결과 채취물 목록(3장)	1부
14	기타구성품 Latex Surgical Gloves(Gamma멸균) 빨간색 EVIDENCE 표시 라벨 Biohazard 표시 라벨 성폭력피해자의 증거채취물 흐름도	 1조 2개 1개 1부

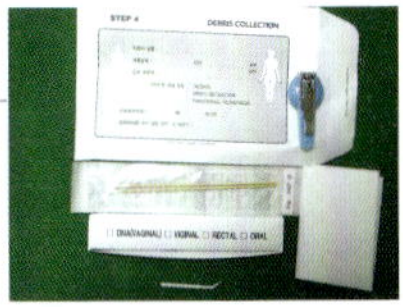

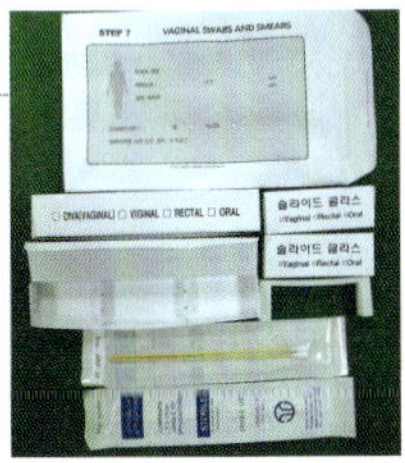

CHAPTER

09 연부조직 및 근골격계 처치법

1 각 구역의 정의와 역할

1) 피부분절: 머리와 목

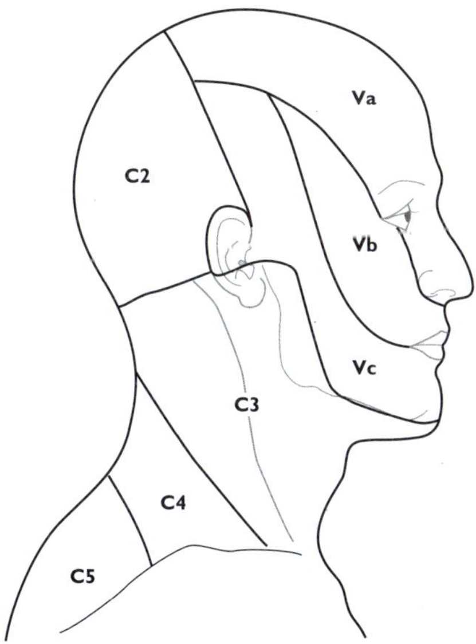

2) 피부신경: 머리와 목

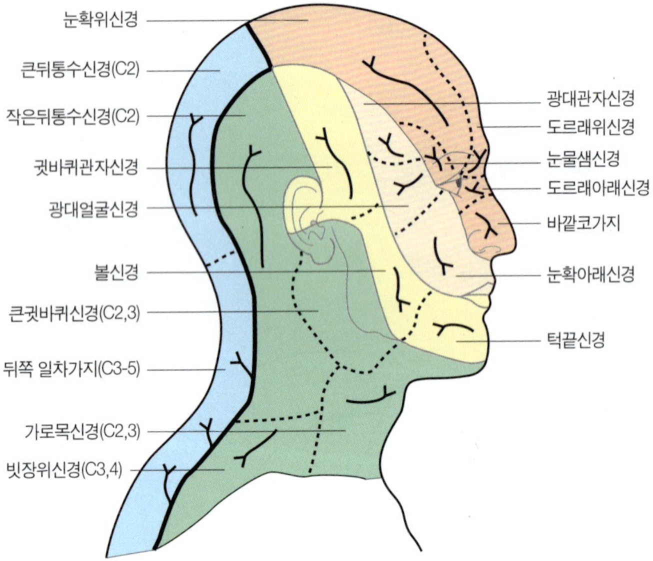

눈확위신경: Supra-orbital
큰뒤통수신경(C2): Greater occipital
작은뒤통수신경(C2): Lesser occipital
귓바퀴관자신경: Auriculotemporal
광대얼굴신경: Zygomaticofacial
볼신경: Buccal
큰귓바퀴신경(C2,3): Great auricular
뒤쪽 일차가지(C3-5): Posterior primary rami
가로목신경(C2,3): Transverse cervical
빗장위신경(C3,4): Supraclavicular
광대관자신경: Zygomaticotemporal
도르래위신경: Supratrochlear
눈물샘신경: Lacrimal
도르래아래신경: Infratrochlear
바깥코가지: External nasal
눈확아래신경: Infra-orbital
턱끝신경: Mental

3) 피부분절: 팔

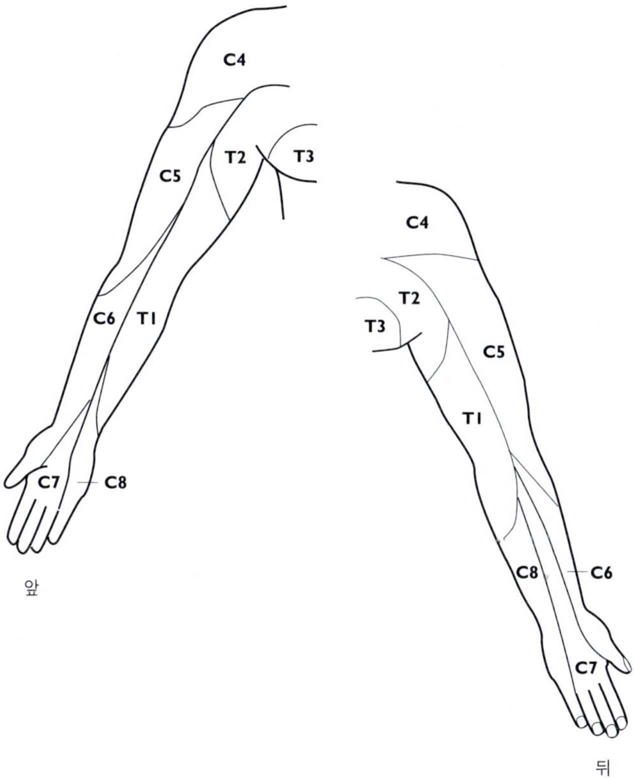

4) 피부신경: 팔

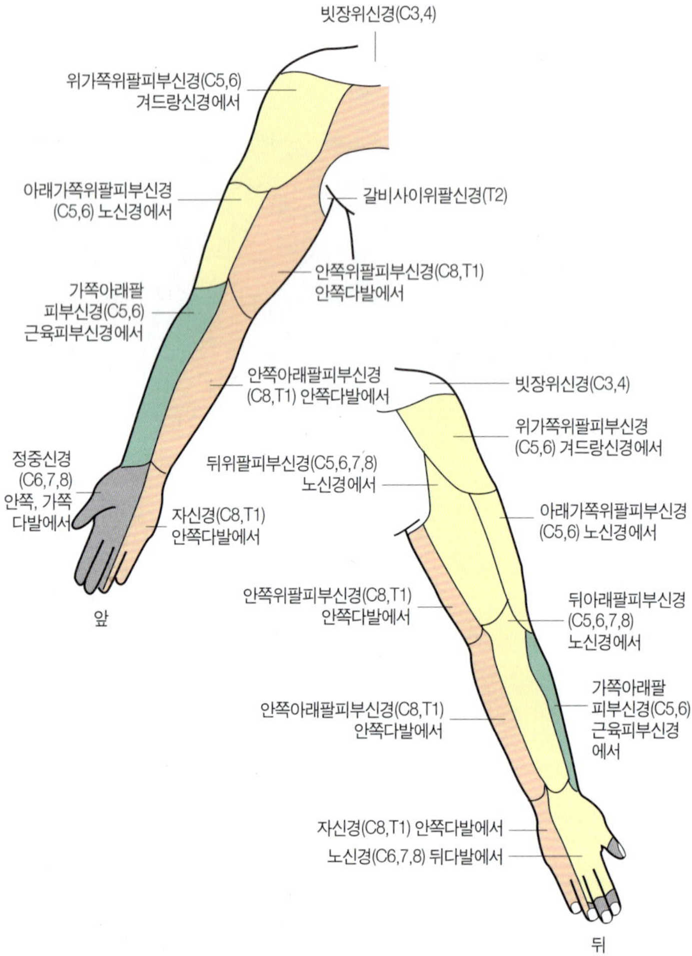
빗장위신경(C3,4)
위가쪽위팔피부신경(C5,6)
겨드랑신경에서
아래가쪽위팔피부신경
(C5,6) 노신경에서
갈비사이위팔신경(T2)
안쪽위팔피부신경(C8,T1)
안쪽다발에서
가쪽아래팔
피부신경(C5,6)
근육피부신경에서
안쪽아래팔피부신경
(C8,T1) 안쪽다발에서
정중신경
(C6,7,8)
안쪽, 가쪽
다발에서
자신경(C8,T1)
안쪽다발에서
앞
빗장위신경(C3,4)
위가쪽위팔피부신경
(C5,6) 겨드랑신경에서
뒤위팔피부신경(C5,6,7,8)
노신경에서
아래가쪽위팔피부신경
(C5,6) 노신경에서
안쪽위팔피부신경(C8,T1)
안쪽다발에서
뒤아래팔피부신경
(C5,6,7,8)
노신경에서
가쪽아래팔
피부신경(C5,6)
근육피부신경
에서
안쪽아래팔피부신경(C8,T1)
안쪽다발에서
자신경(C8,T1) 안쪽다발에서
노신경(C6,7,8) 뒤다발에서
뒤

앞

빗장위신경(C3,4): Supraclavicular

위가쪽위팔피부신경(C5,6):
Upper lateral cutaneous nerve of arm
겨드랑신경에서(Axillary nerve)

아래가쪽위팔피부신경(C5,6):
Lower lateral cutaneous nerve of arm
노신경에서(Radial nerve)

가쪽아래팔피부신경(C5,6):
Lateral cutaneous nerve of forearm
근육피부신경에서(Musculocutaneous nerve)

정중신경(C6,7,8): Median
안쪽, 가쪽다발에서(Medial and lateral cords)

자신경(C8,T1): Ulnar
안쪽다발에서(Medial cord)

안쪽아래팔피부신경(C8,T1):
Medial cutaneous nerve of forearm
안쪽다발에서(Medial cord)

안쪽위팔피부신경(C8,T1):
Medial cutaneous nerve of arm
안쪽다발에서(Medial cord)

갈비사이위팔신경(T2):
Intercostobrachial

뒤

빗장위신경(C3,4): Supraclavicular

위가쪽위팔피부신경(C5,6):
Upper lateral cutaneous nerve of arm
겨드랑신경에서(Axillary nerve)

아래가쪽위팔피부신경(C5,6):
Lower lateral cutaneous nerve of arm
노신경에서(Radial nerve)

뒤아래팔피부신경(C5,6,7,8):
Posterior cutaneous nerve of forearm
노신경에서(Radial nerve)

가쪽아래팔피부신경(C5,6):
Lateral cutaneous nerve of forearm)
근육피부신경에서(Musculocutaneous nerve)

노신경(C6,7,8): Radial
뒤다발에서(Posterior cord)

자신경(C8,T1): Ulnar
안쪽다발에서(Medial cord)

안쪽아래팔피부신경(C8,T1):
Medial cutaneous nerve of forearm)
안쪽다발에서(Medial cord)

안쪽위팔피부신경(C8,T1):
Medial cutaneous nerve of arm
안쪽다발에서(Medial cord)

뒤위팔피부신경(C5,6,7,8):
Posterior cutaneous nerve of arm
노신경에서(Radial nerve)

5) 피부분절: 다리

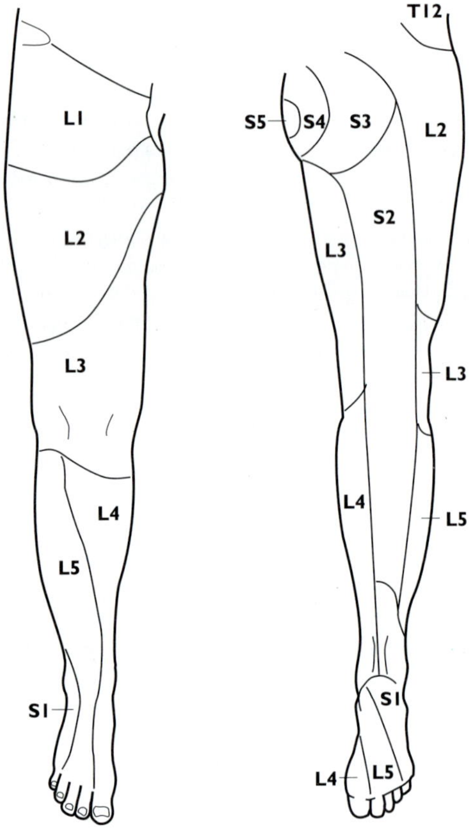

앞 뒤

6) 피부신경: 다리

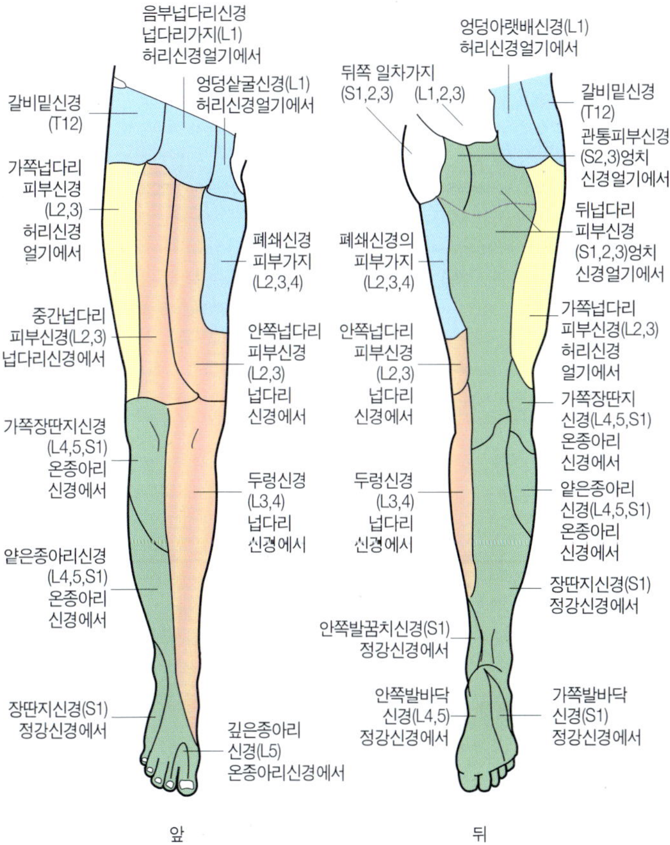
음부넙다리신경
넙다리가지(L1)
허리신경얼기에서
갈비밑신경
(T12)
엉덩샅굴신경(L1)
허리신경얼기에서
가쪽넙다리
피부신경
(L2,3)
허리신경
얼기에서
폐쇄신경
피부가지
(L2,3,4)
중간넙다리
피부신경(L2,3)
넙다리신경에서
안쪽넙다리
피부신경
(L2,3)
넙다리
신경에서
가쪽장딴지신경
(L4,5,S1)
온종아리
신경에서
두렁신경
(L3,4)
넙다리
신경에서
얕은종아리신경
(L4,5,S1)
온종아리
신경에서
장딴지신경(S1)
정강신경에서
깊은종아리
신경(L5)
온종아리신경에서
앞
엉덩아랫배신경(L1)
허리신경얼기에서
뒤쪽 일차가지
(S1,2,3) (L1,2,3)
갈비밑신경
(T12)
관통피부신경
(S2,3)엉치
신경얼기에서
뒤넙다리
피부신경
(S1,2,3)엉치
신경얼기에서
폐쇄신경의
피부가지
(L2,3,4)
가쪽넙다리
피부신경(L2,3)
허리신경
얼기에서
안쪽넙다리
피부신경
(L2,3)
넙다리
신경에서
가쪽장딴지
신경(L4,5,S1)
온종아리
신경에서
두렁신경
(L3,4)
넙다리
신경에서
얕은종아리
신경(L4,5,S1)
온종아리
신경에서
장딴지신경(S1)
정강신경에서
안쪽발꿈치신경(S1)
정강신경에서
안쪽발바닥
신경(L4,5)
정강신경에서
가쪽발바닥
신경(S1)
정강신경에서
뒤

앞

갈비밑신경(T12): Subcostal

가쪽넙다리피부신경(L2,3):
Lateral femoral cutaneous
허리신경얼기에서(Lumbar plexus)

중간넙다리피부신경(L2,3):
Intermediate femoral cutaneous
넙다리신경에서(Femoral)

가쪽장딴지신경(L4,5,S1): Lateral sural
온종아리신경에서(Common peroneal)

얕은종아리신경(L4,5,S1): Superficial peroneal
온종아리신경에서(Common peroneal)

장딴지신경(S1): Sural
정강신경에서(Tibial)

깊은종아리신경(L5): Deep peroneal
온종아리신경에서(Common peroneal)

두렁신경(L3,4): Saphenous
넙다리신경에서(Femoral)

안쪽넙다리피부신경(L2,3):
Medial femoral cutaneous
넙다리신경에서(Femoral)

폐쇄신경 피부가지(L2,3,4):
Cutaneous branch of obturator

엉덩샅굴신경(L1): Ilio-inguinal
허리신경얼기에서(Lumbar plexus)

음부넙다리신경 넙다리가지(L1):
Femoral branch of genitofemoral
허리신경얼기에서(Lumbar plexus)

뒤

뒤쪽 일차가지(S1,2,3) (L1,2,3):
Posterior primary rami

폐쇄신경의 피부가지(L2,3,4):
Cutaneous branch of obturator

안쪽넙다리피부신경(L2,3):
Medial femoral cutaneous
넙다리신경에서(Femoral)

두렁신경(L3,4): Saphenous
넙다리신경에서(Femoral)

안쪽발꿈치신경(S1): Medial calcaneal
정강신경에서(Tibial)

안쪽발바닥신경(L4,5): Medial plantar
정강신경에서(Tibial)

가쪽발바닥신경(S1): Lateral plantar
정강신경에서(Tibial)

장딴지신경(S1): Sural
정강신경에서(Tibial)

얕은종아리신경(L4,5,S1): Superficial peroneal
온종아리신경에서(Common peroneal)

가쪽장딴지신경(L4,5,S1): Lateral sural
온종아리신경에서(Common peroneal)

가쪽넙다리피부신경(L2,3):
Lateral femoral cutaneous
허리신경얼기에서(Lumbar plexus)

뒤넙다리피부신경(S1,2,3):
Posterior femoral cutaneous
엉치신경얼기에서(Sacral plexus)

관통피부신경(S2,3): Perforating cutaneous
엉치신경얼기에서(Sacral plexus)

갈비밑신경(T12): Subcostal

엉덩아랫배신경(L1): Iliohypogastric
허리신경얼기에서(Lumbar plexus)

7) 피부분절 : 가슴과 배

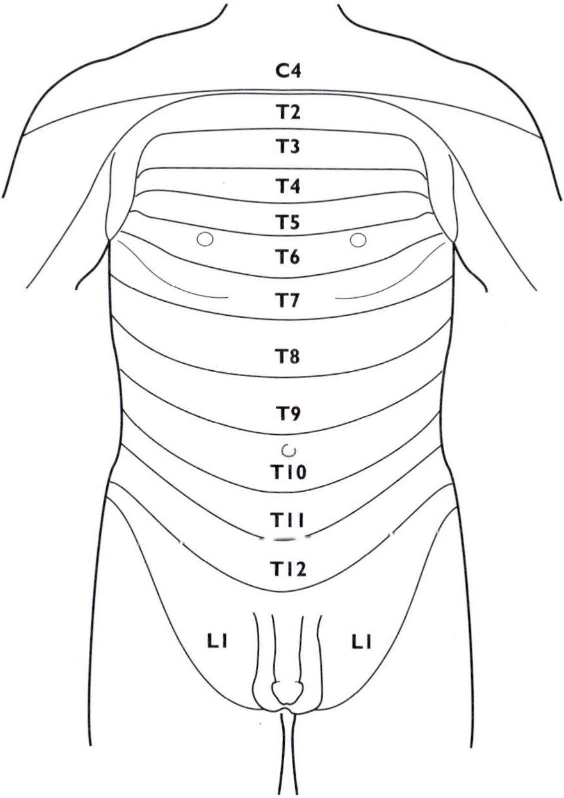

2 주요 구조 및 손상

1) 골격계

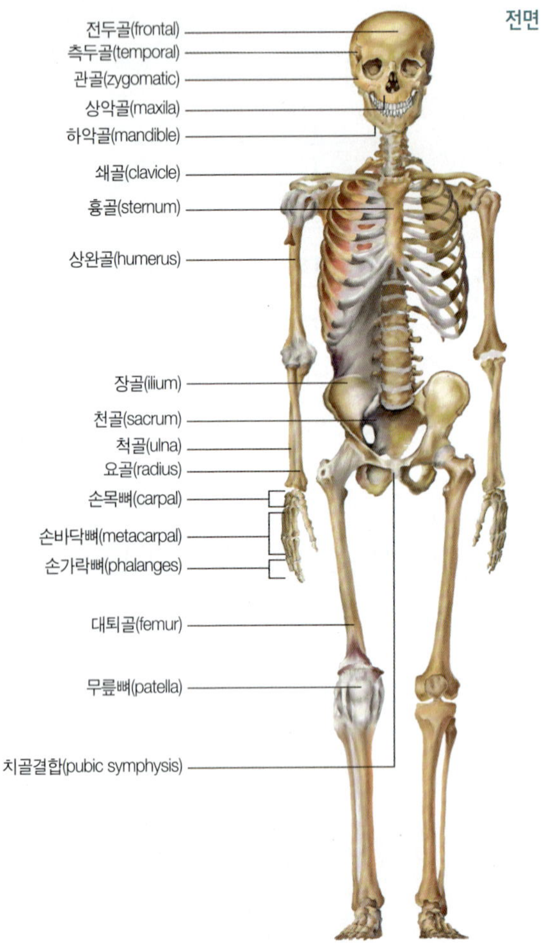

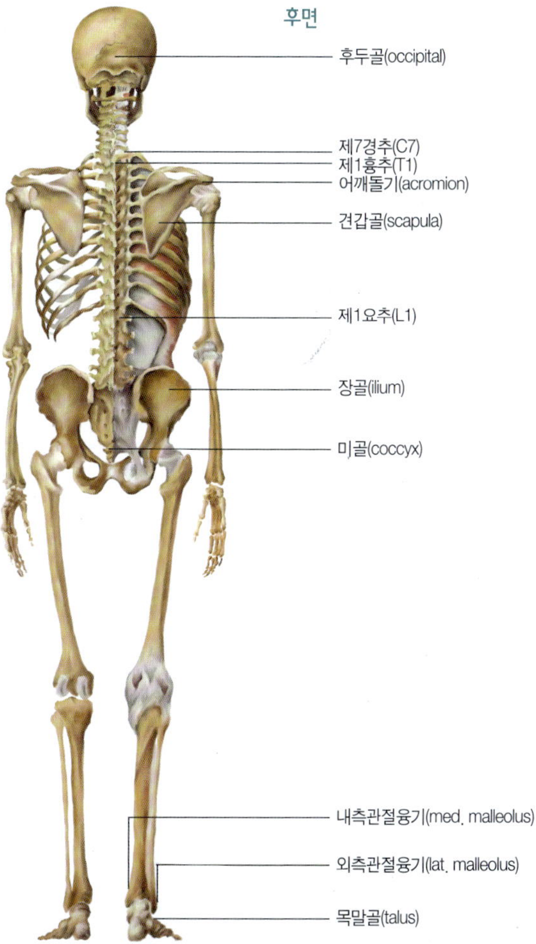
후면
후두골(occipital)
제7경추(C7)
제1흉추(T1)
어깨돌기(acromion)
견갑골(scapula)
제1요추(L1)
장골(ilium)
미골(coccyx)
내측관절융기(med. malleolus)
외측관절융기(lat. malleolus)
목말골(talus)

2) 경추

정상 경추 전후사진과 측면 사진

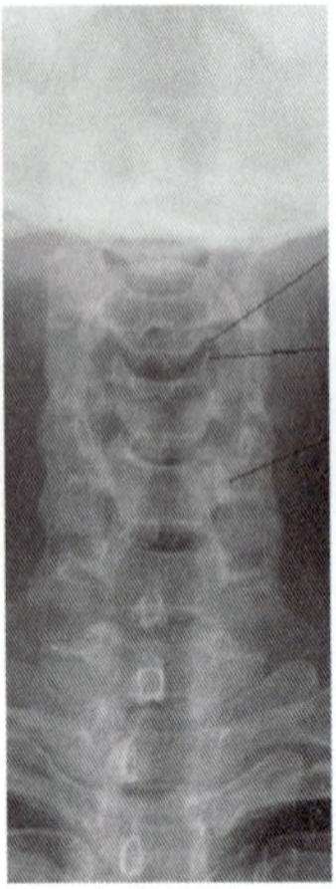

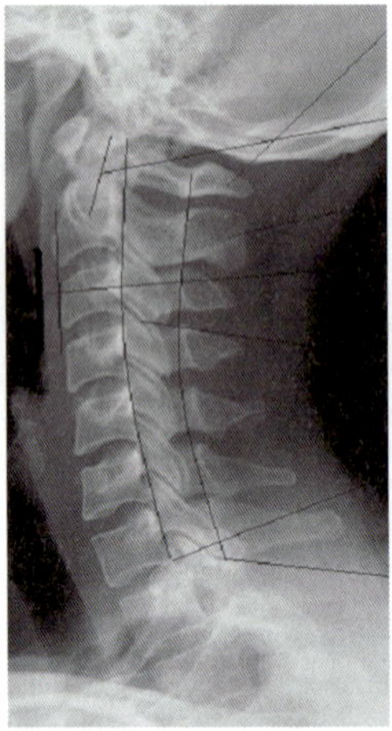

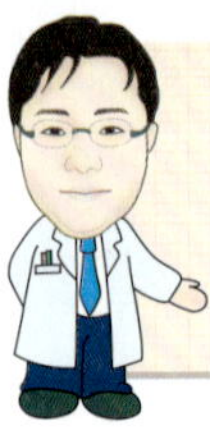

space의 길이보다 비대칭성에 초점 맞출 것!!

3) 굴곡건 손상

굴곡건 손상은 5구역으로 분류

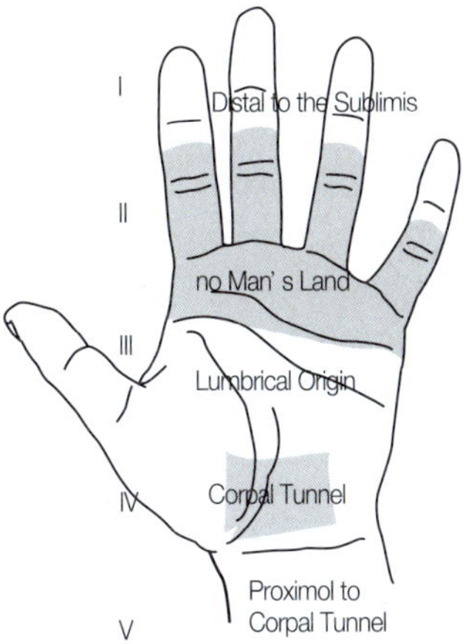

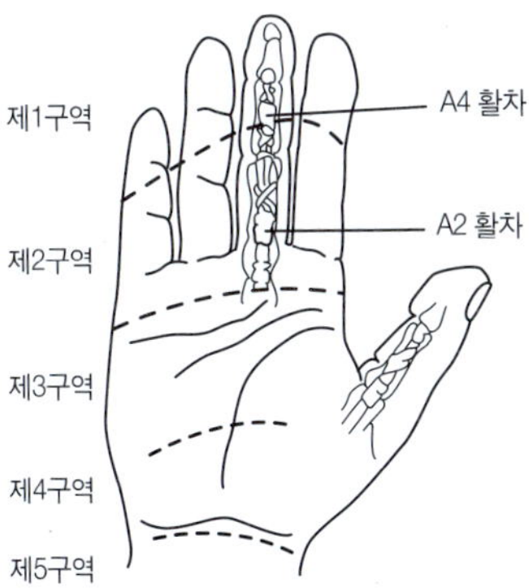

4) 수근관절

근위 수근열(proximal carpal row)과 원위 수근열(distal carpal row)

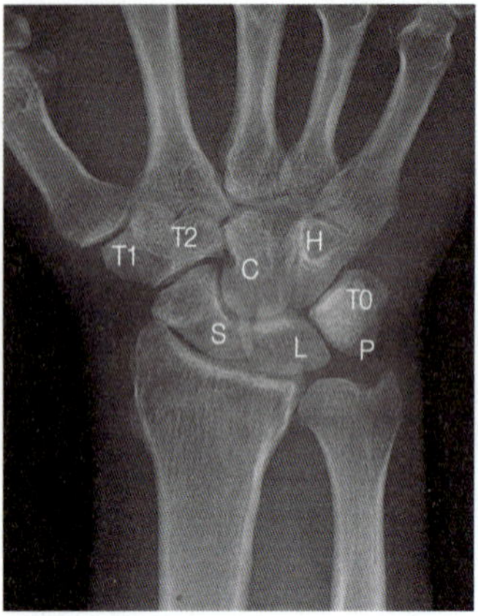

S. 주상골(scaphoid)
T1. 대능형골(trapezium)
L. 월상골(lunate)
T2. 소능형골(trapezoid)
T0. 삼각골(triquetrum)
C. 유두골(capitate)
P. 두상골(pisiform)
H. 유구골(hamate)

신경계 분절

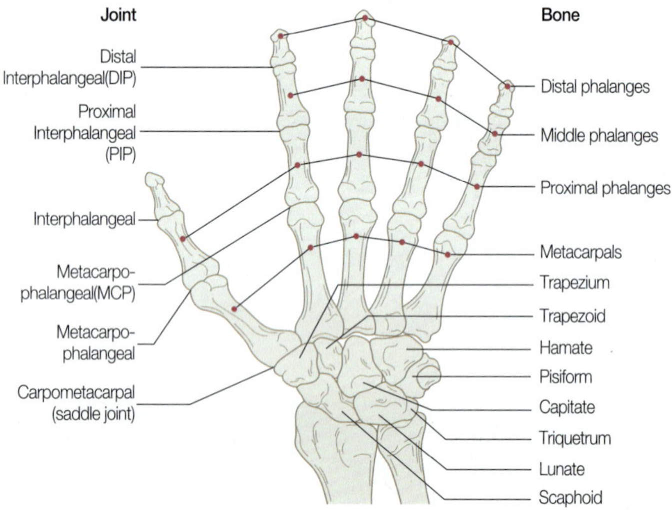

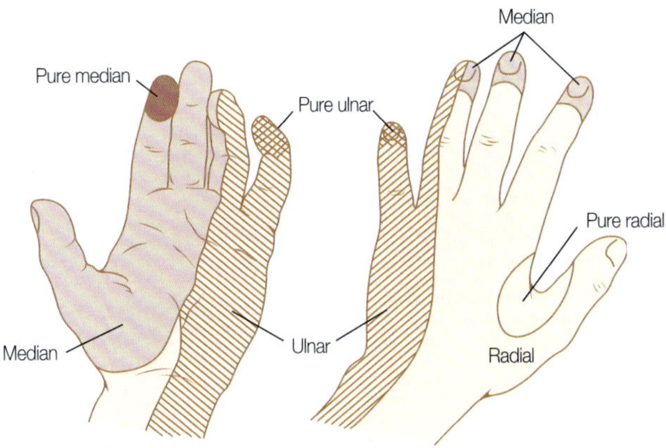

Palmar surface　　Dosal surface

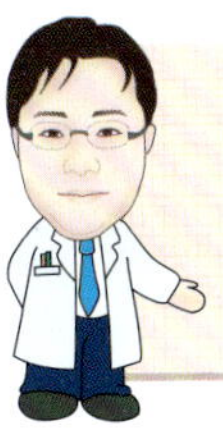

pure sensory 위치는 반드시 숙지할 것!!!

5) 상완골 근위골절

근위부 4분절골절과 전위를 일으키는 근육

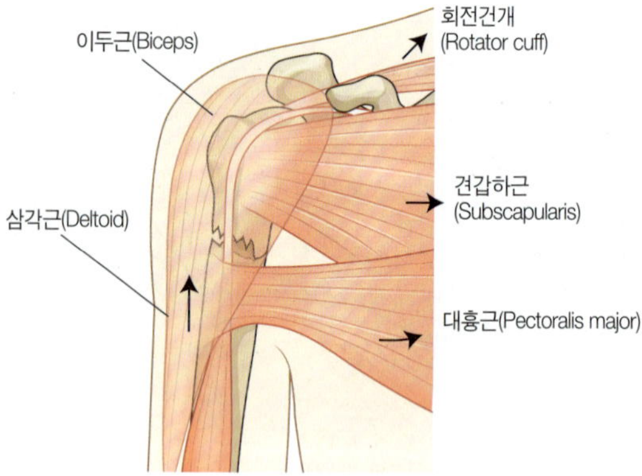

대흉근에 의해 상완골 간부가 내측 전위된다.

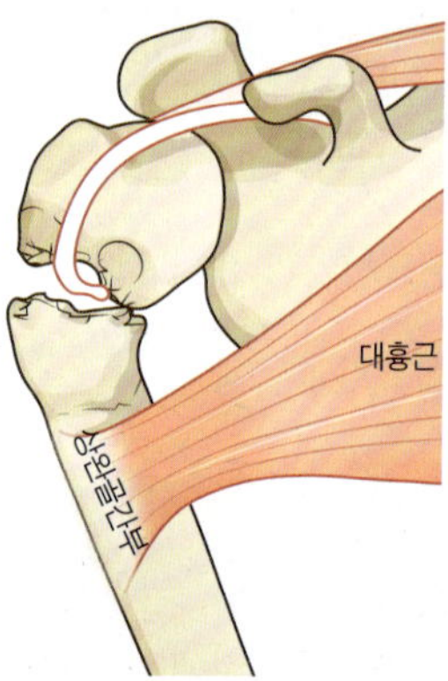

6) 골반골절

측면 압박 손상(LC Ⅰ, Ⅱ, Ⅲ)

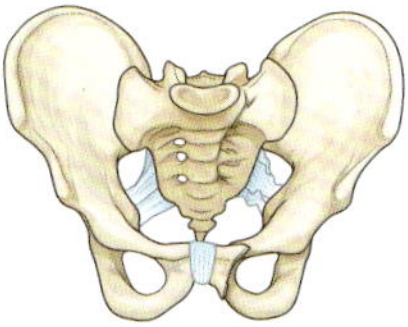

LC-I

note impaction injury of the sacrum and the transverse nature of the anterior ring injury

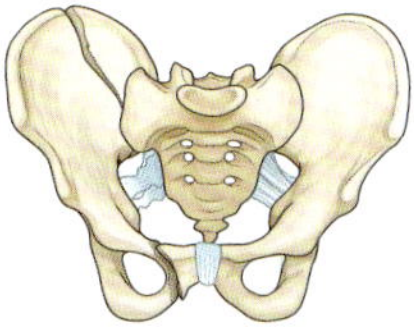

LC-II

note the intact sacro spinous and sacrotuber ous ligaments

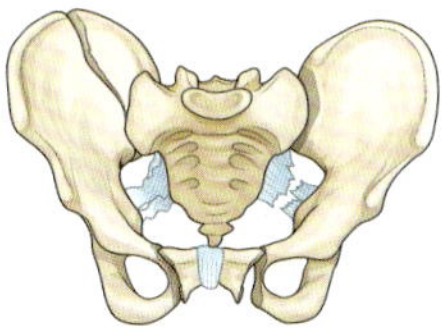

LC-III

note ligamentous injury on the left side of the pelvis

전후 압박 손상(APC Ⅰ, Ⅱ, Ⅲ)

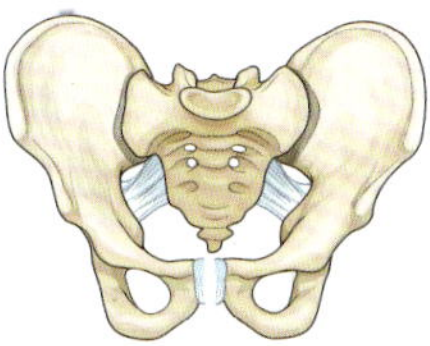

APC-I

note the slight opening, yet ligamentous inte grity, of the SI joints

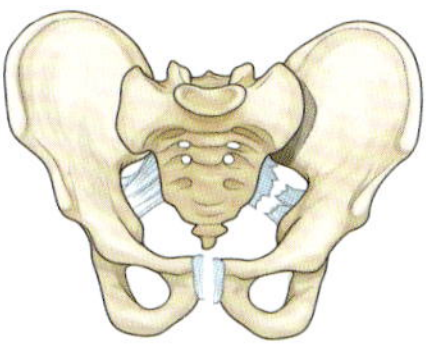

APC-II

note injury to the sacro tuberous and sacrosp inous ligaments

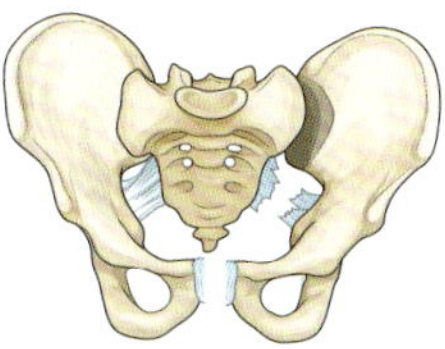

APC-III

note violation of all ligamentous structures on the left

7) 비구골절

비구전후면 사진(A-P)의 6개 기본 구조물

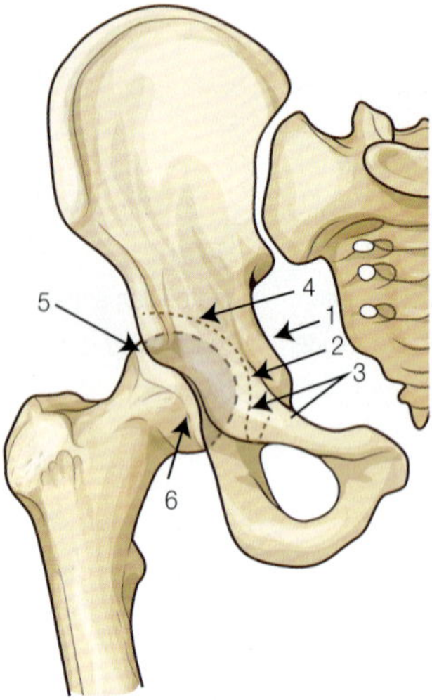

1. iliopectineal line
2. ilioischial line
3. radiographic "u"
4. roof
5. anterior rim
6. posterior rim

8) 대퇴경부 골절

대퇴경부골절의 Garden 분류

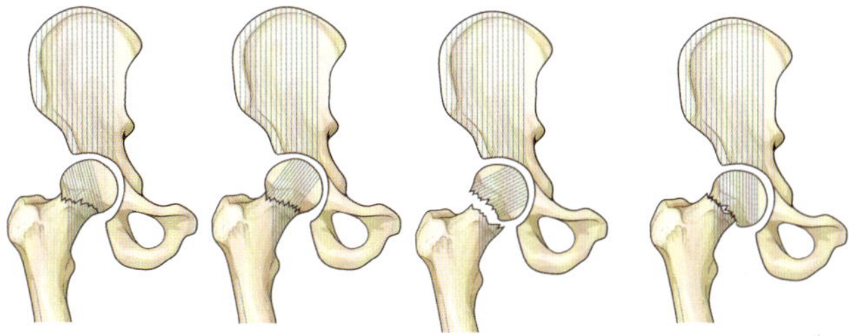

I II III IV

Garden stage I
incomplete fracture

Garden stage II
complete fracture without displacement

Garden stage III
complete fracture with partial displacement

Garden stage IV
complete fracture with full displacement

AO 분류

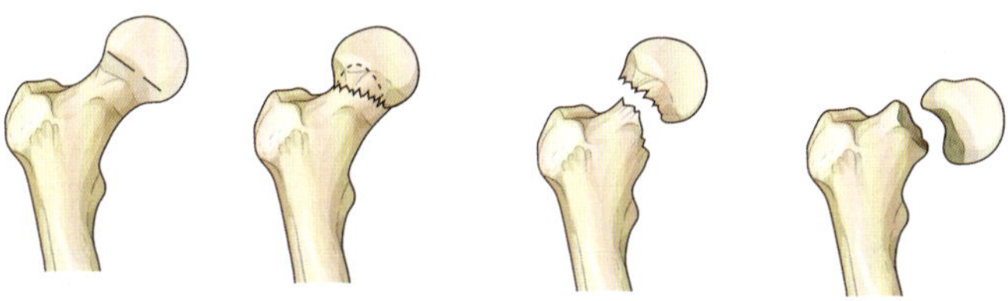

B B1 B2 B3

B1
Subcapital Fx with slight displacement

B2
Transcervical Fx

B3
Nonimpacted, displaced, subcapital Fx

Pauwel의 대퇴골 경부 골절의 분류

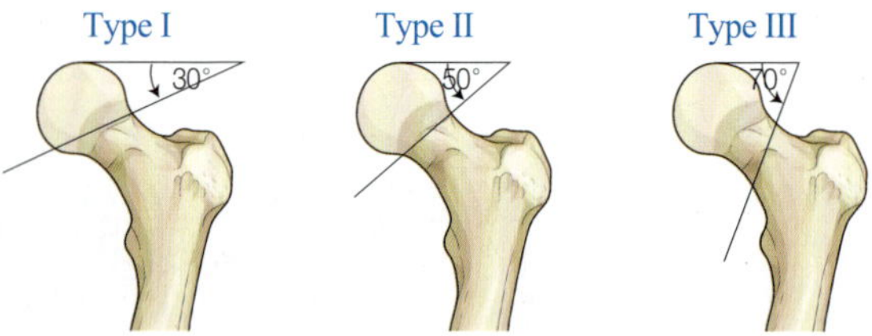

9) 대퇴 전자부, 전자하부 골절

The Boyd and Griffin classification of trochanteric fractures

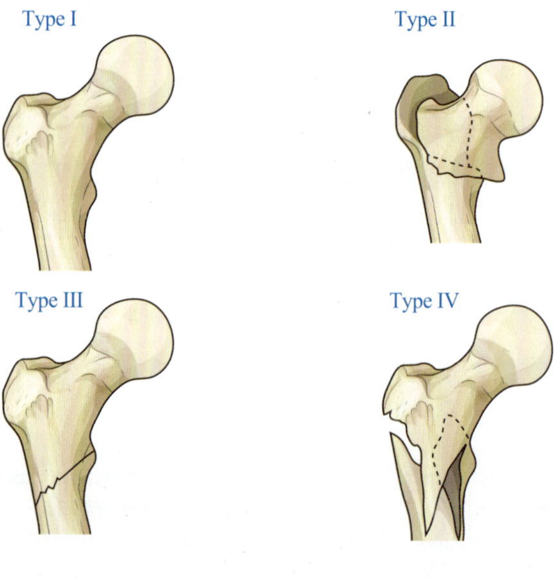

10) 무릎(Knee)

주요 구조물

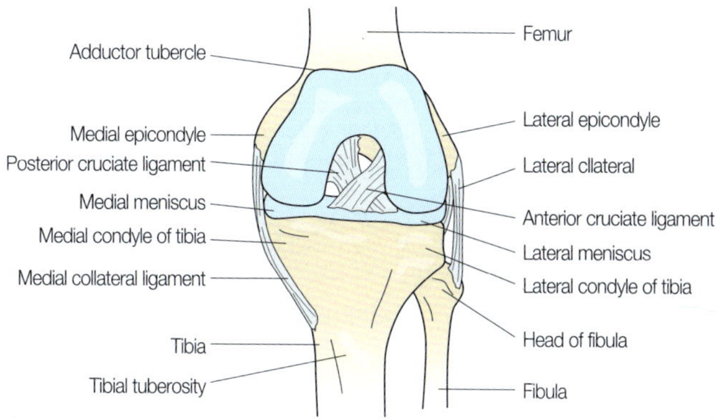

내측부 인대(MCL) 손상 기전: 외전, 외회전

- Grave triad; MCL, ACL, Medial Meninscus의 손상이 흔하다.

외측부 인대(LCL) 손상 기전: 내전, 내회전

- 드물고, 비골 신경(Peroneal n) 손상을 동반한다.

전십자인대(ACL) 손상 기진: Grave triad의 하나로 주로 연관 손상으로 발생한다.

후십자인대(PCL) 손상 기전: 슬관절의 과신전이나 tibia의 후방 전위(post. Displacement)때 손상. Dash board 손상시 호발

관절 천자

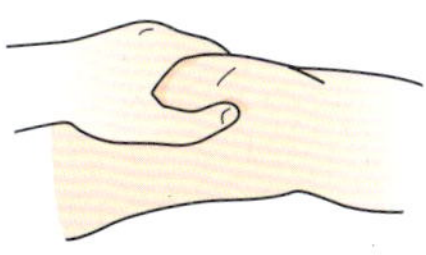

내측과 외측 모두에서 무릎을 펴고, patellar edge의 1cm의 하방에 주사기의 음압을 가하며 찌른다.

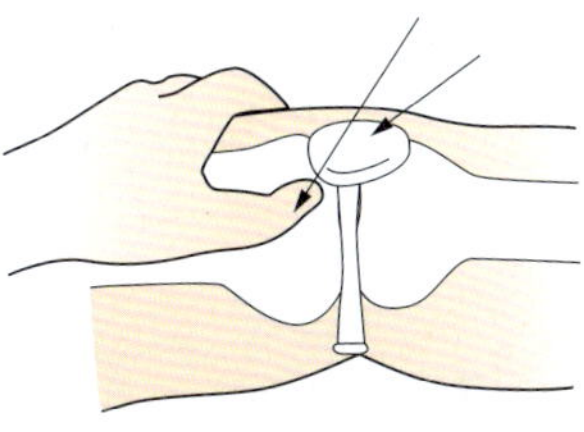

11) 발목의 손상 및 분류

The Boyd and Griffin classification of trochanteric fractures

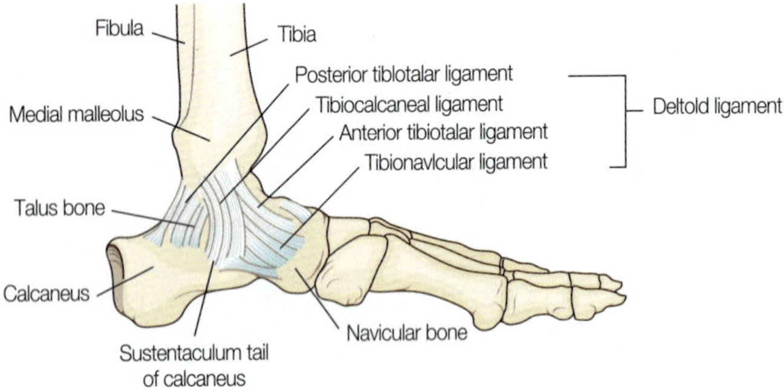

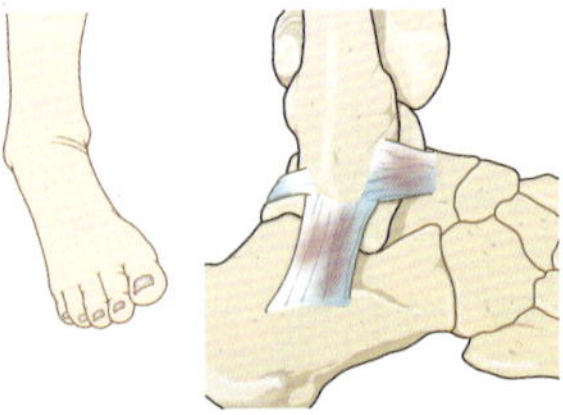

Type I
ligaments stretched

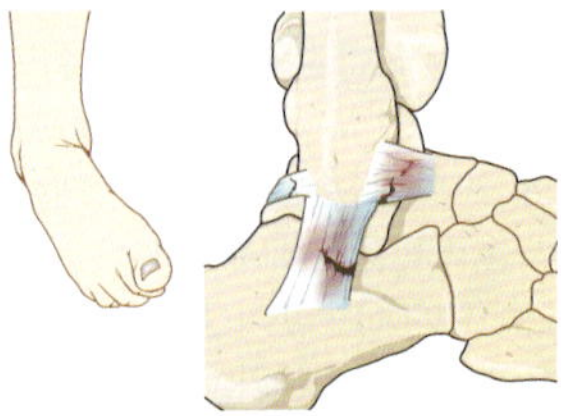

Type II
ligamentstorn slightly

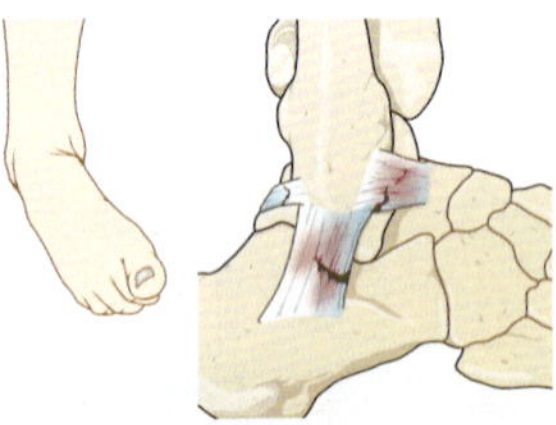

Type III
ligamentstorn completely

12) 골절치유과정(Stages of fracture healing)

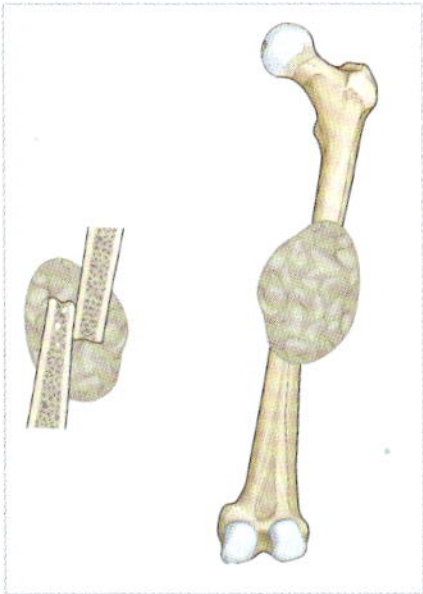

1. 골절부위 혈괴형성(Fracture hematoma)

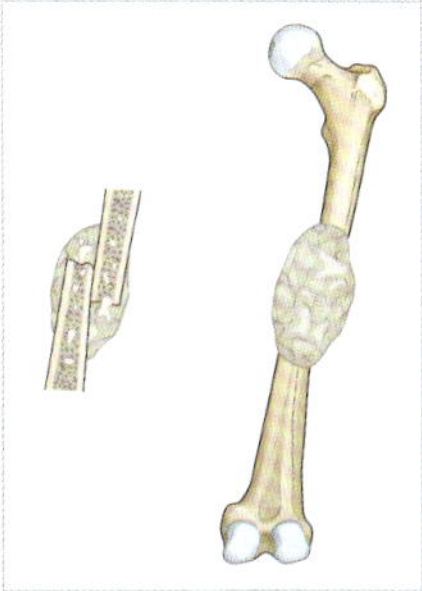

2. 혈괴가 육아조직으로 기질화 된다(Organiza tion of hematoma to granulation tissue)

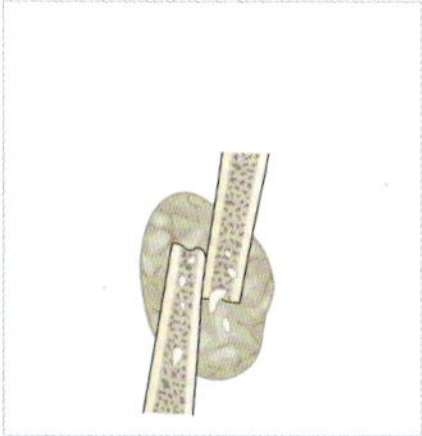

3. 연골모세포와 골모세포의 분화(Chondroblastic and Osteoblastic proli feration)

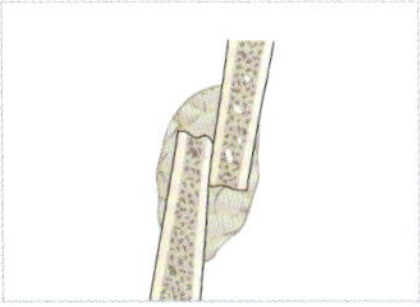

4. Ossification: 미숙골(woven bone)

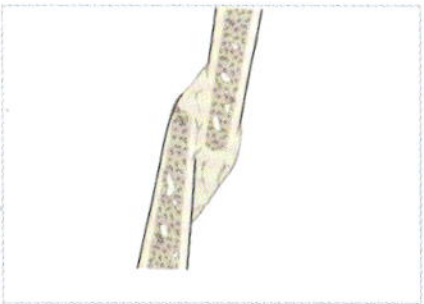

5. 골의 재성형(Remodel ing of bone)

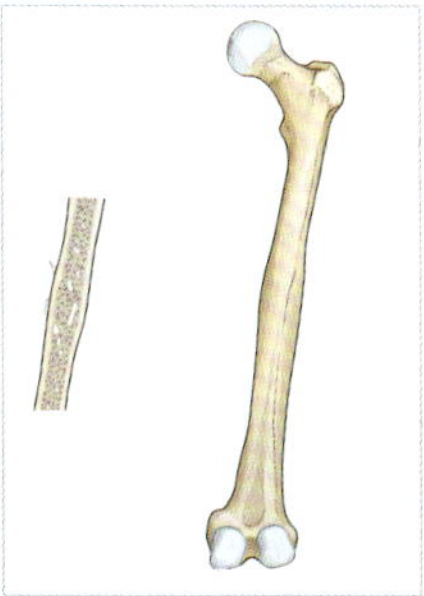

6. 정상적인 골절 치유시 성숙된 층판골형성(Mature lamellar bone) 실패시 섬유성유합(Fibrous union) 이나 실패시 가성관절(Pseud-arthrosis)이 된다.

3 화상(Burn)처치

1) 일반적 방법

- 기도유지, 호흡, 순환유지가 화상처치 보다 먼저이다.
- 무균처치를 기본으로 한다.
- 화상의 정도에 따라 분류한다.
- 괴사조직을 모두 제거한다.

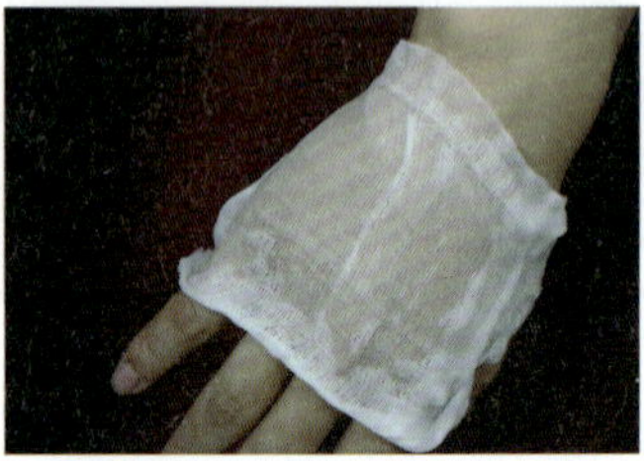

1. 생리식염수로 씻고 냉각요법
15° 전후로 30분 가량 시행한다(최근 Burn shield® 라는 제품이 냉각요법에 사용됨-시간 단축, 통증 경감 및 진행억제).

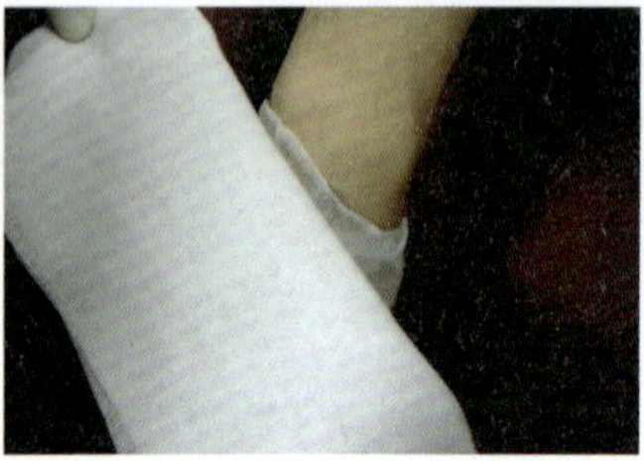

2. 수분이 빠져 나오지 않도록 젖은 거즈 위에 화상거즈를 충분히 덮는다.

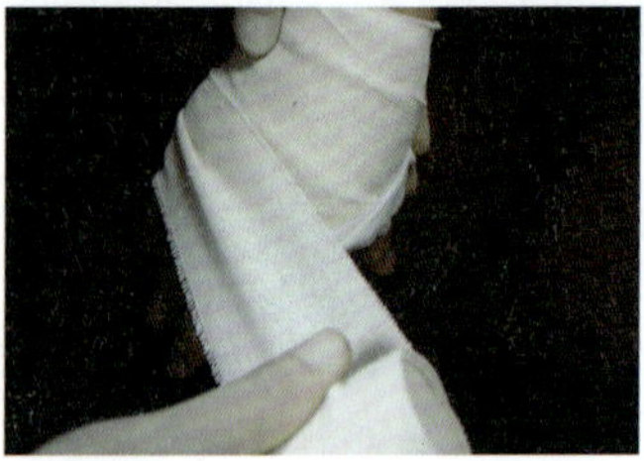

3. 탄력 붕대로 감는다.

2) 냉각요법

Burn shield

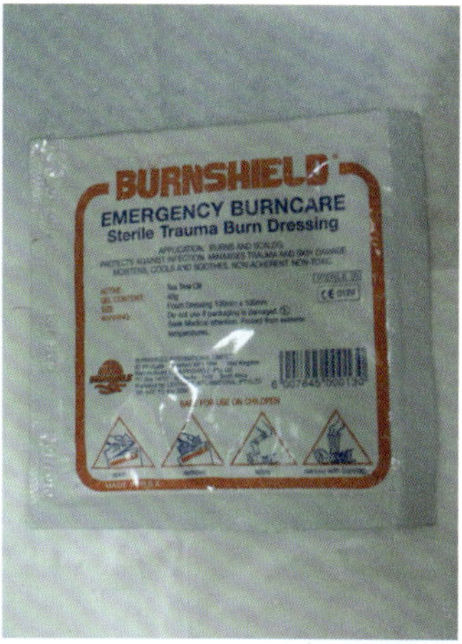

Burn shield®

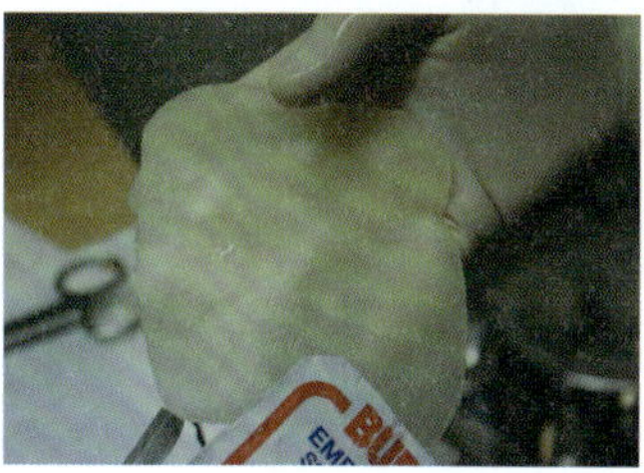

1. 생리식염수로 화상부위를 씻고 이물질을 제거한 뒤 Shield의 겉봉투를 오려낸다. 멸균장갑을 착용하고 내용물을 꺼낸다.

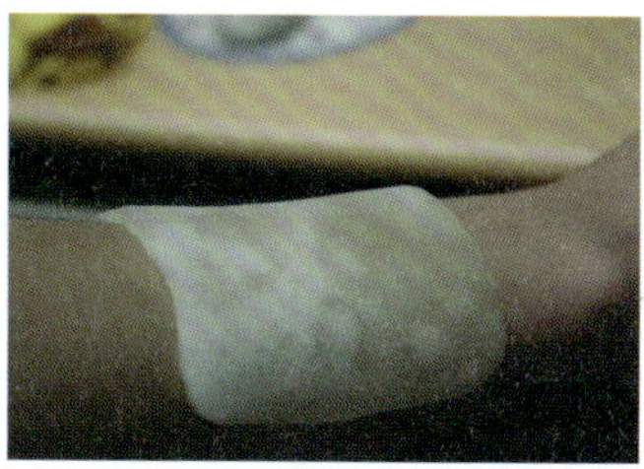

2. Shield를 화상부위에 덮는다.

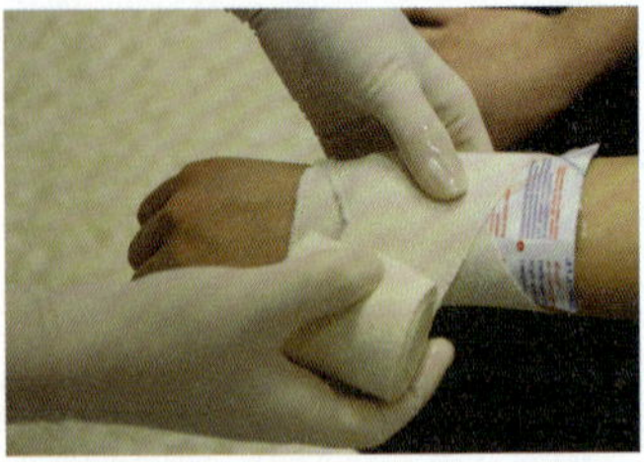

3. 비닐이나 봉지를 위에 덮고 탄력붕대로 감는다.

화학요법

응급 아이스 팩

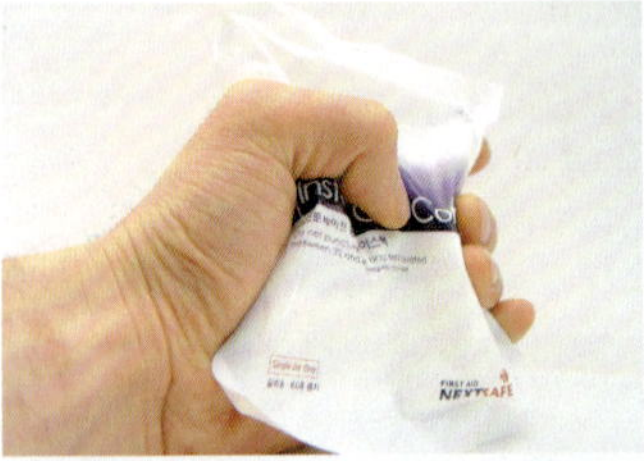

질산암모늄 분말과 물주머니가 내장되어 있다. 주먹으로 꽉 쥐어짜면 내부 물주머니가 터지면서 질산암모늄과 섞이게 되는데 이에 나타나는 화학반응으로 20분간 4℃ 이하의 온도를 유지한다.

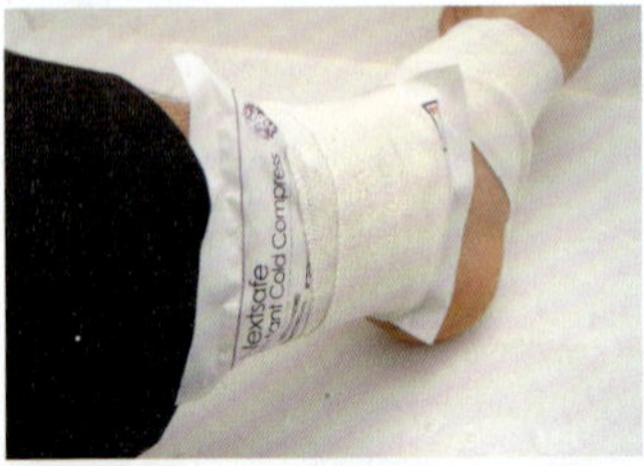

현장에서 거즈나 수건을 대고 아이스팩을 부착한 다음 붕대나 수건 등으로 압박하면 된다.

4 개방성 창상(Open wound) 처치

일반적 방법

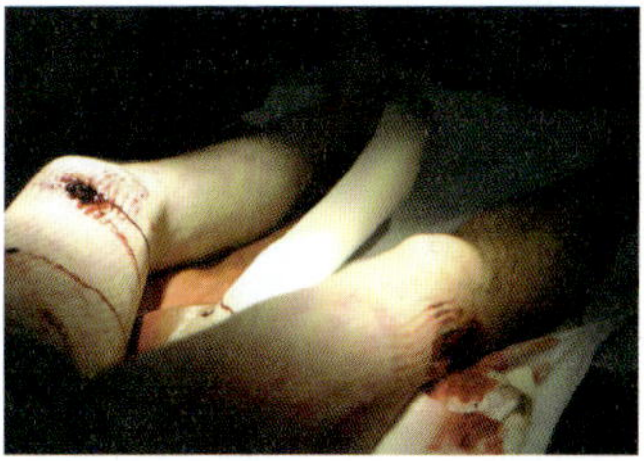

1. 전문 외상처치술(ATLS)에 따른 일차, 이차 검사를 시행하고 처치도 이에 다른다. 환자가 최대한 안정된 자세를 취하게 하고 모든 장신구를 제거한다(제거시 한 비닐에 모두 담고 신상을 기록해서 보관한다).

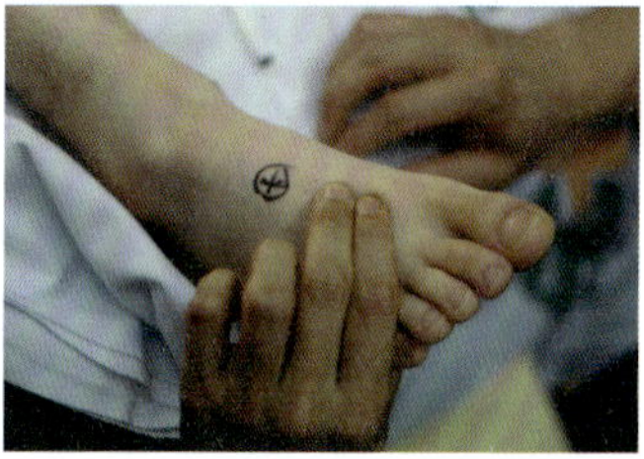

2. 말초의 혈액순환 및 감각, 운동에 대한 종합적인 검사를 진행한다.

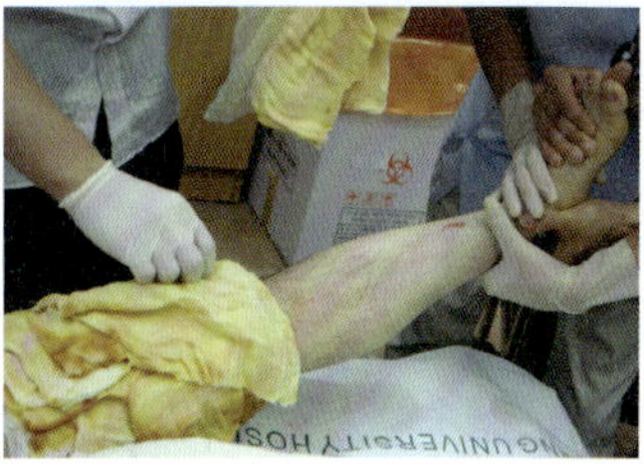

3. 검사결과 해부학적 변이(disp lace)에 의한 종합적인 손상 시 응급견인(Reduction)을 고려할 수 있다.

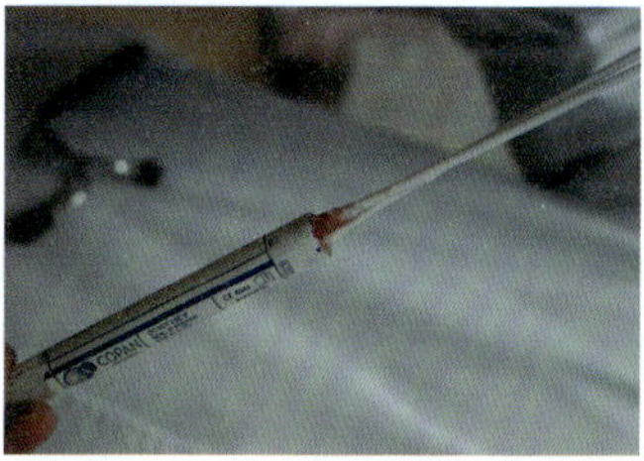

4. 멸균 장갑을 끼고 Culture를 시행한다.

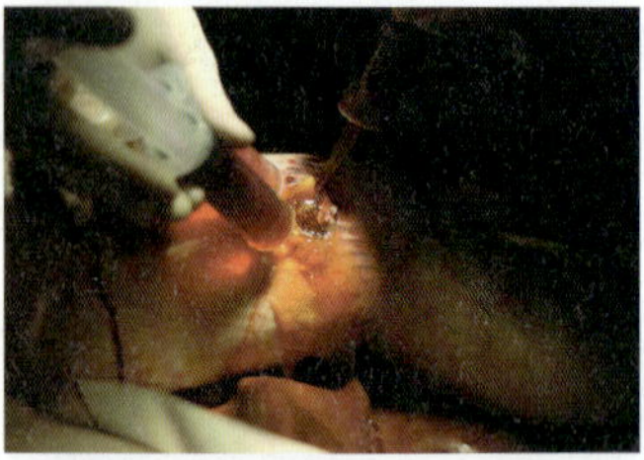

5. 주사기를 이용해 멸균 생리 식염수로 창상부위를 씻는다. 심부(Deep part)인 경우나 절단(Amputate) 된 경우 18G 등의 주사침을 이용할 수 있다. 통상적으로 생리식염수에 bethadine을 섞어 사용하는 경우가 많다.

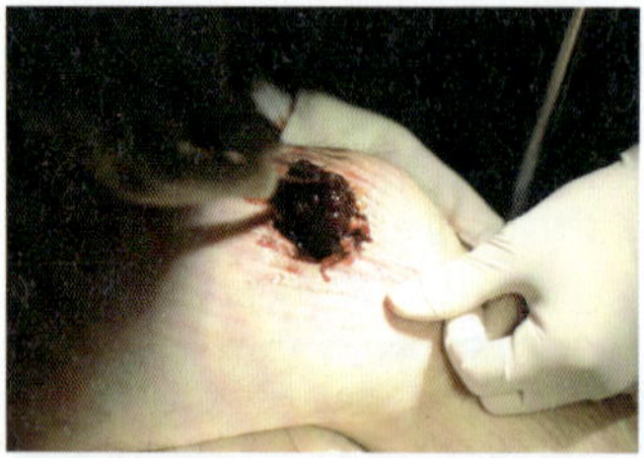

6. 괴사부위와 이물질을 철저히 제거한다.

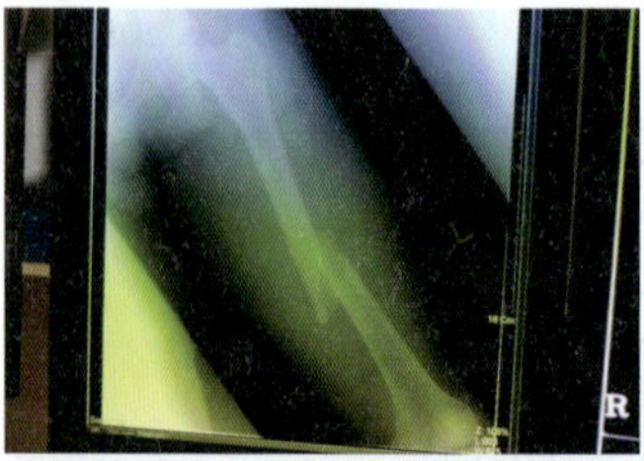

7. 필요하면 방사선 촬영을 통해서 확인하여야 한다.

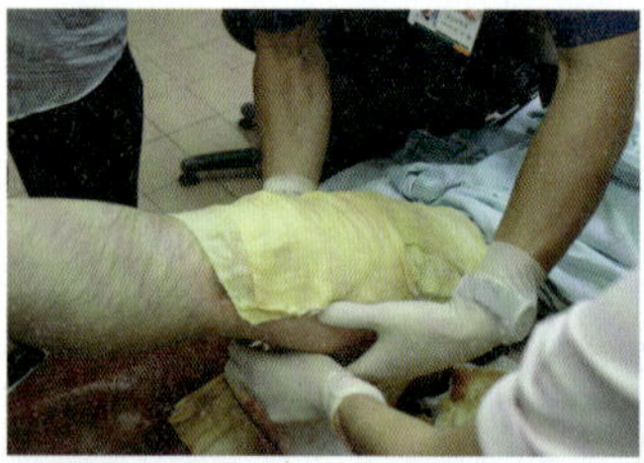

8. 멸균 거즈에 식염수를 적셔 드레싱한다.

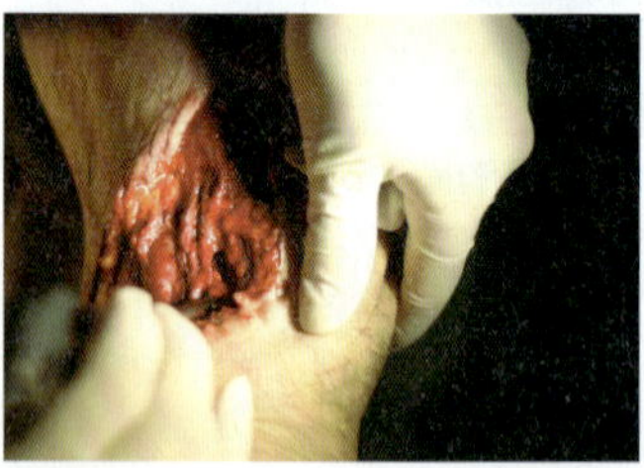

9. 직접 누르거나 압박붕대 등을 통해 지혈한다(p. 75 지혈법 참조). 출혈이 심할 경우 봉합사나 혈관 조영술에 의한 결찰을 고려 할 수 있으나 최대한 혈관을 살려둔다.

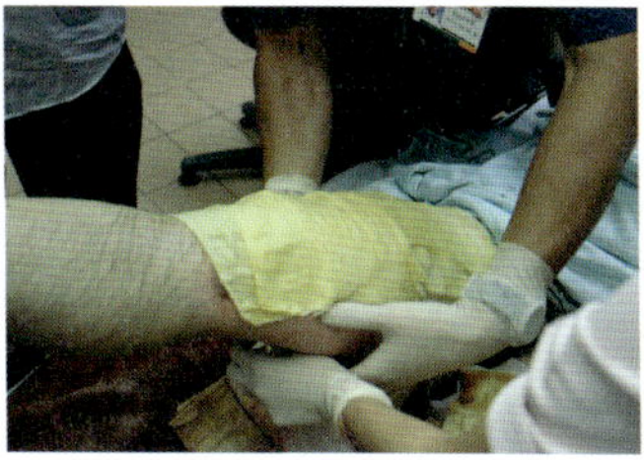

10. 멸균 거즈에 식염수를 적셔 드레싱한다.

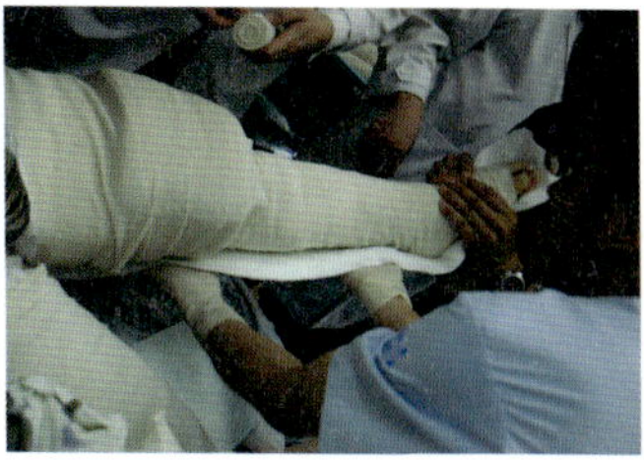

11. 사지의 경우 부목을 이용하면 자세변화에 의한 추가 손상을 방지하고 통증을 경감시킬 수 있다. 되도록 창상부위를 심장보다 높이 올린다.

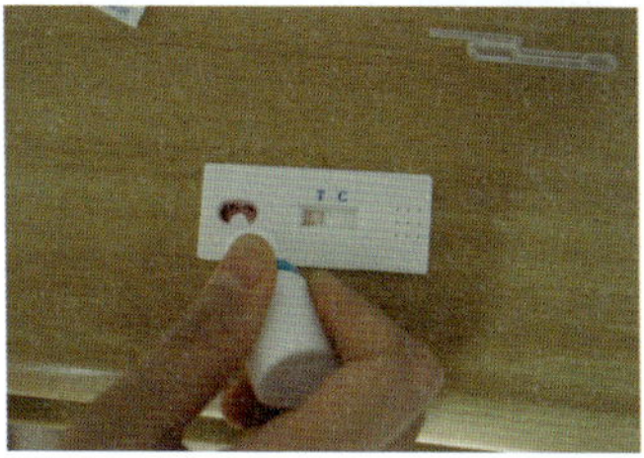

12. • TQS®파상풍 항체여부를 검사하고 음성인 경우 예방접종을 실시한다.
- 광범위 항생체를 투여한다.
- 통증이 심할 때는 진통제를 투여한다.

TQS (Gamma, belgium/Mediwell.korea)

TQS® 기구소개: Kit, 혈액채취관, 시약용기

순서: ① 혈액 한방울을 kit에 떨어뜨림(주사기로 바로 시행가능)

② 시약을 동일한 곳에 세방울 떨어뜨림.

③ 20분 후 두줄이 나타나면 양성, 하나면 음성으로 해석.

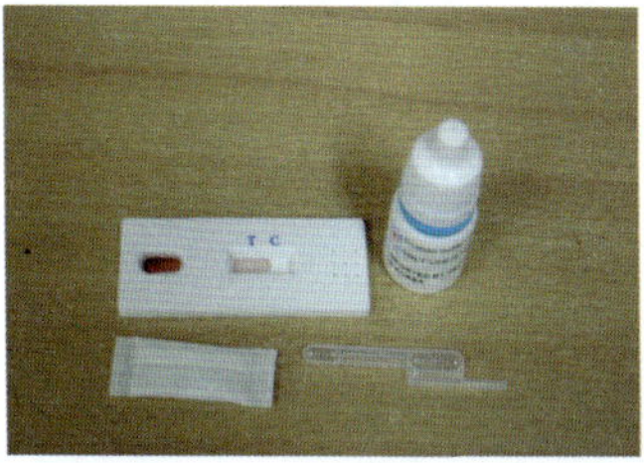

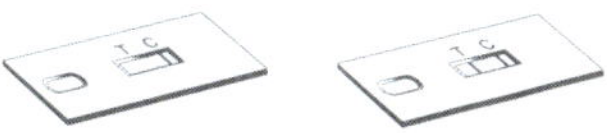

5 절단(Amputation) 처치

1) 절단단(Stump) 처치 : 개방성 창상 처치와 동일함

2) 절단체(Amputated parts) 처치

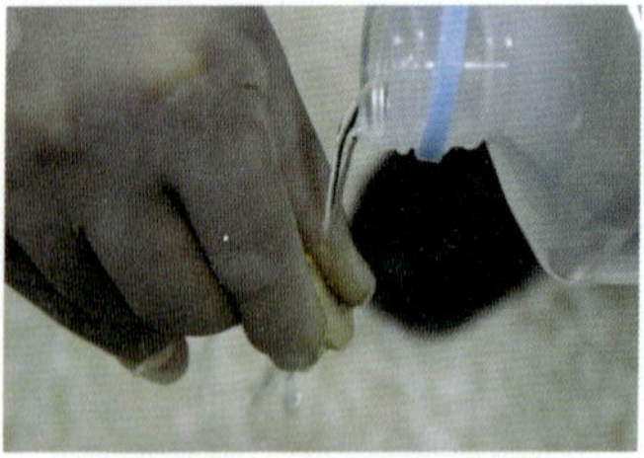

1. 멸균 장갑을 착용하고 절단체를 생리식염수로 깨끗이 씻는다(현장에서는 씻지 말고 얼음바구니에 넣어서 가져오거나 그대로 가져오는 것이 낫다).

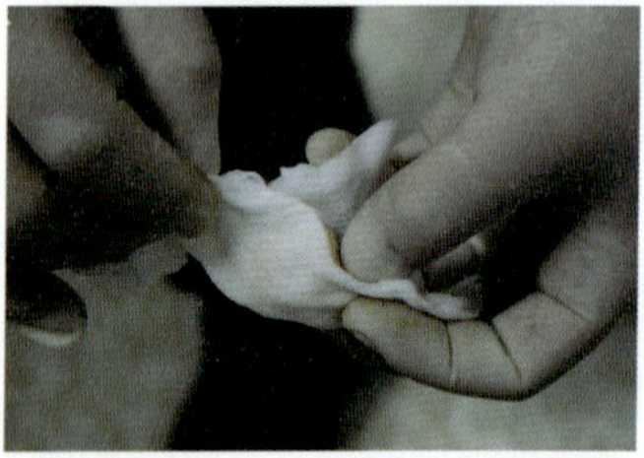

2. 생리식염수 거즈로 싸서 비닐이나 플라스틱 용기에 넣는다.

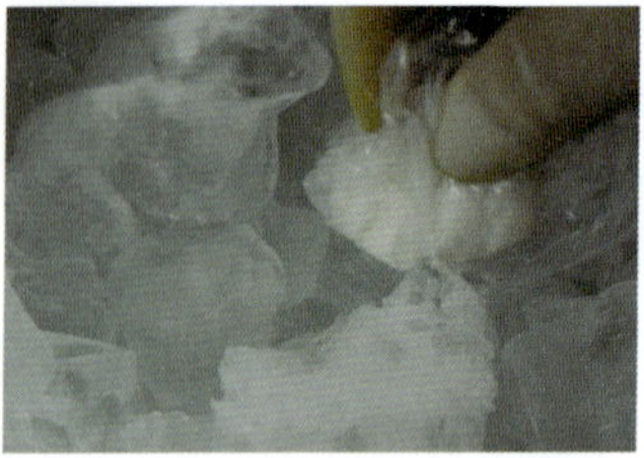

3. 얼음을 비닐이나 플라스틱 용기에 담아서 절단체를 담은 용기와 같이 스티로폴박스 또는 아이스박스에 담는다.

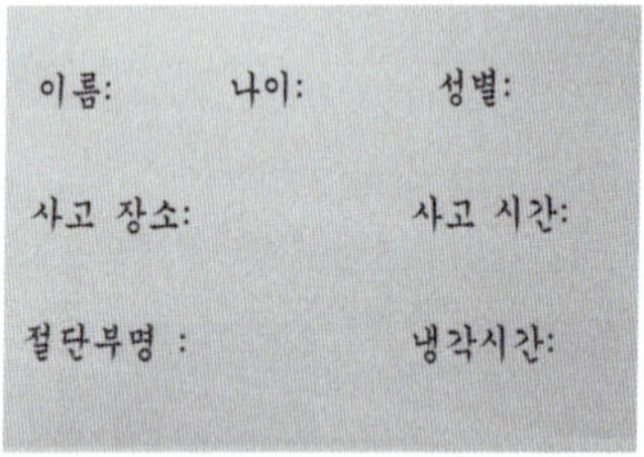

4. 박스에 환자의 신상(이름, 성별, 나이, 사고장소, 절단체 부위명, 사고시간, 냉각시간)을 기록한다.

3) 불완전 절단체(Nearly amputated parts) 처치

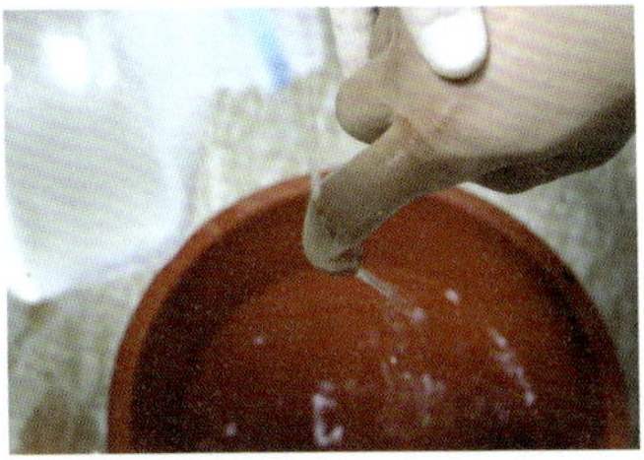

1. 멸균 장갑을 착용하고 절단체를 생리식염수로 깨끗이 씻는다. 필요하면 주사침(needle)을 이용할 수 있다. 단, 조직이 손상되지 않도록 한다.

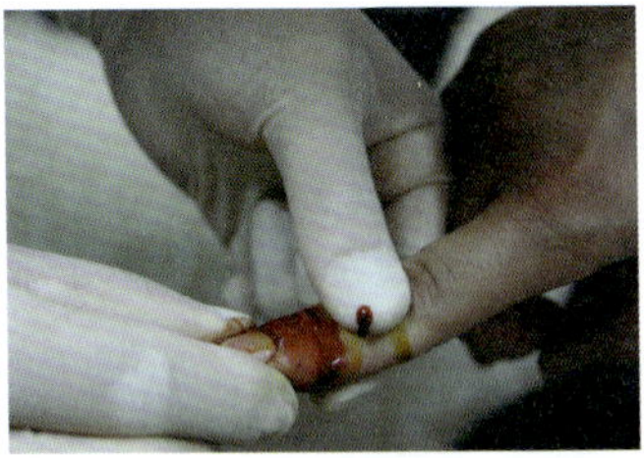

2. 절단 부위가 가능한 기능적 자세(Functional Position)를 취하게 한다.

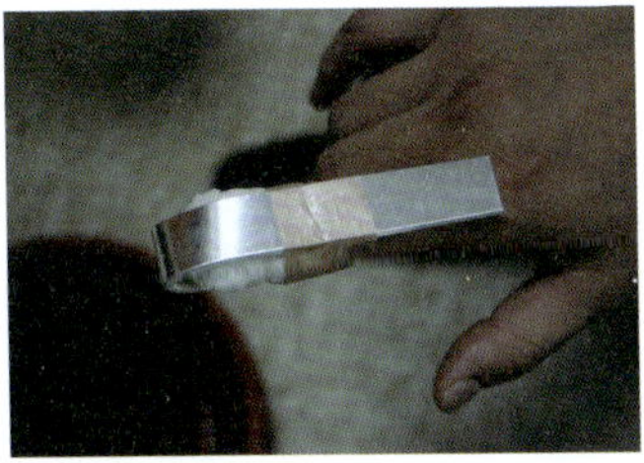

3. 식염수에 적신 멸균 거즈로 감싸고 부목을 댄다.

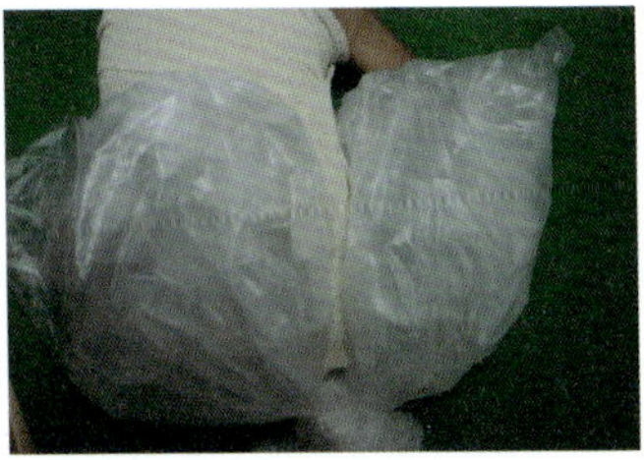

4. 부목 밖에 얼음주머니를 댄다.

6 부목(Splint) 및 지지대(Cast) 종류 및 사용법

1) Wire

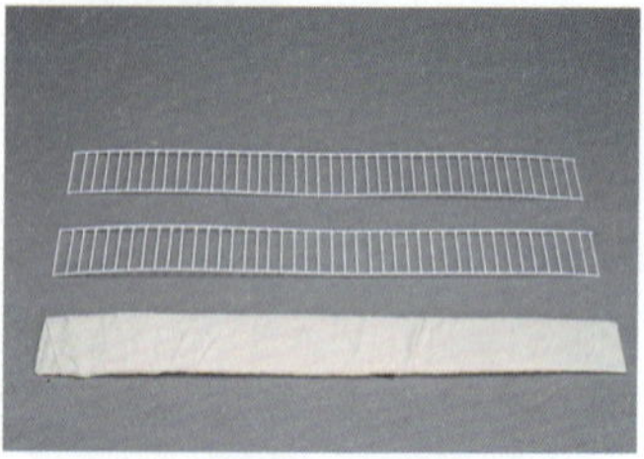

주로 현장에서 사용한다. 환부에 대고 탄력붕대로 감아서 사용한다.

2) Aluminium

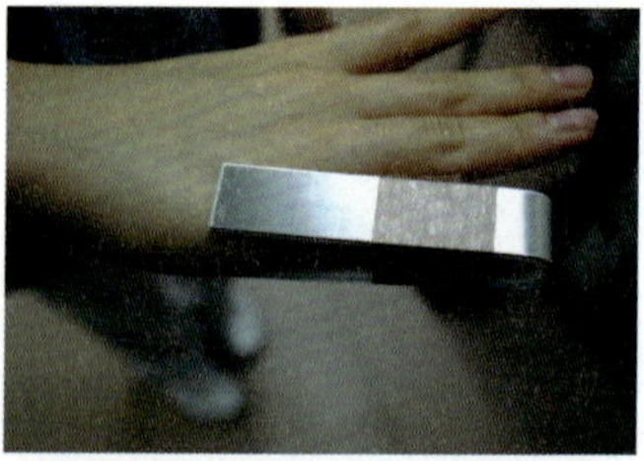

손 · 발가락에만 적용되며 모서리가 날카로워 다듬어서 사용하여야 한다.

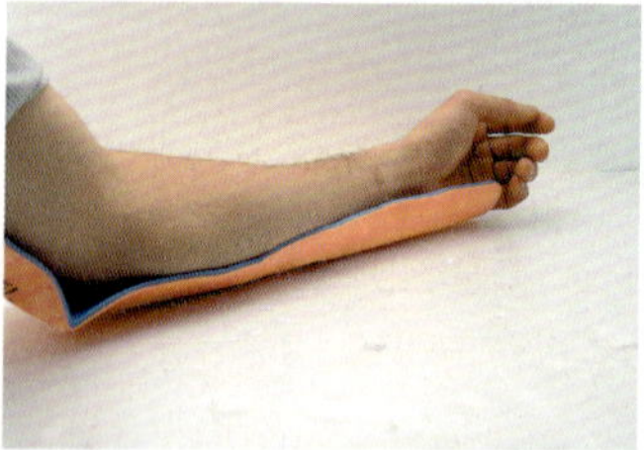

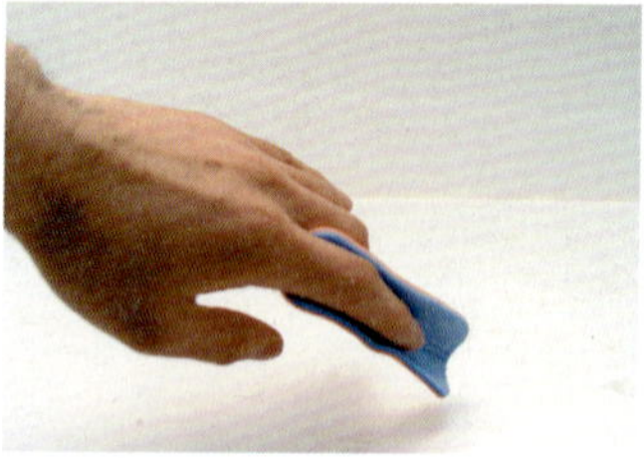

손 · 발가락을 포함한 상 · 하지 전체에 적용시킬 수 있고 모양의 변형이 자유롭다.
물에 담글 필요가 없으므로 현장에서 사용하기 편리하다.

3) Air

Air splint

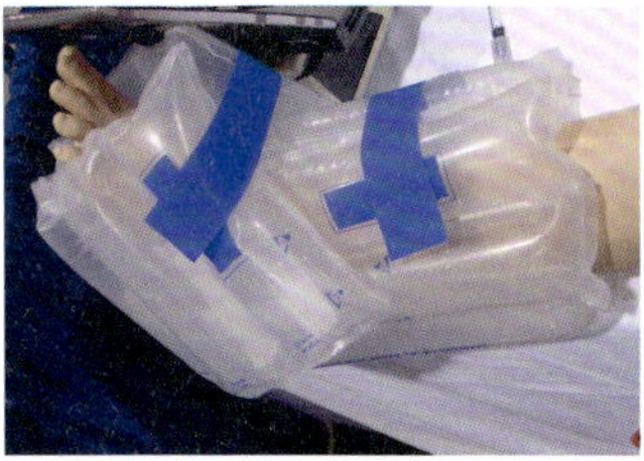

환부를 강하게 감싸고 공기를 입이나 기구로 불어 넣어 고정한다.

Air cast

석고나 Fiberglass 등은 시술 후 신발을 착용할 수 없으나 Air Cast 류는 바로 신발 착용이 가능해져 일상생활로의 복귀를 빠르게 한다.

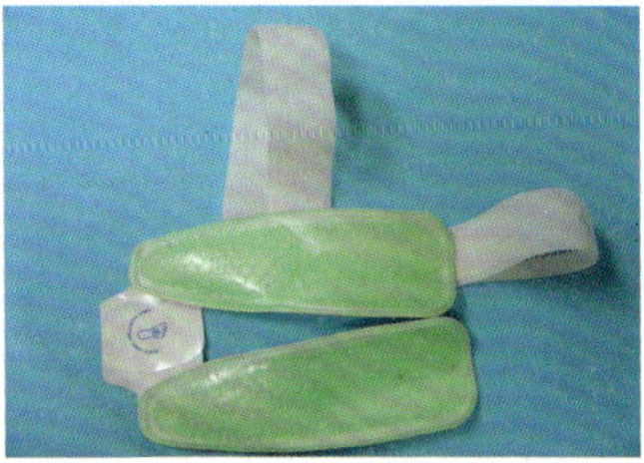

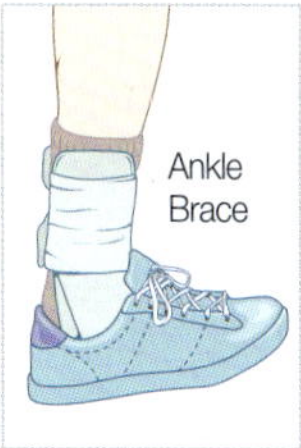

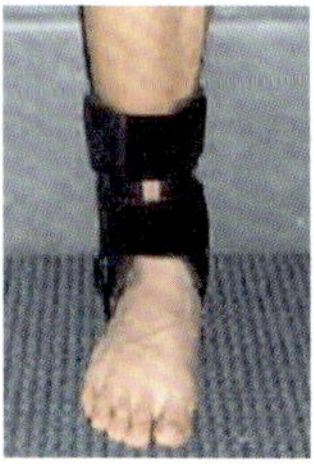

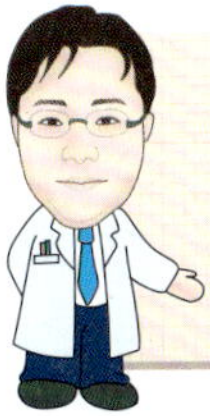

splint로의 완전고정에 비해 관절 고정능력이 떨어질 수 있지만 목발이나 이상한 고무샌들을 신는 것 보다 신발을 신고 응급실을 나설 수 있는 처치법이 이상적이지 않을까… · ·;;

4) Vaccume

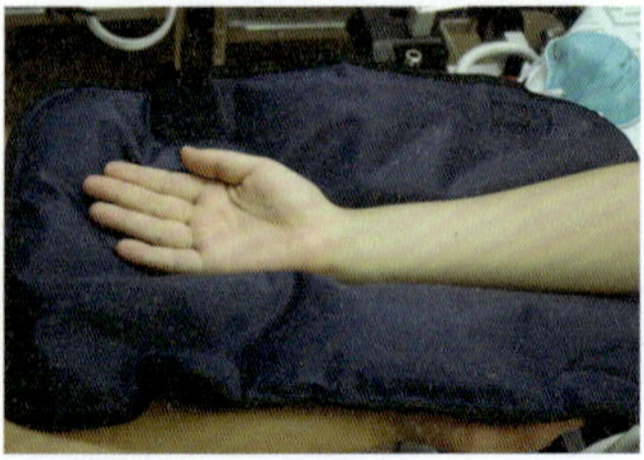

1. 중앙에 환부를 올려놓는다.

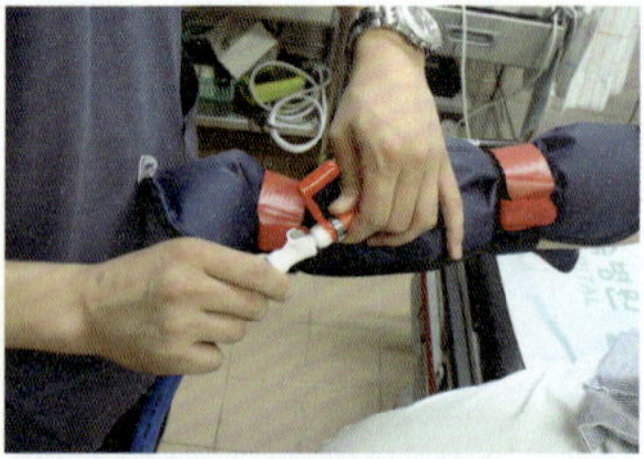

2. 강하게 감싸고 고정한 뒤 흡인기를 밸브에 연결한다. 이 때 강하게 감싸지 않으면 흡인 후에도 고정이 잘 되지 않는다.

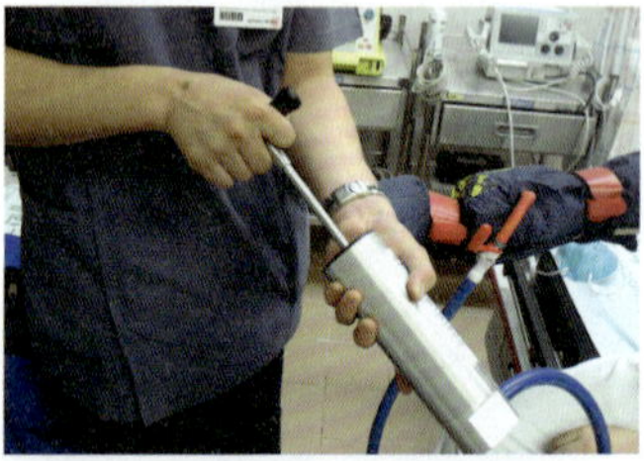

3. 흡인기로 공기를 빨아들여 고정한다.

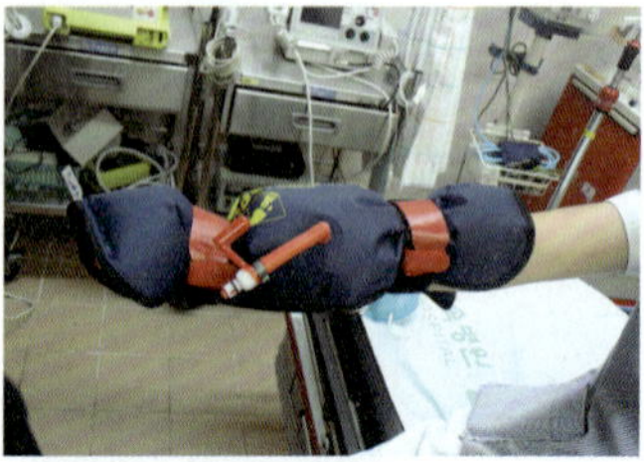

4. 제거시에는 벨브 끝의 빨간 버튼을 눌러 공기를 주입하고 제거한다.

5) Fiberglass Splint

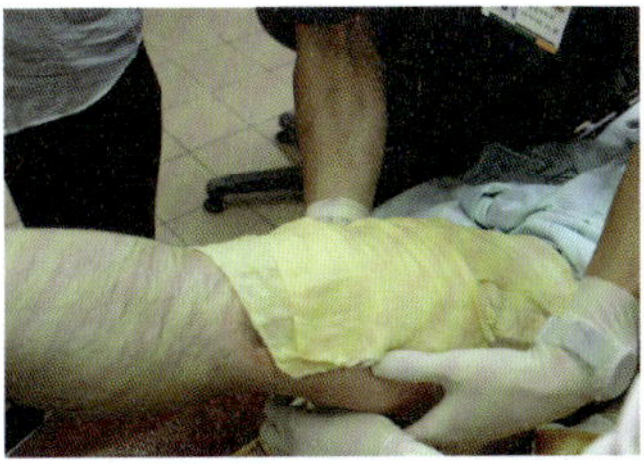

1. 다양한 방법이 있으나 보편적인 방법을 소개하기로 한다. 먼저, 상처가 있으면 소독 등을 시행한다.

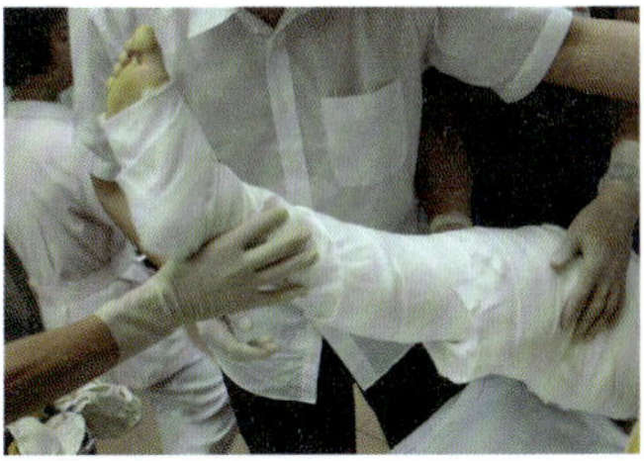

2. Cotton 등으로 감는다.

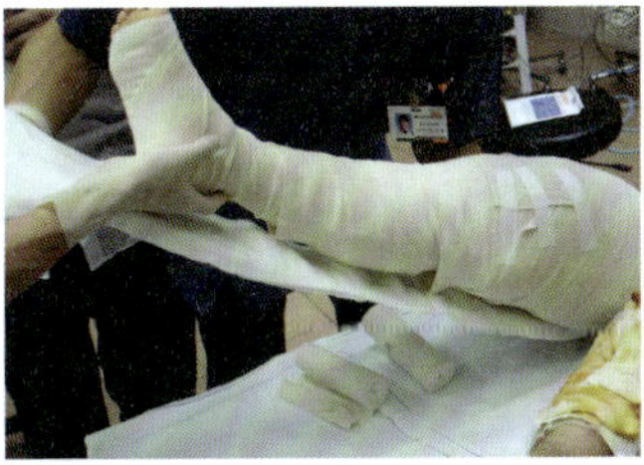

3. 그 위에 탄력붕대로 감고 적절한 size의 Splint를 고른다. Splint를 물에 적시고 적당히 짜낸 후 탄력붕대 위에 댄다.

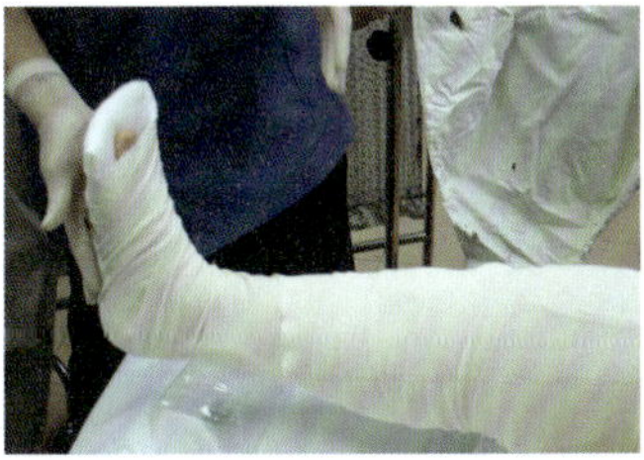

4. 물이 마르면서 고정되기 전까지 안정된 자세로 molding을 시행하고 아래에 베게나 식염수통 등을 놓는다. 이 때 해당 관절부의 molding 유지에 주의한다.

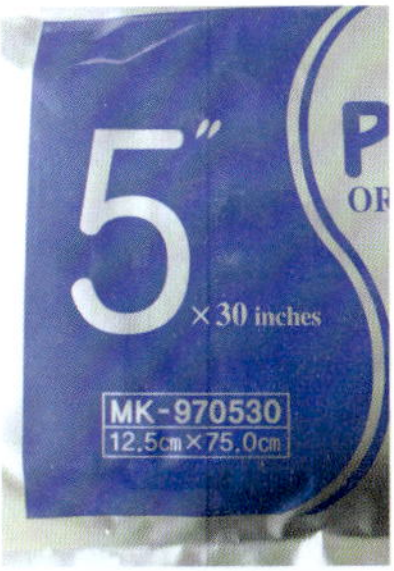

겉 봉투에 Size가 적혀 있다.

6) Figure 8 bandage

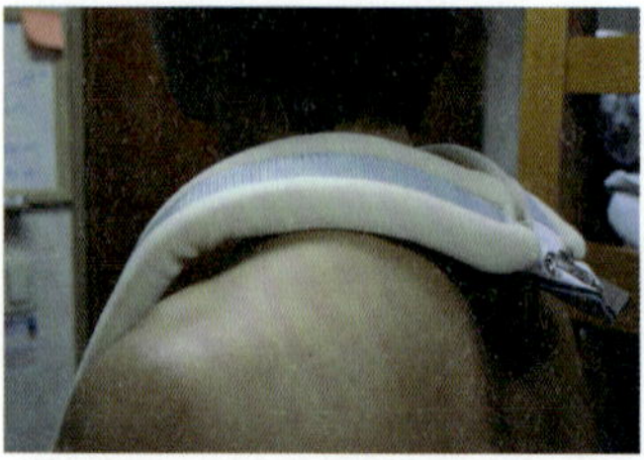

1. 어깨에 가지런히 올려놓는다.

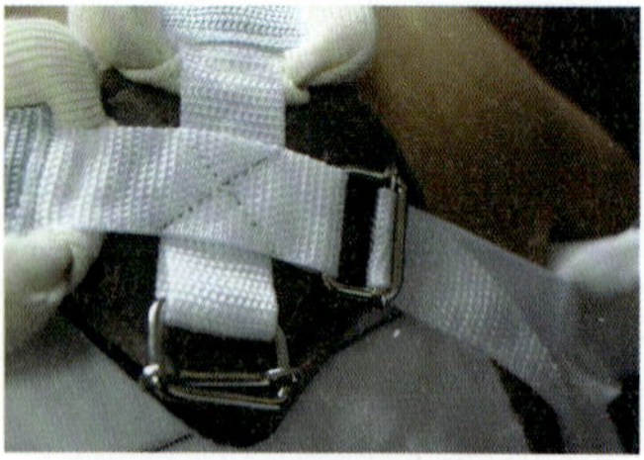

2. 우측 → 좌측 순으로 후방 걸이에 끈을 건다.

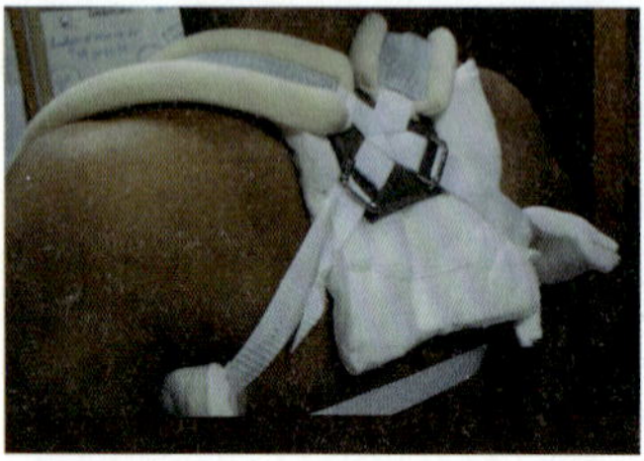

3. 하단줄로 양사이를 매듭한다. 환자의 통증 등 상태를 점검하고 양측을 조이며 조절한다. 끈이 상처와 내부 장기 손상을 입힐 수 있으므로 패드를 겨드랑이와 등판의 피부와 끈사이에 대준다.

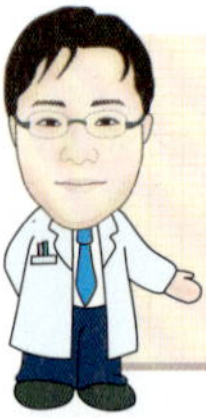

제품의 종류가 여러 가지가 있다. 단, 많은 의료진이 잘 다뤄보지 않은 술기일 수 있다. 또한 어느 정도로 당겨줘야 하는지 반듯이 스스로에게 시행해 볼 필요가 있다. · ·

7 고정 장비 사용법

1) 경추보호대(Neck collar: 일명 필라델피아)

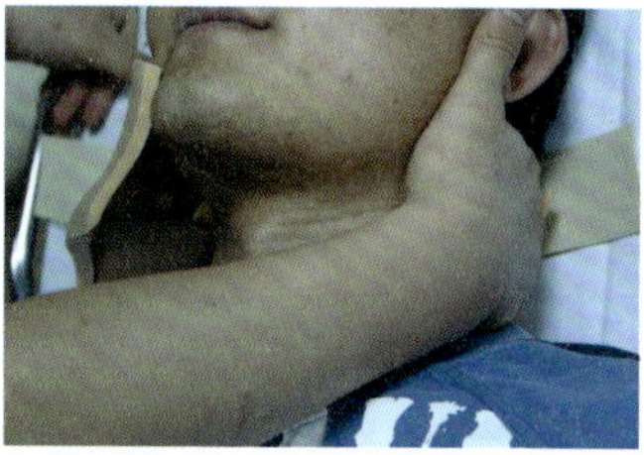

1. 환자를 안정된 자세로 앉히거나 Supine position을 유지시킨다.
   현장에서는 환자의 위치 그대로 유지한다(최대한 환자의 움직임을 최소화하는 것을 기본으로 한다).

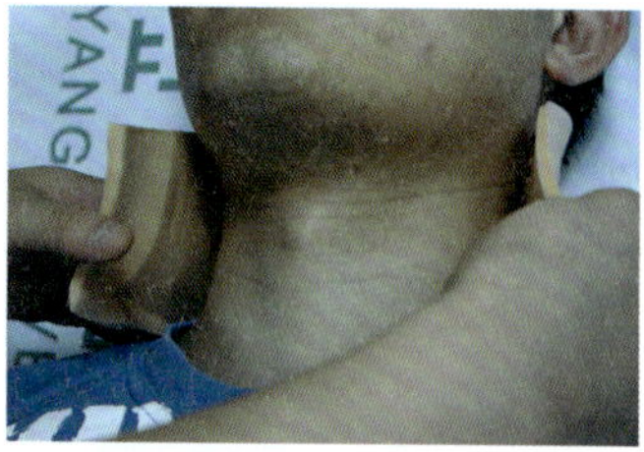

2. 뒷면을 목뒤로 조심히 가져간다.
   한쪽에서 밀어 넣고 다른 쪽에서 서서히 잡아 당기면서 양측이 비례가 되도록 꼭 중앙에 위치시킨다. 또는 보조자가 목이 움직이지 않도록 머리를 살짝 위로 당기면서 집어 넣는다.

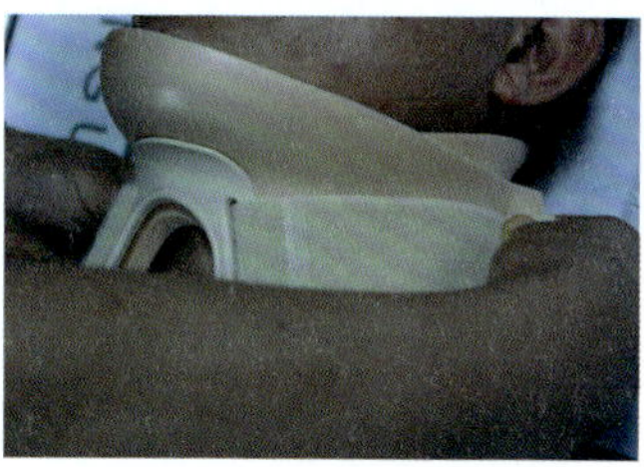

3. 앞면은 하악 중앙에 모양이 맞도록 덮는다. 이 때 jaw thrust법으로 살짝 들어준다.

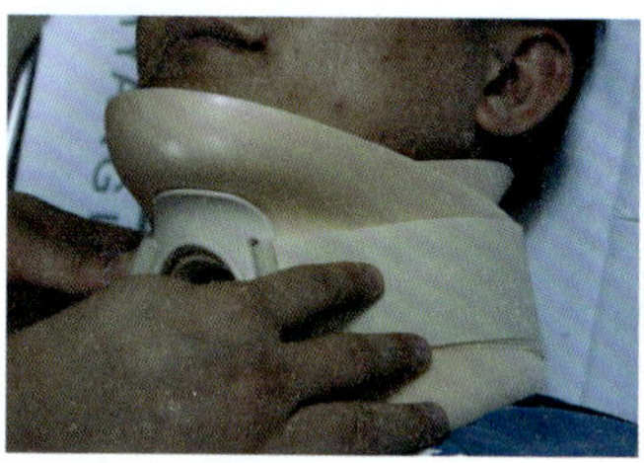

4. 양측 접착부에 붙여 고정한다.

2) 경추보호대(Neck collar: Ambu사)

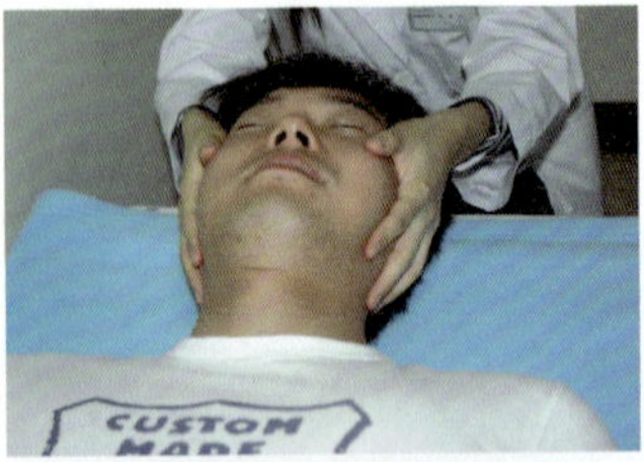

1. 환자 두부를 고정한다.

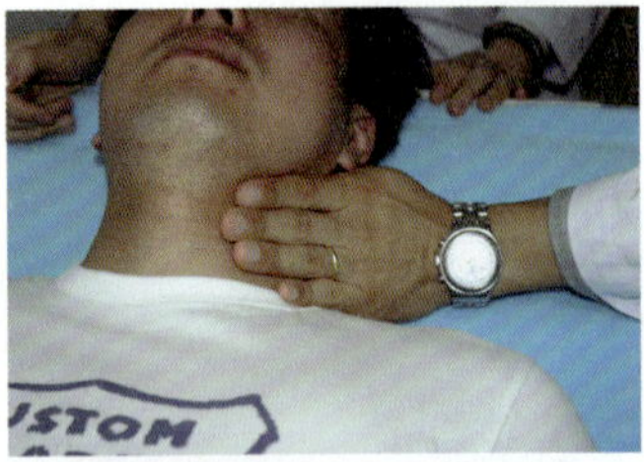

2. 사이즈를 잰다.

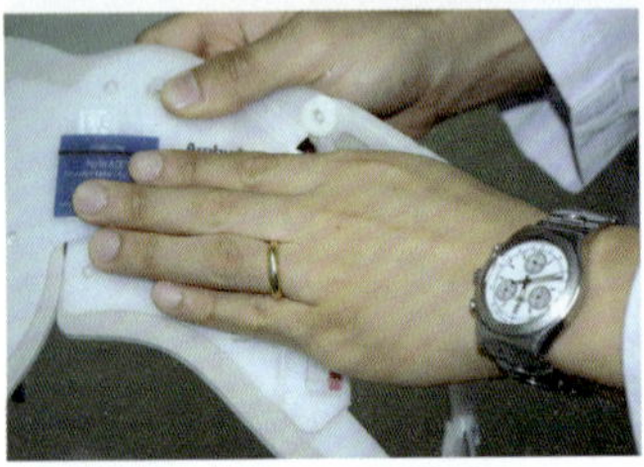

3. 제품의 검은선에서부터 길이를 잰다.

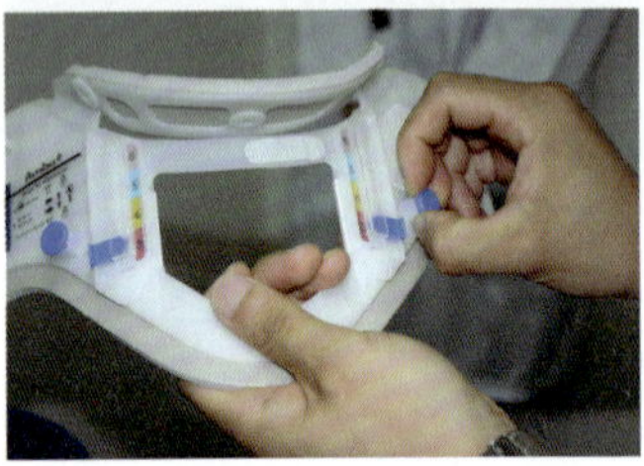

4. 양쪽 둥근 버튼을 잡아 당긴다.

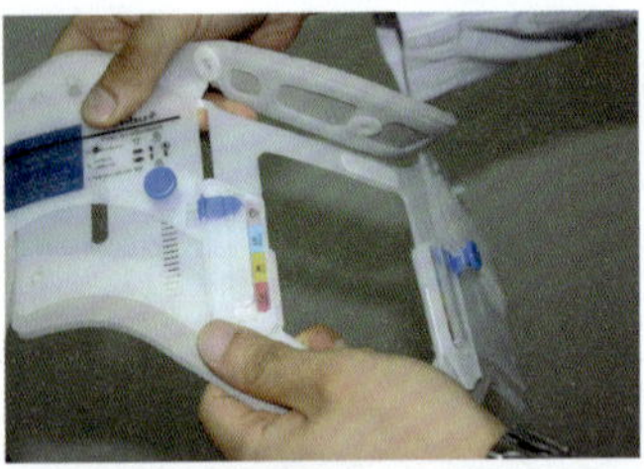

5. 사이즈에 맞게 늘린다.

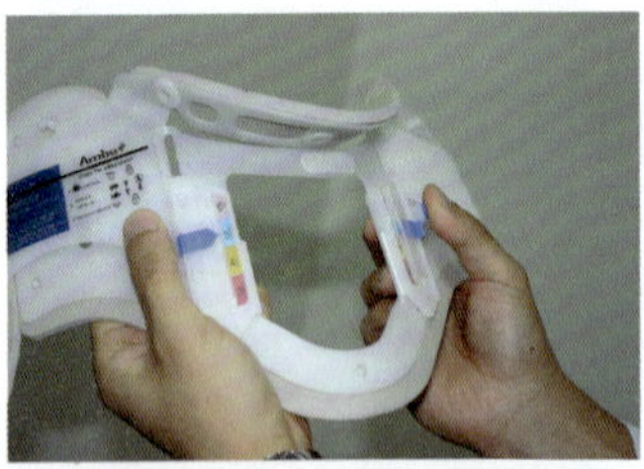

6. 다시 둥근 버튼을 눌러 고정한다.

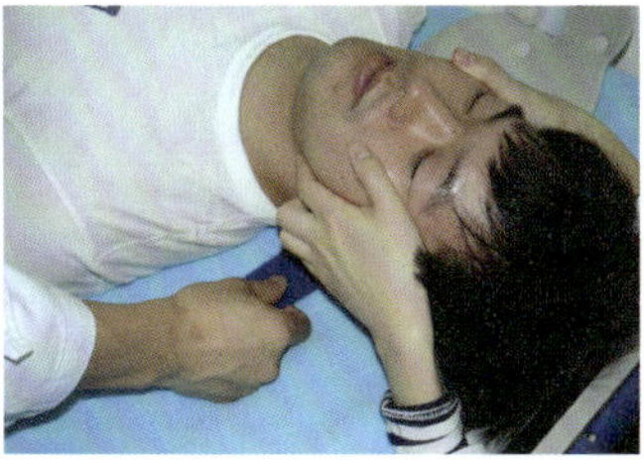

7. 줄을 환자 목뒤로 밀어 넣는다.

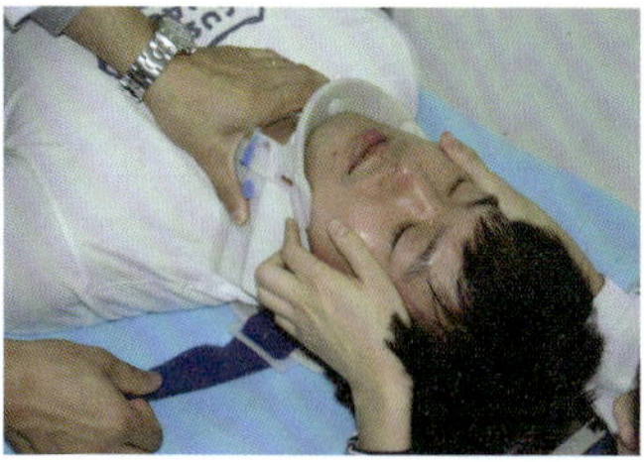

8. 줄을 반대측에서 충분히 잡아 당긴 후 턱선을 고정한다.

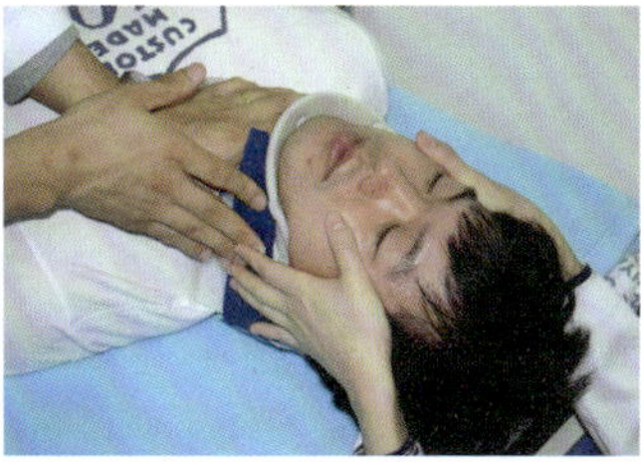

9. 줄을 접착부에 붙여 충분히 고정한다.

3) MAST

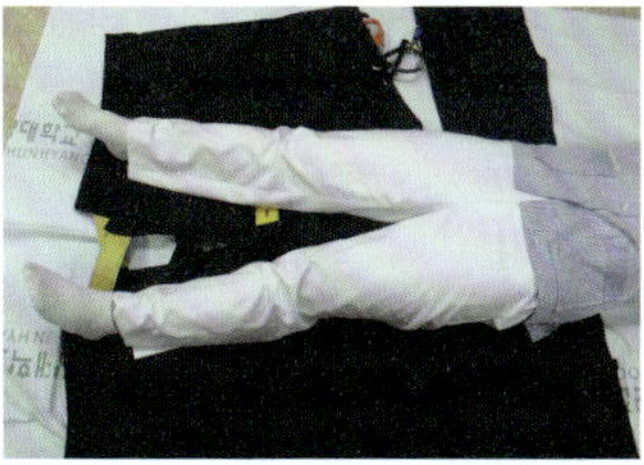

1. 다리 밑으로 PASG를 조심스럽게 넣고 엉덩이부터 가슴 아래까지 밀어 넣는다.

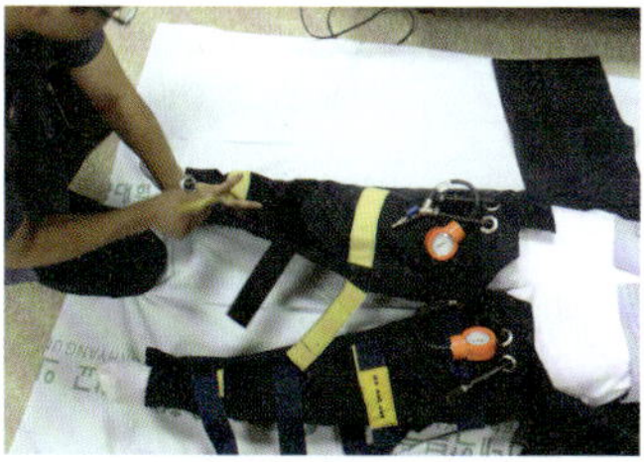

2. 좌측, 우측순으로 하지를 감싼다.

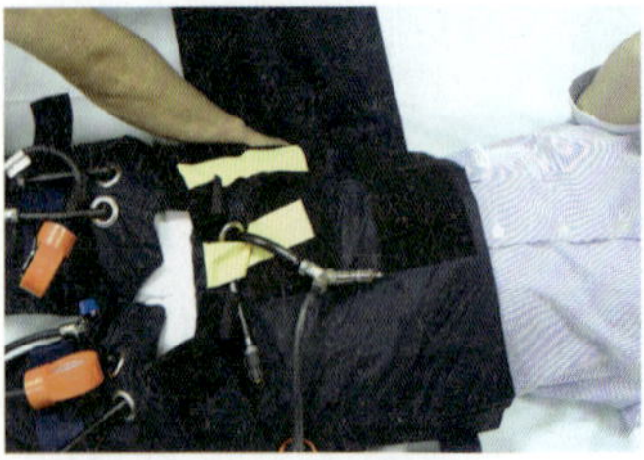

3. 복부를 감싼다.

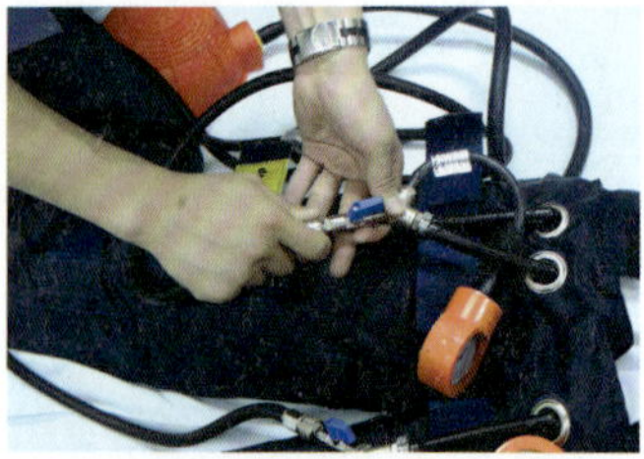

4. Stopcocks을 연다.
   발펌프로 공기를 넣는다.
   PASG 압력이 100mmHg 이상이면 주입을 멈춘다.

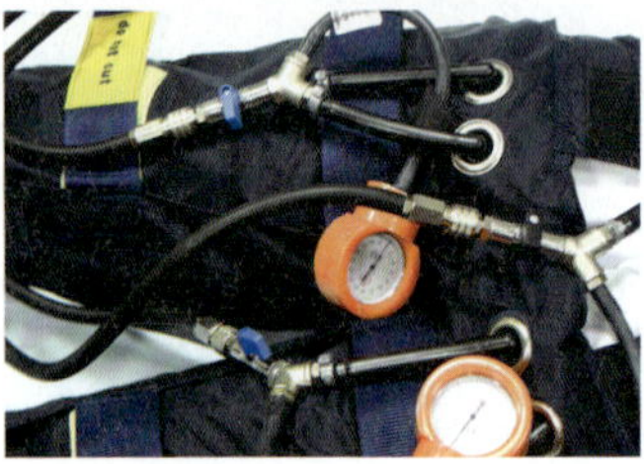

5. 혈압을 재고 stopcocks을 닫는다.
   2시간 동안 유지 가능하다.

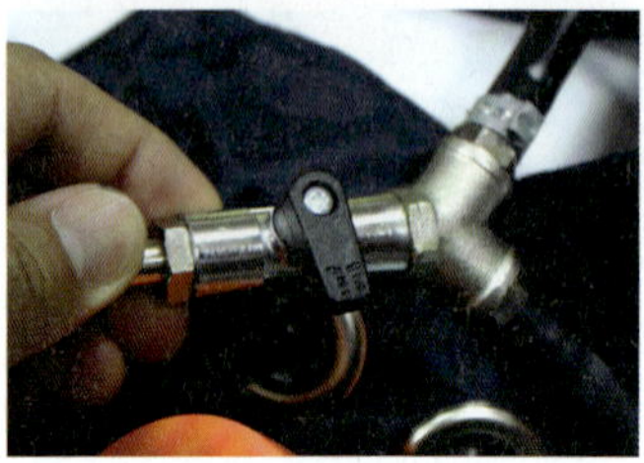

6. 제거는 신중을 기해야 하고 현장에서 시행하지 않는다. 혈압을 관찰하면서 5mmHg 이상 변화가 있을 시에는 중단과 재가압을 시행한다. 복부, 다리(한쪽씩) 순으로 감압한다.

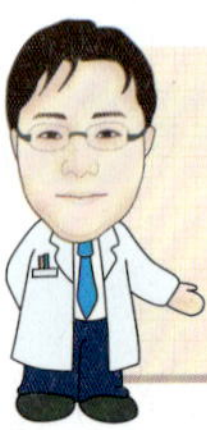

MAST는 실제로 필요한 기구이지만 수술이 빠르게 진행될 수 있는 환경에서는 사용을 신중히 고려해야 한다.

8 견인

1) 견관절 탈구 정복법

Stimson's method

추를 주머니 등에 담아 자연스럽게 견인하도록 도와준다.

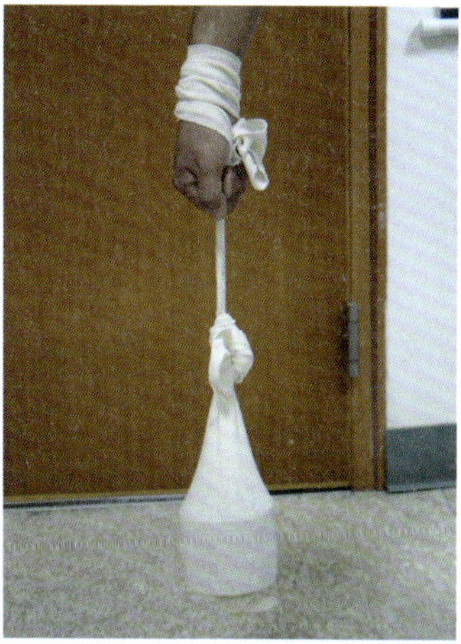

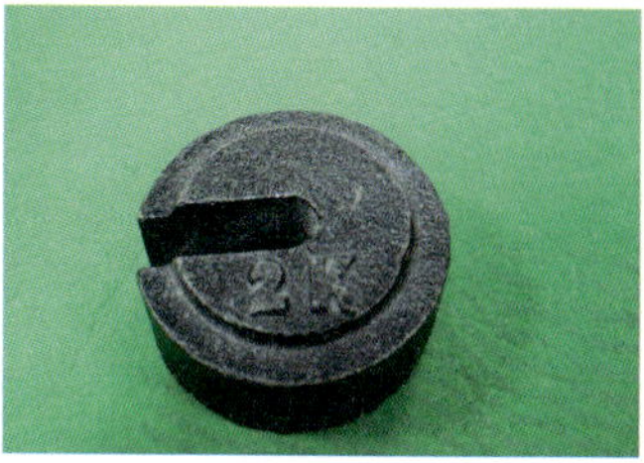

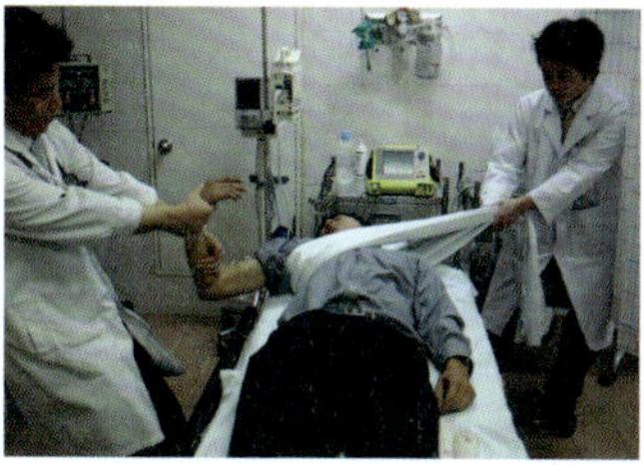

modified Hippocrates method
(traction-counter traction method)

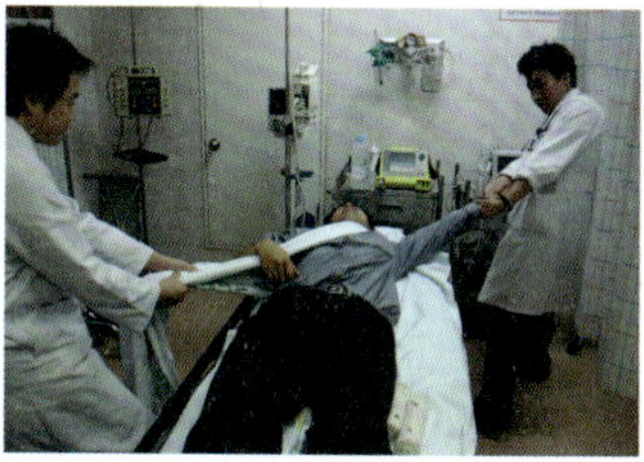

Reduction of luxatio erecta

2) Subluxation of Radial head(pulled elbow) 정복법

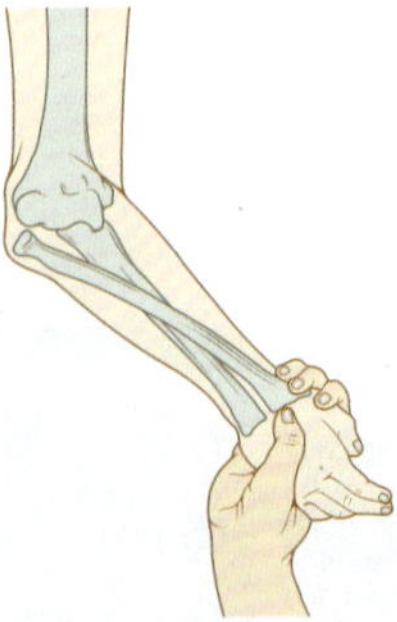

1. 환아의 손을 잡는다.

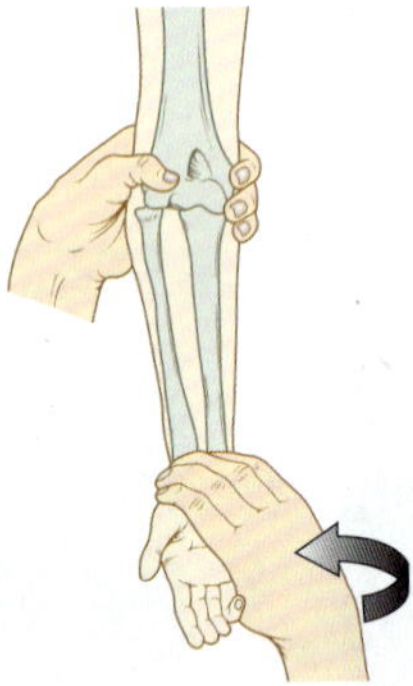

2. 전완을 부드럽게 회외/회내전시킨다.

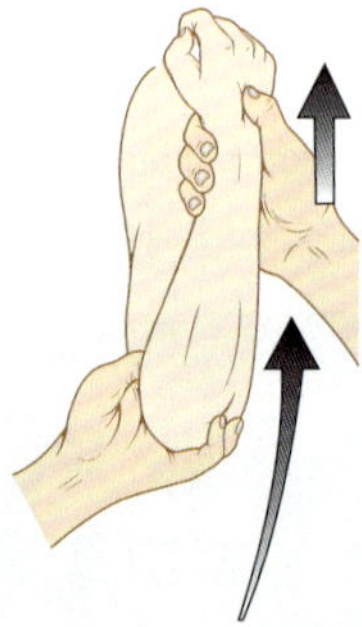

3. 팔목에서 팔을 굴전시킨다.

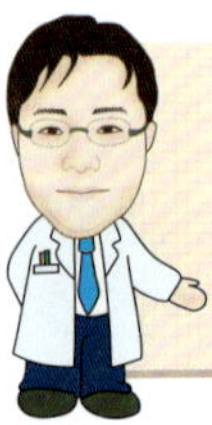

환아를 충분히 안정시킨 뒤 자신있게 정복을 시작하고 움직임과 혈액 순환 및 감각의 이상이 없음을 확인한 후 퇴원시킨다.

9 관절 흡인(Aspiraton) 및 주사(Injection)

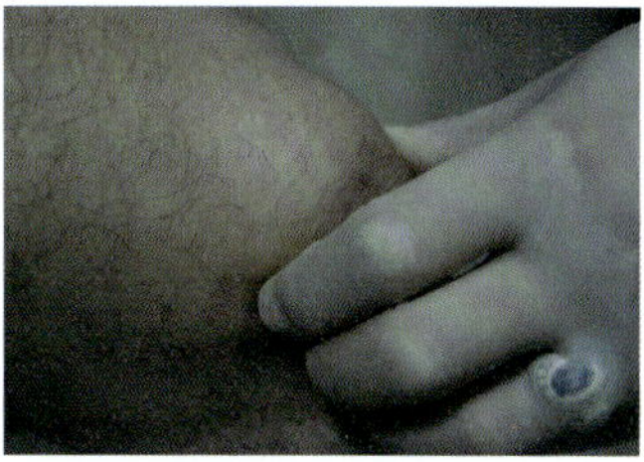

1. 편안한 자세를 취하게 하고 천자부위를 선택한다. 주로 슬관절을 구부린 상태에서 슬개골 하방 1cm 지점이다.

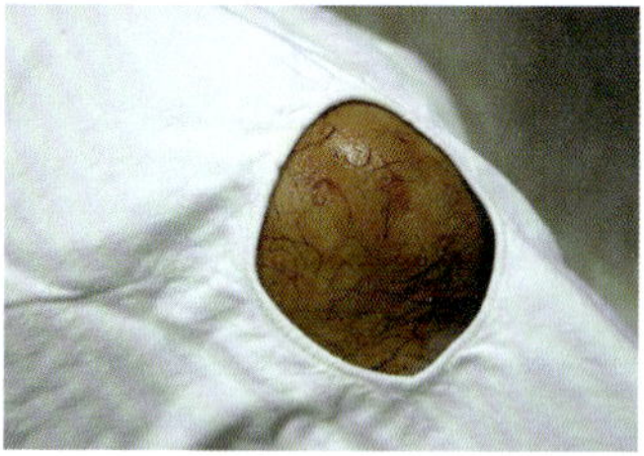

2. 소독하고 멸균포를 덮는다.

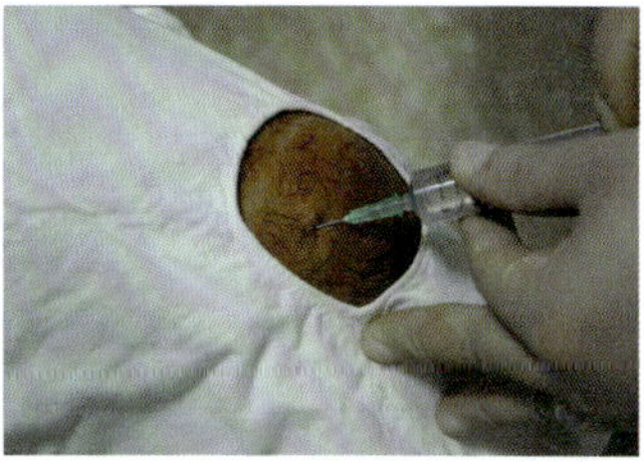

3. 멸균장갑을 착용하고 천자부에 국소마취제를 주사한다. 관절액과 섞이지 않도록 한다.

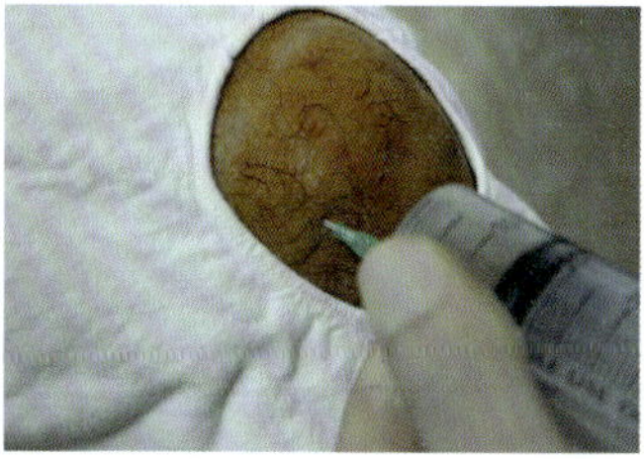

4. 흡인(10~20ml) 및 주사를 시행한다.

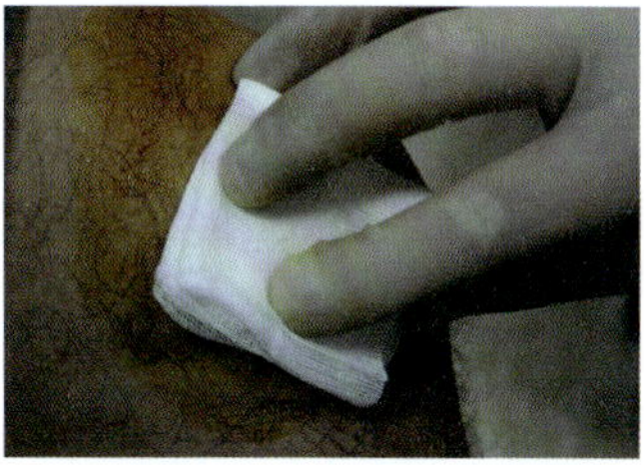

5. 주사침을 제거하고 소독한 뒤 반창고를 붙인다.

10 조갑 혈종 제거

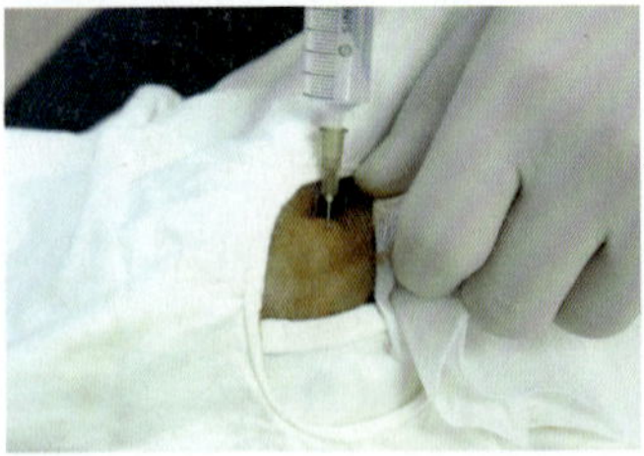

1. 손가락 소독을 시행하고 수지 신경 차단을 한다.

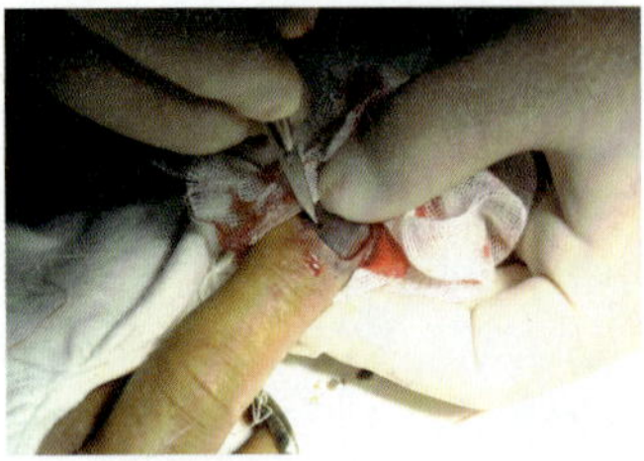

2. 칼날(blade)을 직각으로 세워 원형으로 구멍을 낸다. 또는 뜨겁게 불에 달군 철심으로 손톱을 녹여 구멍을 낸다.

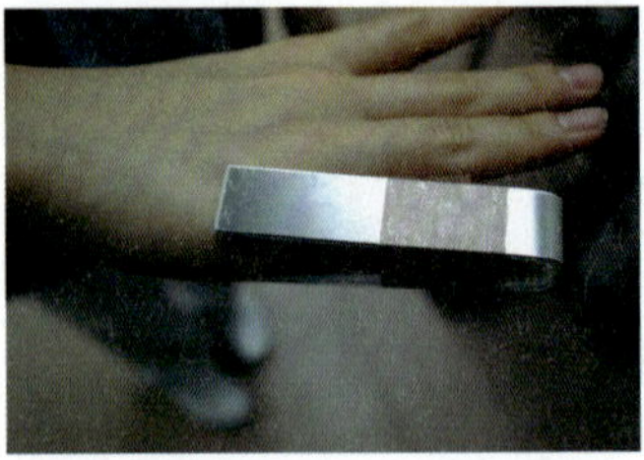

3. 부목(Splint)를 대고 항생제를 처방한 뒤 2-3일 후 소독한다.

11 붕대감기

1) 머리 감기

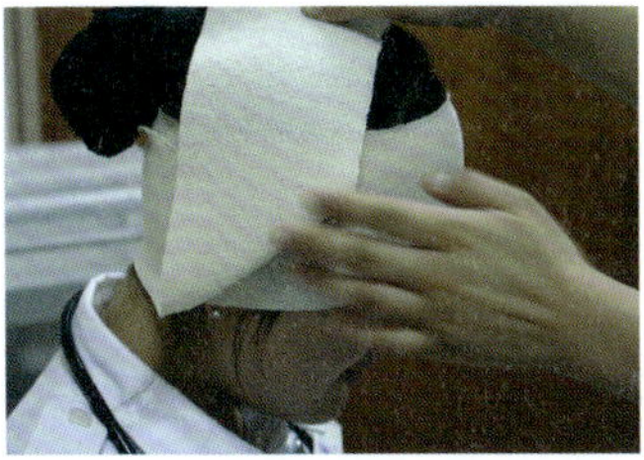

1. 환부위치를 확인하고 감는다. 붕대를 직각으로 올리고 꺽이는 부위를 고정한다.

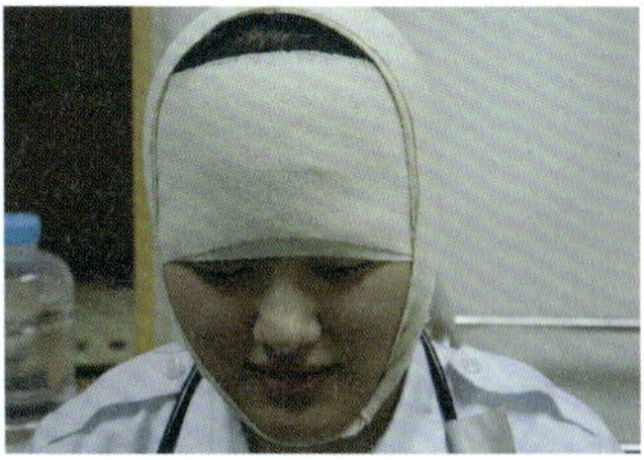

2. 턱과 정수리 방향으로 감아 고정한다.

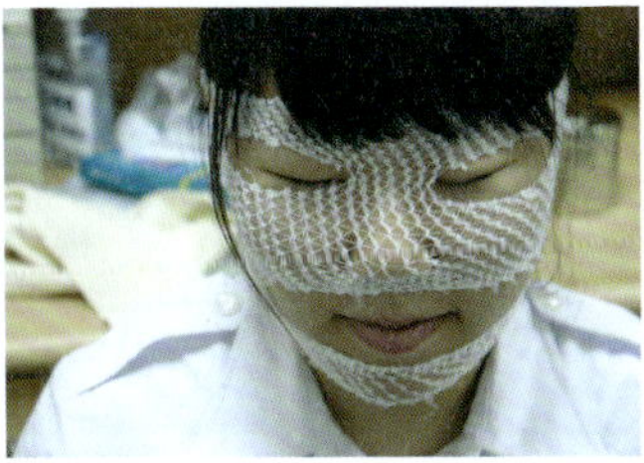

3. 안면부인 경우 망으로 된 재료를 사용할 수 있다.

2) 손 감기

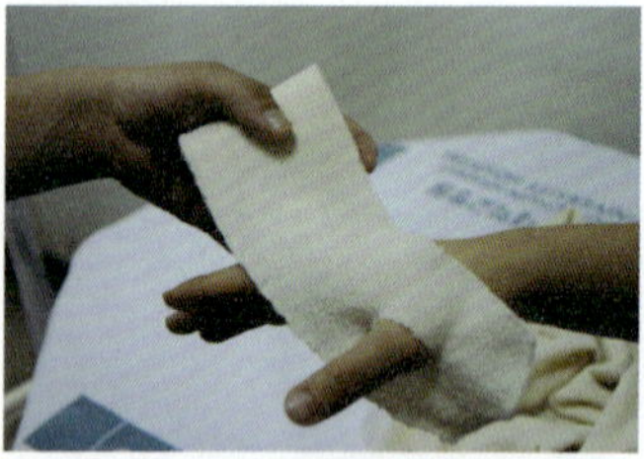

1. 구멍을 만들어 엄지를 끼운다.

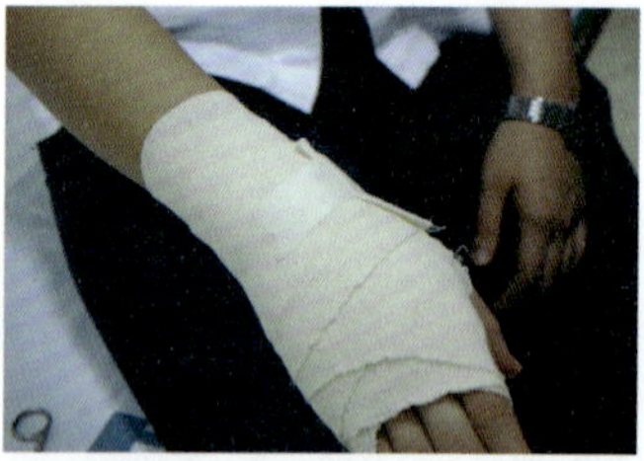

2. 손바닥을 감고 손목으로 향하여 고정한다.

3) 흉부 감기

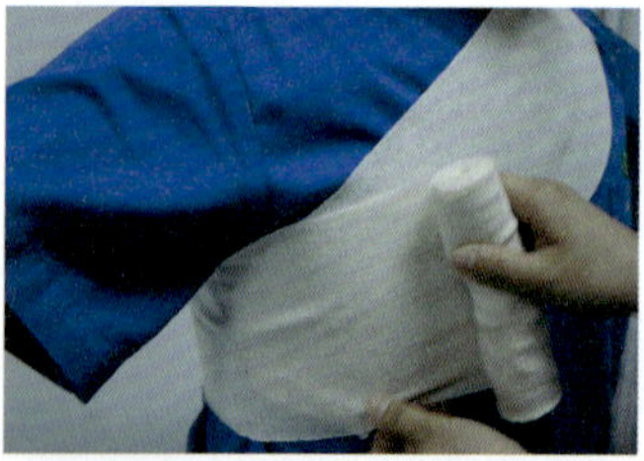

1. 사선으로 먼저 감는다.

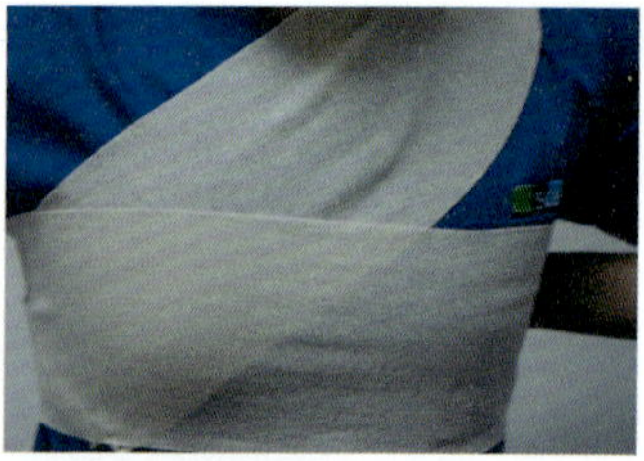

2. 흉부를 감는다.

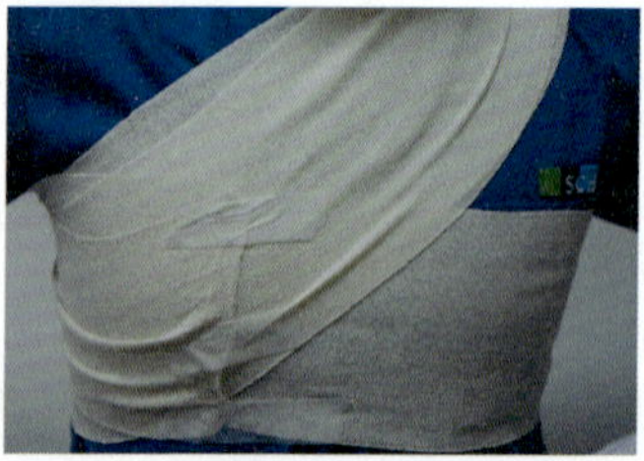

3. 플라스터로 고정한다.

CHAPTER

10 안면부 처치법

1 비출혈 지혈법

1) 해부학적 개요

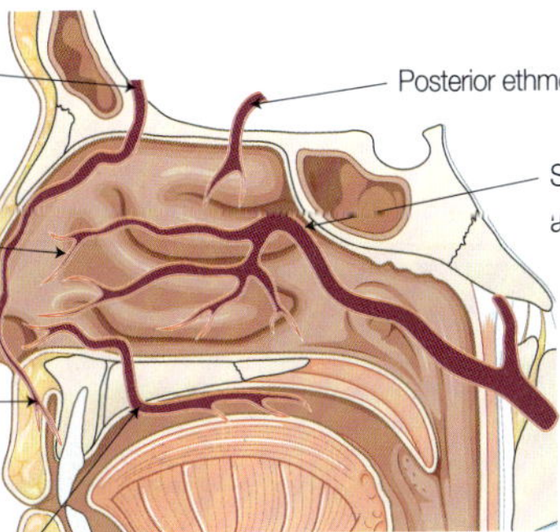

2) 전방(Anterior)

기구

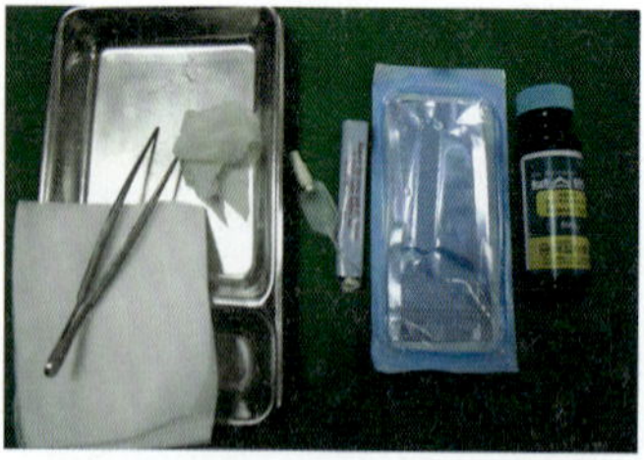

(보스민, 바세린거즈, 탐폰, 메로셀)

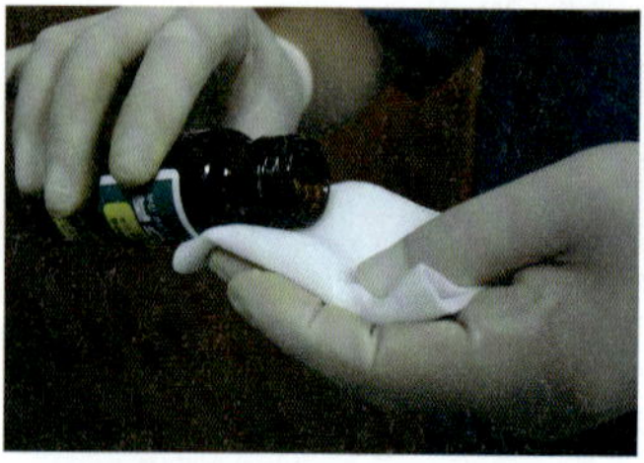

1. 이비인후과 전용 의자나 침대 상체를 세워서 편안히 앉는 자세를 만든다. 머리받침을 사용하면 좋다. Bosmin액을 거즈에 적신 후 10분 동안 압박한다.

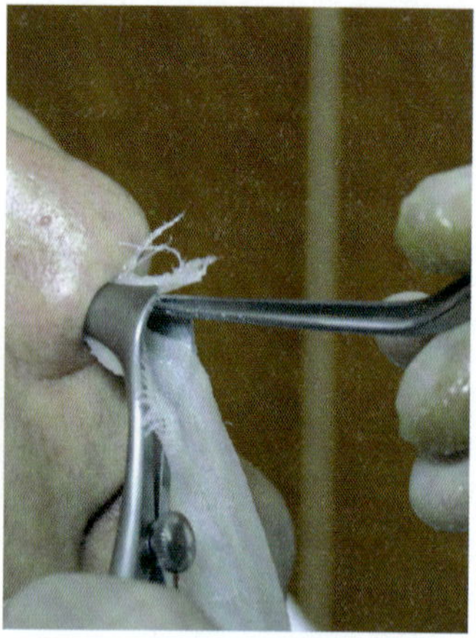

2. 출혈이 계속되면 비경으로 콧구멍을 넓힌 뒤 바세린거즈 등을 forcep으로 충전한다. 이 때 충분한 압력을 주어 충전하고 거즈 맨 끝은 밖으로 나오도록 한다.

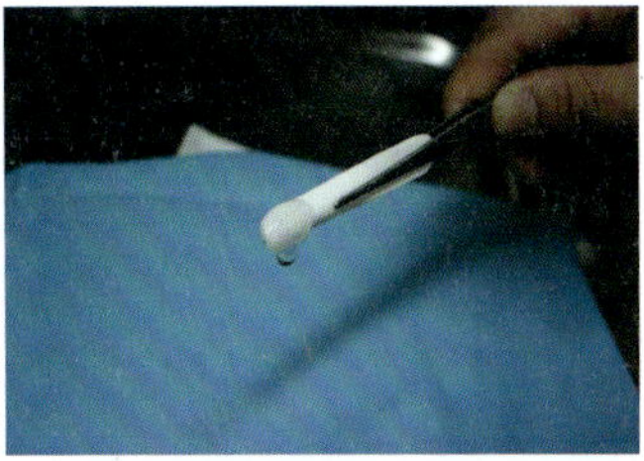

3. 또는 메로셀을 앞부분을 구부린 뒤 젤을 바르고 삽입한다.

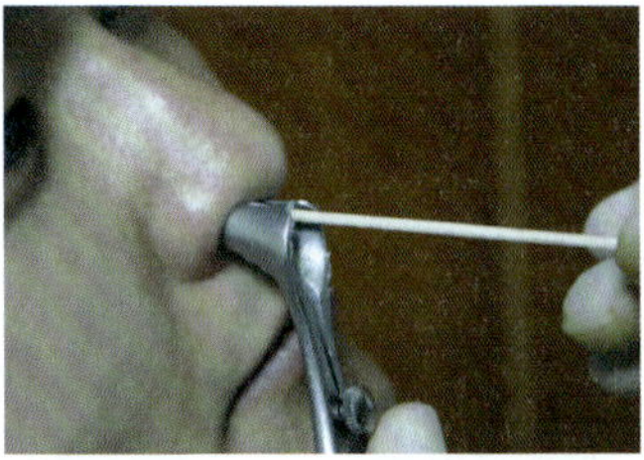

4. 출혈이 계속되면 질산은 용액이나 열소작기로 지혈한다.

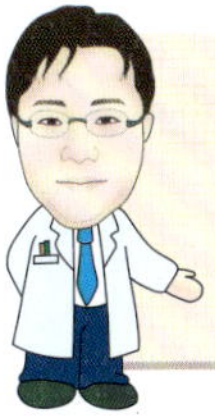

little area는 소아와 청소년에게서 흔한 출혈위치이다. 따라서 이 연령대는 가벼운 packing으로도 쉽게 출혈을 멈추게 할 수 있다. 그러나 성인은 후방 동맥이 관여하므로 조심!!

3) 후방

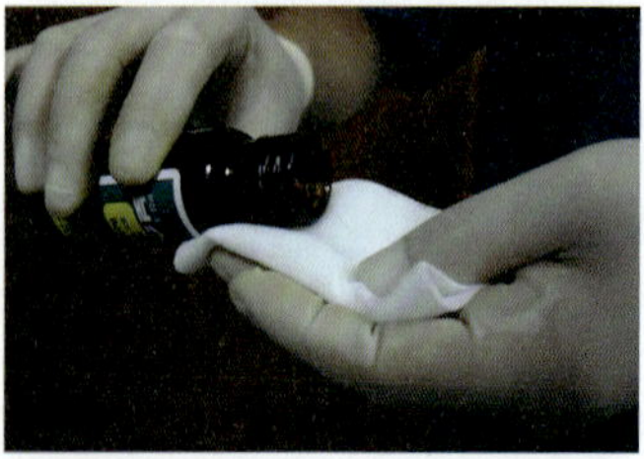

1. Bosmin액으로 국소 마취를 시행한다. 전방출혈과 같은 자세로 진정제 등을 투여하여 환자를 안정시킨다.

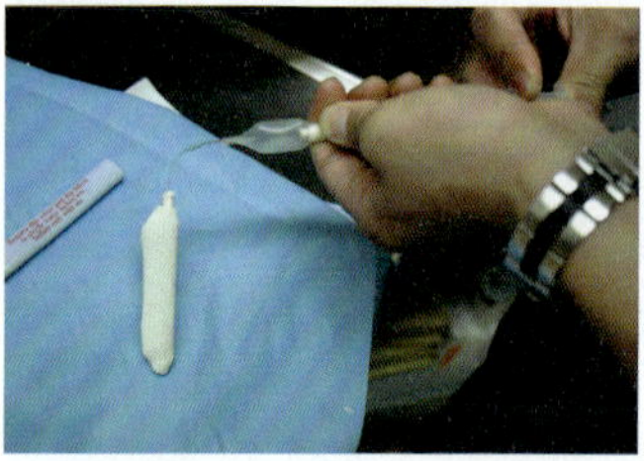

2. 풍선 탐폰
기구를 끝까지 넣고 Balloon을 채운다.

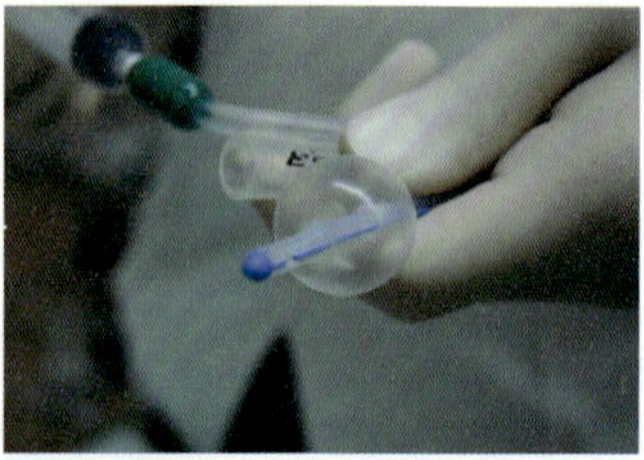

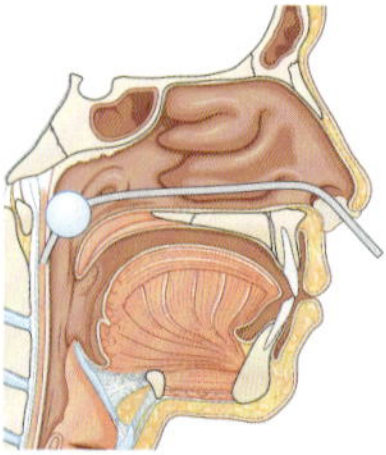

3. 폴리도관(Balloon이 10ml이상)
비인두 까지 넣은 후 Balloon을 채우고 앞으로 당긴 상태로 고정한다.

2 이물제거

1) 눈

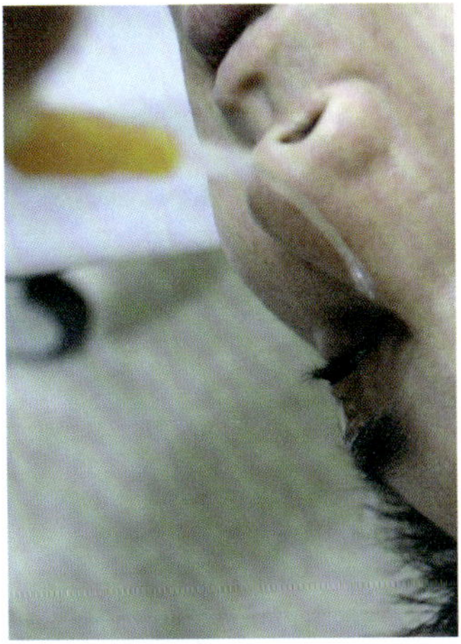

1. 시력을 측정한다.

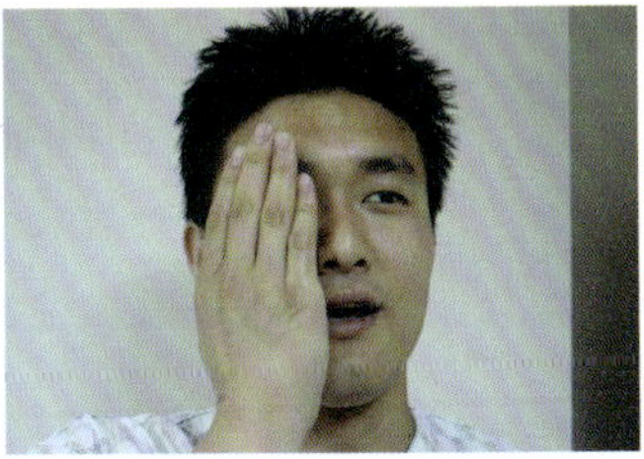

2. 멸균식염수로 세척한다.

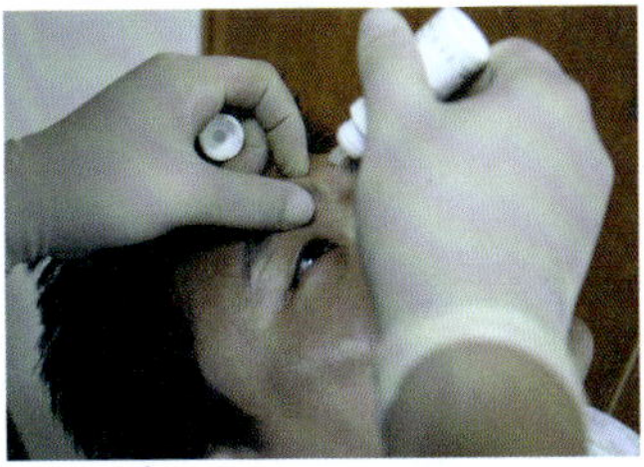

3. 머리 받침 의자에 앉히고 안구 마취제를 점안한다.

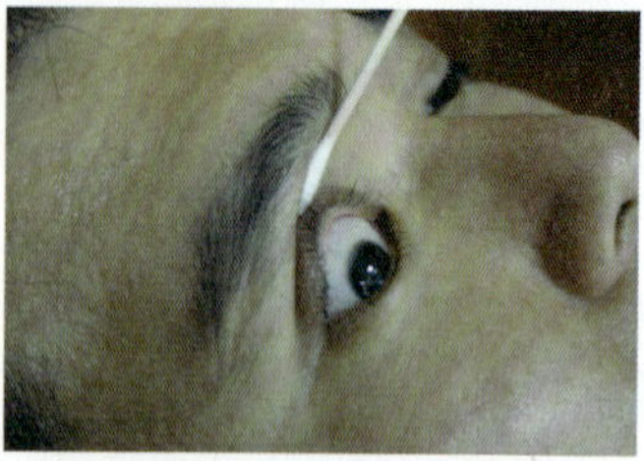
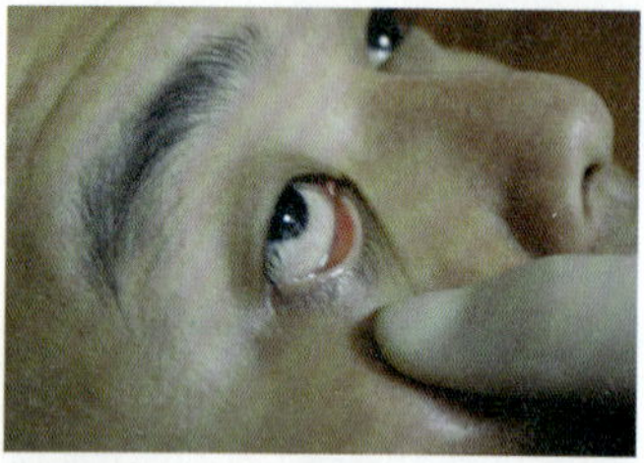

4. 상: 면봉을 상안검에 대고 눈썹을 외번 시켜 관찰한다.
   하: 위를 보게 하고 안검을 밑으로 당겨 관찰한다.

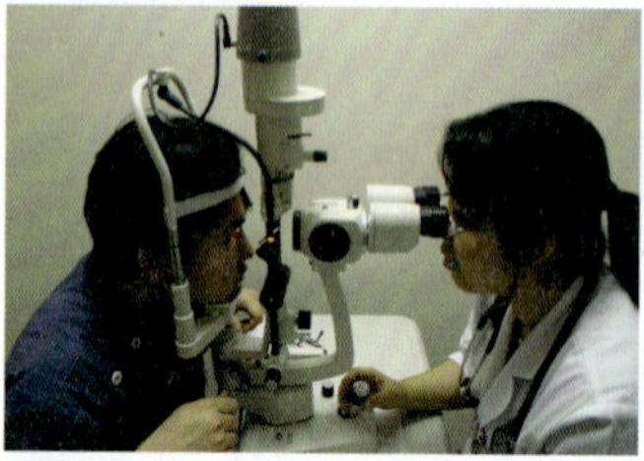

5. 우드등(slit lamp)으로 이물 여부와 기타 다른 손상 여부를 확인 한다.

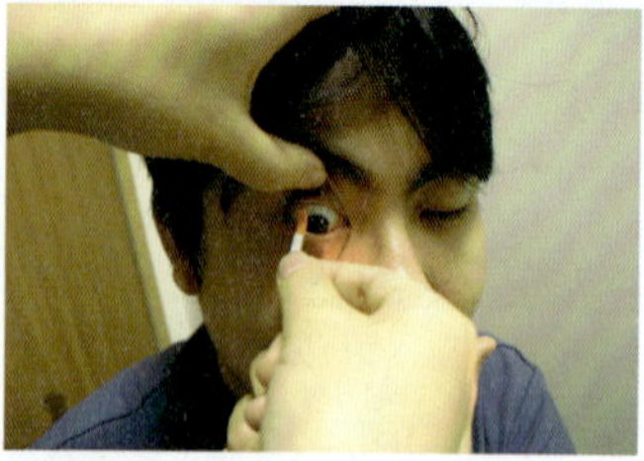

6. 이물 제거 후나 더 이상 이물이 보이지 않을 경우 fluorescein strip을 묻히고 우드등으로 각막 손상(밝은 황색) 여부를 확인한다.

2) 코

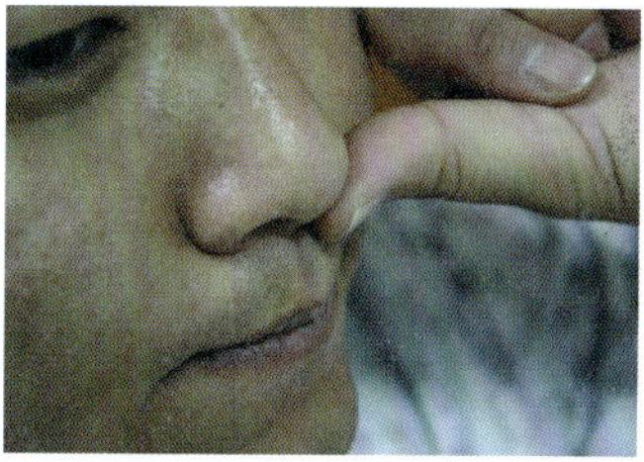

1. 장갑과 마스크를 착용하고 이물이 있는 위치 앞에 선다. 반대쪽을 막고 이물을 불어 보도록 한다.

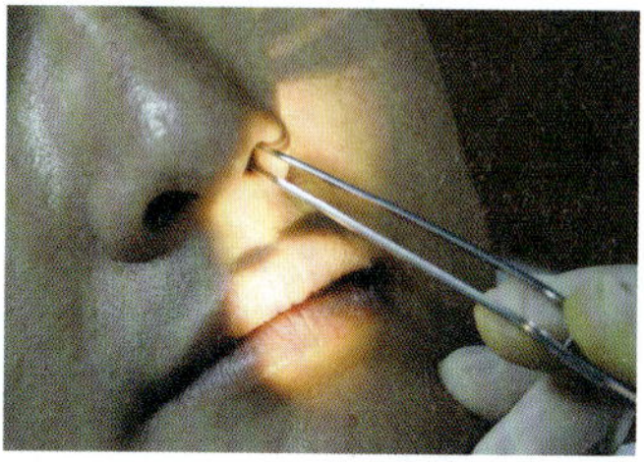

2. 보이는 것은 forcep을 통해 제거하고 안 보일 경우 기구 또는 forcep을 이용해 제거를 시도한다.

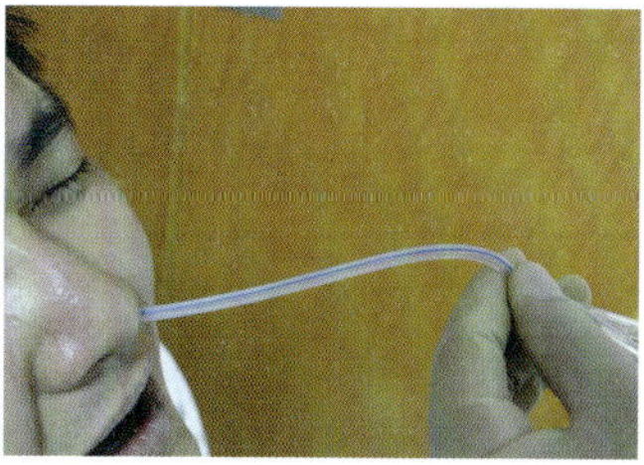

3. 그래도 실패할 경우 4 또는 8 Fr. 폴리 도관을 비강 위로 통과 시킨 후 풍선을 부풀려서 제거한다.

3) 귀

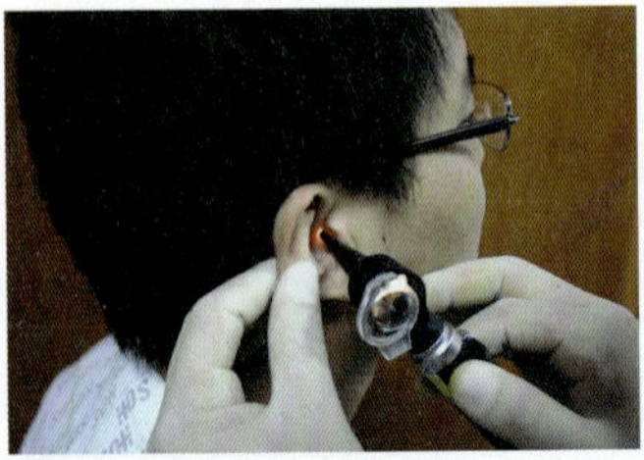

1. 환자에게 설명하고 안정시킨다. 안정제 등을 사용할 수 있다. 이경을 통해 살펴본다.

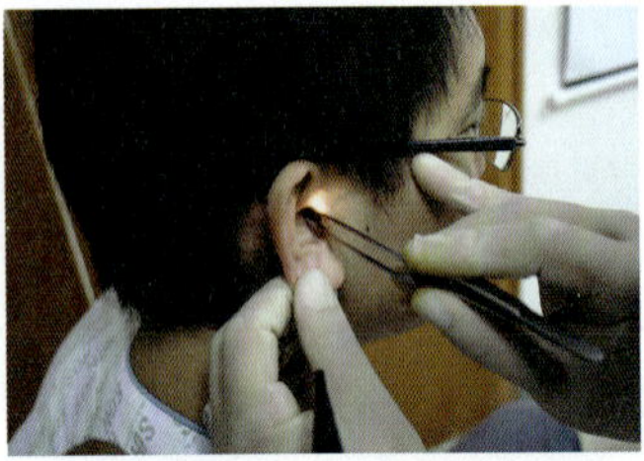

2. 보이는 것은 forcep을 통해 제거하고 안 보일 경우 ear currette 등을 이용해 제거를 시도한다.

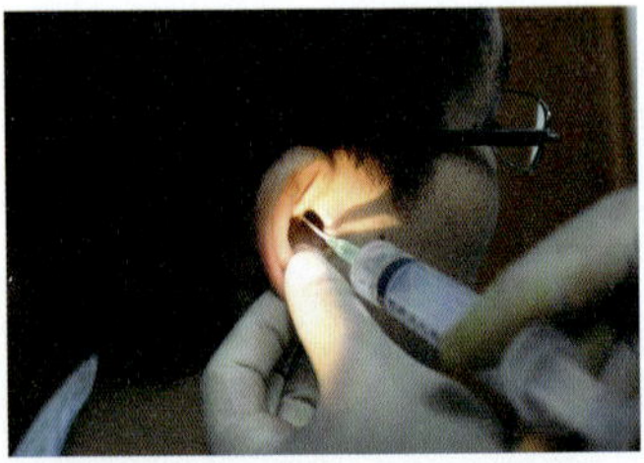

3. 20ml 멸균 용액(천공의심시)이나 주입액(mineral oil, 2% lidocaine solution 등)을 혈관용 도관(Angiocatheter)을 이용해 외이도 벽을 따라 주입한다.

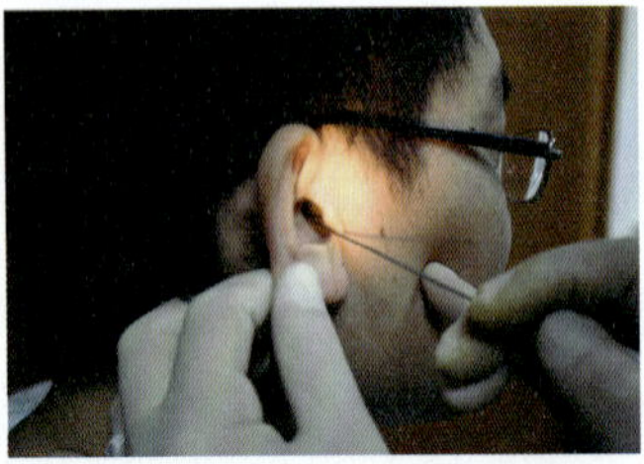

4. 곤충인 경우 주입액 주입 후 죽은 뒤 forcep이나 super clue 등 강력 본드를 막대 끝에 묻혀 제거한다. 남아 있는 것들은 생리식염수 등으로 세척하여 제거한다. 이물 제거 후 항생제 용액을 넣어 소독한다.

INDEX

ㅂ

ㅅ

ㅇ

ㅈ

O

P

R

S

T

U

V

W